Die Registrierung des Herzschalles.

Die Registrierung des Herzschalles.

Graphische Studien

von

Dr. Heinrich Gerhartz,

Assistent der Kgl. Universitäts-Poliklinik für innere Kranke
zu Berlin.

Mit 195 Textfiguren.

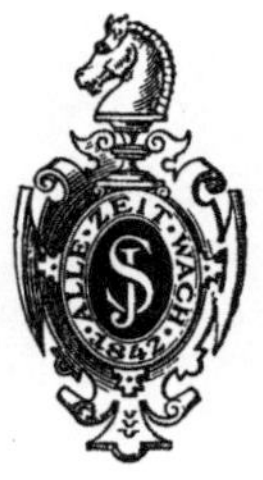

Berlin.
Verlag von Julius Springer.
1911.

ISBN-13:978-3-642-89746-7   e-ISBN-13:978-3-642-91603-8
DOI: 10.1007/978-3-642-91603-8

Vorwort.

Der Leser möge in den folgenden Mitteilungen keine kritiklose Darstellung der Methodik und bisherigen Ergebnisse der Registrierung des Herzschalles erwarten. Sie bezwecken vielmehr, ihm klar und aufrichtig ein zum weitaus größten Teil eigenes, kritisch gesichtetes Tatsachenmaterial vorzulegen, nach dessen Studium er selbst imstande sein wird, sich über den heutigen Stand der Dinge ein Urteil zu bilden. Ich habe mir von Anfang an kein Hehl daraus gemacht, daß vor allem die skeptische akustische Zergliederung der geschriebenen Kurven den einen Weg, hier voranzukommen, darstellt, zum anderen die Beobachtung auch der kleinsten Vorgänge bei der Aufnahme und die parallele Registrierung des Pulses, insbesondere die Schrift des Spitzenstoßes, eine klärende Methodik bedeutet. Die Mitteilungen über die Schallschrift durch eine Zwischenwand hindurch werden wohl auch die letzten Zweifel an der Tatsache, daß es heute schon unter günstigen Umständen möglich ist, reine Luftschallschwingungen des Herzschalles aufzuzeichnen, beseitigen. Ich habe immer mehr die Überzeugung gewonnen, daß der von mir benutzte Apparat eine vortreffliche Einrichtung dazu ist, und werde ihn deshalb, und weil sich die Angaben des zweiten Teiles fast nur auf ihn beziehen, in erster Reihe hier berücksichtigen, zumal für die anderen Verfahren, wie sich zeigen wird, noch keine evidenten Beweise ihrer Brauchbarkeit vorliegen. Die Methodik ist das Erste bei der Herzschallschrift, die Anwendung und Interpretation, wenn auch die Hauptsache, doch das Zweite.

Mediz.-poliklin. Institut der Universität Berlin, Anfang August 1911.

Heinrich Gerhartz.

Inhaltsverzeichnis.

Einleitung.

Die Niederschrift des Herzschalles hat den Zweck, Auftreten und
Verklingen der Herzgeräusche des gesunden und kranken Menschen
graphisch so darzustellen, daß eine zeitliche Einreihung derselben in
den Ablauf der übrigen Begleiterscheinungen der Herztätigkeit möglich
ist. Sie erstrebt nicht prinzipiell vor allem die akustisch richtige Wiedergabe des hörbaren Schalles; denn das Ohr ist, soweit es heute für physiologische und klinische Zwecke erfordert wird, genügend imstande, dessen
Kardinaleigenschaften, Höhe, Klangfarbe und Stärke, zu erkennen.
Da aber die zeitlichen Verhältnisse nur korrekt wiederzugeben sind,
wenn auch die qualitativen Verhältnisse ausreichende Berücksichtigung finden, fällt in praxi die Herzschallregistrierung mit der Registrierung von Schall geringer Intensität überhaupt zusammen. Daher
kommt es, daß die Herzschallschrift ein rein akustisch-technisches
Problem darstellt, kompliziert durch die Schwierigkeiten, die dadurch
entstehen, daß infolge der geringen Intensität der Herzgeräusche die
Abnahme des zu registrierenden Schalles dicht am lebhaft pulsierenden
Herzen geschehen muß.

Die Gefahren, die hierdurch der korrekten Aufzeichnung drohen,
sind früh erkannt, aber ungenügend vermieden worden. Auch heute,
wo die Herzschallschrift es endlich zu einigem Erfolge gebracht hat,
ist die Berücksichtigung der genannten Komplikation der Hauptpunkt
ihrer Technik. Ich sehe es als die dringendste Aufgabe an, daß in dieser
Beziehung Klarheit geschaffen wird; denn es nützt nichts, beglückt durch
schöne Kurvenbilder, durch die sich nur ein Laie auf dem Gebiete
täuschen läßt, leichten Herzens die Kritik, die auf den ersten Blick
die Genugtuung über den erreichten Fortschritt ungebührlich zu
schmälern scheint, beiseite zu stellen. Es ist deshalb erforderlich, nach
der Besprechung der Technik, der Art der Schallabnahme einige
Aufmerksamkeit zu widmen. Dieser Weg wird am natürlichsten zu
der Kritik der Kurven hinüberführen.

I. Die Schallschreiber.

Bei der direkten Schallschrift werden Membranen verwendet, deren Bewegungen durch massive oder Lichthebel oder noch auf anderem Wege aufgezeichnet werden können. Die Einschaltung der Membran hat lediglich den Zweck, die durch den Schall herbeigeführten Verdünnungen und Verdichtungen der Luft des Zuleitungssystems in fixierbare Bewegungsformen überzuführen. Diese Transformation geht einmal mit einem Verlust von Energie einher; auf der anderen Seite birgt sie durch die unvermeidliche Hemmung der Membranbewegungen seitens der Vorrichtungen, die zur Abnahme der Schwingungen der Membran dienen, die Gefahr der Schriftfälschung. Sicherheit verleiht hier die experimentelle Durchprüfung der verschiedensten verwendbaren Membranen und die kritische Analyse der Registrierkonstruktionen.

Die Membranbeschaffenheit.

Wird eine Membran aus ihrer Gleichgewichtslage gebracht und dann sich selbst überlassen, so schwingt sie so lange in harmonischen Schwingungen, bis sie infolge der Reibung ihrer Moleküle untereinander und mit der umgebenden Luft zur Ruhe kommt. Sie macht hierbei zwei Teilbewegungen durch, eine sogenannte „erzwungene Bewegung“, die allein von der bewegenden Kraft bestimmt wird, sowie eine „freie Schwingung“, die von der mechanischen Beschaffenheit der Membran selbst abhängt. Da die letztere die erstere in qualitativer und quantitativer Weise ungünstig zu beeinflussen vermag, ist es notwendig, Membranen zu verwenden, bei denen die Energie der Eigenschwingung möglichst unterdrückt wird. Dies kann sowohl durch die Wahl entsprechenden Materiales wie durch direkte Dämpfungsmethoden erzielt werden.

Im ersteren Falle wirkt die innere Reibung.

Die Faktoren, die auf sie Einfluß haben, sind nur ungenügend bekannt. Man weiß vor allem, daß die biegsamen Membranen in dieser Beziehung am günstigsten dastehen. Sie besitzen im allgemeinen einen höheren Dämpfungsgrad als starre, sodaß bei ihnen die künstliche Dämpfung eine relativ geringe Rolle zu spielen hat. Hingewiesen sei ferner darauf, daß die Auswahl des Materials mit Rücksicht auf die Art des zu registrierenden Schalles zu geschehen hat. Schwingungen von so geringer Intensität, wie der menschliche Herzschall sie besitzt, beanspruchen, um die Trägheit der Membran überwinden zu können, eine sehr viel größere Leichtigkeit der Membran als Schalloszillationen von großer

Amplitude. Sehr leichte Membranen haben auch noch den großen Vorteil, daß sie sich schnell und exakt an die Qualität der sie treffenden Schallwellen anpassen, was besonders bei den komplizierteren Schwingungen der hohen Töne ins Gewicht fällt.

Membranen sprechen am besten auf Schall, dessen Höhe in der Nähe ihres Eigentones liegt, an. Es werden deshalb für die Herzschallregistrierung, bei der es sich um verhältnismäßig langsame Schwingungen handelt, zweckmäßig Membranen von geringer Spannung verwandt werden müssen. Dieser Punkt ist aber von keiner großen Wichtigkeit; denn kreisförmige Membranen, deren Anwendung am vorteilhaftesten ist, besitzen überhaupt die günstige Eigenschaft, auf Töne sehr verschiedener Höhe zu antworten. Daher kommt es ja auch, daß selbst die Eisenmembran des Telephons und die Kohlenmembran des Mikrophons noch ziemlich gut auf den Herzschall reagieren.

Aus dem Angeführten dürfte das Eine mit Sicherheit hervorgehen, daß der beste Weg, sich über die Zweckmäßigkeit eines Membranstoffes ein Urteil zu bilden, die experimentelle Prüfung ist. Immerhin liegt es nach den obigen theoretischen Darlegungen nahe, von den für die Schallschrift vorgeschlagenen Stoffen (Eisen, Glas, Glimmer, Zelluloid, Ebonit, Schildpatt, Holz, Papier, Seide, Kork (Suberit), Kollodium, Goldschlägerhäutchen, tierische Membranen, Gelatine, Gummi, Seifenhäutchen) namentlich die letztgenannten Materialien für die Registrierung des Herzschalles in Betracht zu ziehen. Von diesen habe ich selbst Kollodium, das schon von Rigollot und Chavanon angewandt wurde, am zweckmäßigsten, Kautschuk, in Übereinstimmung mit Samojloff, am schlechtesten gefunden. Andere rühmen mehr die Seifenlamelle, die schon früh und vielfach in der Physik (Brewster, Mach, Auerbach, Tylor, Taylor, Gordon, A. Müller, Waetzmann u. A.) zur objektiven Sichtbarmachung von Schallschwingungen benutzt wurde und neuerdings auch von medizinischer Seite (R. Ewald, Garten, May und Lindemann, Weiß, Gerhartz) Beachtung und Empfehlung gefunden hat.

Die Seifenlamelle hat zunächst den großen Nachteil der geringen Haltbarkeit. Sie besteht in der Regel nur wenige Stunden. Während ein mit einer festen Membran versehener Apparat stets gebrauchsfertig ist, muß also ein auf der Schwingung einer Seifenhaut beruhender erst eigens hergerichtet werden, was der Verwendbarkeit sicher im Wege steht. Ein weiterer, schwerer wiegender Übelstand ist, daß eine feuchte Membran im Querschnitt bikonkav, nicht planparallel ist. Schon im Ruhezustand so durchgespannte Membranen müssen aber verzerrte Kurven liefern. Ferner aber nehmen bei einer solchen Membranform die Randpartien an der Membranschwingung nicht oder nur wenig teil, so daß die Membran nur schlecht ausgenutzt werden kann.

1*

Schon bei den festen Membranen macht sich die nach der Membranperipherie hin abnehmende Exkursionsfähigkeit der Membran unangenehm bemerkbar, was am besten wohl daraus erhellt, daß die an der Herstellung gut schwingender Membranen besonders interessierten Phonographen- und Grammophonfabriken gerade der Technik der Membranbefestigung recht viel Aufmerksamkeit geschenkt haben. Die flüssigen Membranen besitzen fernerhin den Nachteil, daß infolge der dauernden Anpassung an den Einfluß der Schwere die Massenverteilung sich ändert, während sie bei den festen Membranen konstant bleibt. Es stört auch bei der Verwendung von feuchten Membranen die Unmöglichkeit, die Schwingungen mittels fester Übertragungseinrichtungen am Orte der größten Durchbiegungen abzunehmen, sowie der Umstand, daß hierbei Deformierungen der Membranexkursionen nicht vermieden werden können, wie ich an anderer Stelle (Lit. Nr. 195) auseinandergesetzt habe. Eine Seifenmembran neigt außerdem nach den Erfahrungen von May und Lindemann sehr zu Eigenschwingungen.

Wird eine Seifenlamelle bei seitlicher Beleuchtung beobachtet, so springt noch ein anderer Nachteil der flüssigen Membranen ohne weiteres in die Augen, d. i. der außerordentliche Wechsel der Membranfiguren auch bei derselben sie auslösenden Einwirkung. Diese Erscheinung hängt damit zusammen, daß eine Seifenlösung nicht als durchaus homogen anzusehen ist, und die einzelnen Bestandteile der Lösungen in der Lamelle sich nach ihren verschiedenen Eigenschaften, ihrem spezifischen Gewicht, ihrer verschiedenen Kohäsion und Elastizität sondern. Dazu kommt als weiterer Entstehungsmodus, daß die Seifenlamelle ungleichmäßig verdunstet, das Glyzerin weniger schnell als das Wasser, so daß kleine Glyzerintröpfchen in der Membran zurückbleiben. Müller machte die Beobachtung, daß diese Übelstände sich nur dadurch beseitigen lassen, daß die Membran durch heftige Erschütterung wieder homogen gemacht wird. Allerdings kann dies nur mit einer enormen Herabsetzung der Haltbarkeit erkauft werden. Immerhin ist noch zu untersuchen, ob nicht bei der Verwendung feuchter Lamellen die untere Schwelle der Registrierbarkeit für die Schallintensität tiefer liegt als bei dünnsten Kollodiummembranen. Bisher liegen für eine solche Annahme keine sicheren Anhaltspunkte vor.

Zur Herstellung von feuchten Lamellen bedient man sich einer Seifenlösung, die nach der Vorschrift Plateaus auf folgende Weise hergestellt wird. Einer erkalteten, unter Erwärmen hergestellten Lösung von 25 g Marseiller Seife in 1 Liter destilliertem Wasser werden 660 g Glyzerin zugesetzt. Nachdem gut geschüttelt wurde, bleibt diese Lösung eine Woche stehen, wird dann auf $+3^0$ C abgekühlt und kalt filtriert.

Die Vorschrift Boys lautet folgendermaßen:

Eine reine Flasche wird $\frac{3}{4}$ mit destilliertem Wasser gefüllt, $\frac{1}{40}$ des Wassergewichts ölsaures Natron zugesetzt und einen Tag lang stehen gelassen. Alsdann füllt man die Flasche mit Glyzerin an, schüttelt kräftig und verwahrt sie eine Woche im Dunkeln. Die Lösung darf weder erwärmt noch filtriert werden! Die klare Lösung wird vermittels Heber abgezogen und in gut verkorkter Flasche dunkel aufbewahrt. Durch Hinzufügen einiger Tropfen Ammoniak wird die Brillanz der Interferenzfarben erhöht.

Eine Seifenlösung verliert nach einiger Zeit die Fähigkeit, größere Blasen und Lamellen zu bilden, dagegen nicht, wenn sie unter Wasserstoff aufbewahrt wird (Sondhauss). Nach May und Lindemann erreicht man denselben Zweck durch erneuten Zusatz von Ammoniak (5 ccm des offizinellen Liquor Ammoni caustici auf 2 Liter Lösung).

Kautschukmembranen werden am besten nach der Vorschrift Ewalds angefertigt. Dazu wird ca. 1 g unvulkanisiertes Paragummi in kleine Stücke zerschnitten und mit 20 ccm Benzin übergossen. Nach 3 Tagen wird die Lösung durch ein Drahtnetz filtriert und kann nun entweder so oder nach Zusatz einer Spur reinen Öls benutzt werden.

Kollodiummembranen fertige ich in der Weise an, daß ich die käufliche Kollodiumlösung (nicht Collodium elasticum) mit absolutem Alkohol und Äther so weit verdünne, daß sie eben noch beim Verdunsten ein gut abziehbares Häutchen bildet. Wie weit man die Verdünnung treiben kann, hängt zum guten Teil auch von der Geschicklichkeit des Arbeiters ab. Gut bewährt hat sich eine Lösung von 40 g Kollodium : 20 g Äther : 9 g Alkohol.

Kollodiummembranen werden nicht wie die vorher genannten Membranen durch Eintauchen des Halteringes in die Lösung fixiert, sondern auf folgende Weise. Die Lösung wird über eine glattpolierte Glasplatte in dünnster Schicht ausgegossen und in dem Augenblicke, in dem die Membran sich eben zu bilden beginnt, schnell mit einer feinen, mit parallel stehenden Endplättchen versehenen Pinzette nach Lösung der Randpartieen abgehoben und noch feucht auf den Haltering aufgelegt. Dabei ist zu beachten, daß keinerlei Zerrung stattfindet, auch nicht die geringsten Fältchen entstehen, die Trocknung gleichmäßig geschieht und keine Staubpartikelchen auf die Membran geraten. Die so hergestellte Membran muß die Newtonschen Farbenerscheinungen geben; sie ist so biegsam, daß sie mehrere Millimeter tief eingedrückt werden kann. Geschützt aufbewahrt, ist sie unbegrenzt haltbar und sowohl zur Registrierung von Schall wie zur Puls- und Herzstoßaufzeichnung vortrefflich geeignet.

Die Anfertigung der übrigen Membranarten ist so einfach, daß sie keiner Besprechung bedarf.

Die direkte Dämpfung der Membranschwingungen.

Eine besondere Einschaltung von Widerständen zur Aufzehrung der freien Schwingungen der Membran wird dann erforderlich, wenn die in dem Membranmaterial beruhende, sei es infolge der Art des Membranmateriales selbst, sei es infolge der Größe oder der Frequenz der die Membran treffenden Einwirkung nicht ausreicht. Es wird also besonders bei der gleichzeitigen Aufzeichnung des Herzstoßes die Dämpfung eine besonders wichtige Rolle spielen müssen.

Allgemein gesagt, schwingt eine gedämpfte Membran für exakte Registrierung umso günstiger, je schneller die Eigenschwingungen bei ihr verschwinden, je stärker also die Dämpfung ist. Je größer aber die

Dämpfung ist, desto geringer wird die Empfindlichkeit der Membran. Da
nun der Herzschall nahe der Grenze des Hörbaren liegt, ist es klar, daß
hier bald eine obere Grenze der Dämpfung erreicht wird. Es ist also zweckmäßig, die Dämpfung nicht größer zu machen, als es zur Sicherung
gegen Eigenschwingungen eben notwendig ist. Ferner erscheint es
wünschenswert, daß zur Anpassung an die sehr verschiedenen und sehr
wechselnden Anforderungen an die Empfindlichkeit des Schallschreibers
die Möglichkeit gegeben ist, die Dämpfung aufs feinste abzustufen
und sie unter Berücksichtigung der zu registrierenden Kräfte jeweils
einstellen zu können. Meines Wissens ist dies bisher nur bei der
magnetischen Dämpfung, wie sie in dem
von mir benutzten Apparat zur Anwendung kommt, möglich. Sie wirkt
durch die größere oder geringere Entfernung zweier Magnetpole, die ein drehbar zwischen ihnen vertikal aufgehängtes
Eisenplättchen in der Verbindungslinie
ihrer beiden magnetischen Schwerpunkte
festhalten. Da dieses Eisenplättchen
einerseits an dem Spiegel befestigt ist, der
den die Kurven schreibenden Lichthebel
in einem Gauss - Poggendorfschen
System reflektiert, andererseits aber durch
ein leichtes, horizontal gelagertes Holzstäbchen mit der Membran verbunden
ist, wird durch die Dämpfung der Bewegungen des Eisenplättchens auch die
Membran entsprechend gedämpft (vgl.
das Schema, Fig. 1). Diese Art der
Dämpfung funktioniert so gut, daß es
nur dann möglich ist, mit dem Apparat
Eigenschwingungen mit sichtbarer
Dämpfung zu erzeugen, wenn das runde
Eisenplättchen so zur Dreiecksform verkleinert wird, daß es auf der einen
Seite nur noch mit einer Spitze in der

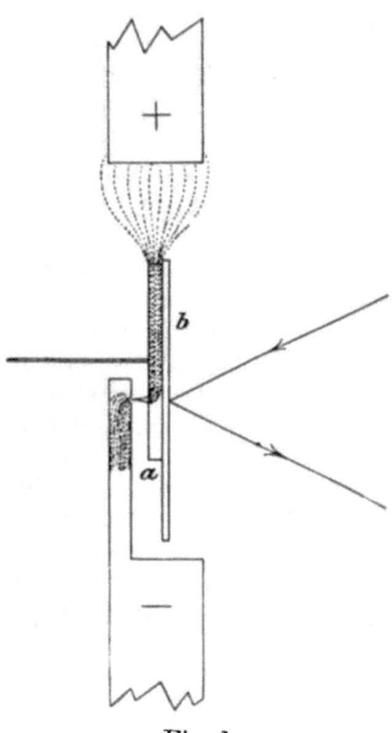

Fig. 1.

Schema der Spiegelaufhängung
in dem Apparat von Gerhartz.
(Ansicht von oben.) + — = Pole
des Magneten. a = Eisenplättchen. b = Spiegelchen.

Nähe des einen der beiden möglichst weit auseinander gebrachten Pole
steht, und wenn maximale Herzstoßpulse die Membran treffen.
Unterhalb dieser Bedingungen treten keine freien Schwingungen auf.

Da, wie oben gesagt, die Ansprüche, die an den Dämpfungsgrad
gestellt werden, oft wechseln, ist es nicht möglich, sie für den einzelnen
Fall zahlenmäßig zu bestimmen. Einige Übung mit dem Registrierapparat wird bald den Grad, der im einzelnen Fall angewandt werden

muß, kennen lehren und ein sicheres Urteil über die Leistungsfähigkeit des Apparates bei den verschiedensten Graden der Beanspruchung verschaffen, da ungenügend gedämpfte Schwingungen leicht zu erkennen sind, wenn man sie einmal beobachtet hat und die Kurven mit anderen mehr oder weniger gedämpften vergleicht (vgl. im übrigen S. 147 ff.).

Die Sichtbarmachung der Membranschwingungen.

Die Schallschwingungen einer Membran sind, wenn sie eine große Amplitude besitzen, bei geeigneter Vorrichtung direkt zu beobachten. Bei den Schwingungen, die durch den Herzschall oder Schall von ähnlicher Intensität erzeugt werden, ist das nicht möglich, sondern es sind Vorrichtungen notwendig, die die Schwingungen vergrößern. Erforderlich ist ferner die Fixierung der Schallkurven. Zu diesem Zwecke sind verschiedene Wege begangen worden, die sich außerdem dem Ziele nähern müssen, 1. die Masse der Schreibvorrichtung nicht über das durch die Dämpfung erforderte Maß zu erhöhen, 2. die Qualität der Schwingungen ihrerseits nicht zu beeinträchtigen, 3. die Amplituden der Membran an der Stelle ihrer größten Elongation, also möglichst ohne Verlust, abzunehmen.

Es ist oft schwer, bei den prinzipiell verschiedenen Methoden, die dazu erfunden wurden, Vorteile und Nachteile der einen Konstruktion gegenüber der anderen abzuwägen. Dazu kommt, daß Methoden, die in ihrer heutigen Gestalt noch Fehler besitzen, ohne Zweifel noch einer erheblichen Vervollkommnung fähig sind. Ich bringe deshalb im nächsten Kapitel eine Übersicht über sämtliche ausbaufähigen oder lehrreichen Arten der Schallaufzeichnung, die denen erwünscht sein wird, die an der weiteren Ausarbeitung des Gebietes mitzuhelfen gedenken oder die Wahl zwischen den einzelnen Methoden der Herzschallregistrierung zu treffen haben. Maßgebend dafür, daß ich mich nicht lediglich auf die Herzschallregistrierapparate beschränkt habe, war der Umstand, daß die Anwendung zu diesem Zwecke keine prinzipielle Abänderung der Konstruktion erfordert, sondern nur eine hohe Empfindlichkeit verlangt.

Zunächst möge hier eine kurze Übersicht über die wichtigsten Prinzipien Platz finden.

Diejenigen Registrierapparate, welche unmittelbar, ohne Verwendung des Mikrophons oder Telephons, mittels einer Membran Schall schreiben, besitzen den Vorteil, daß hier weit weniger Gefahren zur Fälschung der Membranschwingungen bestehen als bei der komplizierenden Anwendung der genannten Instrumente. Auf der anderen Seite aber müssen sie auf die bequem und leicht ohne Fehler registrierende elektrische Energie als Überführer der Schallwellen verzichten.

Mit der geringsten Masse arbeiten wohl die Flammenschreiber, aber sie besitzen wieder andere bedenkliche Nachteile, von denen später noch die Rede sein wird. Die Hebel- und Spiegelschreiber registrieren unter den durchsichtigsten Bedingungen. Während in den älteren Konstruktionen die Schwere der benutzten Hebel eine korrekte Registrierung verhinderte, sind die neuen Methoden frei davon und hemmen die Membranschwingungen nur in außerordentlich geringer Weise. Da sie zudem die Anwendung leichtester Membranen und einer korrekten Dämpfungseinrichtung gestatten und hier die Vergrößerung der Membranbewegungen, wie beim Telephon, sehr weit getrieben werden kann, kommt ihnen wohl heute der Vorrang unter den verschiedenen Methoden zu.

Spezielle Schallregistriermethodik.

In den folgenden Ausführungen sollen, wie bereits bemerkt wurde, nicht nur die im besonderen für die Aufzeichnung des Herzschalles angegebenen Methoden (Bock-Thoma, Einthoven, Frank, Gerhartz, v. Holowinski, Hürthle, Marbe, Ohm, Weiß) berücksichtigt werden, sondern es sollen alle Methoden hier kurz besprochen werden, die entweder in der vorliegenden Form oder in besserer Ausarbeitung in Betracht kommen können oder aber für die Entwicklung dieser Technik besonderes Interesse besitzen. Dies dürfte umsomehr gerechtfertigt sein, als doch das Ziel für die Technik der Herzschallregistrierung im Prinzip dasselbe ist wie das für die Aufzeichnung schwacher Schallintensitäten überhaupt, es aber auch dafür bis heute an einer übersichtlichen Darstellung fehlt.

A. Methoden zur photographischen Fixierung von Schallwellen. (S. Th. Stein, 1876.)

I. Vergrößerte Darstellung der Schallschwingungen in Kurvenform.

1. Registrierung mit festen Membranen.

a) Direkte Beobachtung (Photographie) der schwingenden Membran.

Die Schwingungen einer an und für sich schon spiegelnden festen Membran (Glimmer) können dadurch vergrößert sichtbar gemacht werden, daß Reflexbilder einer starken Lichtquelle beobachtet werden. Es ist dabei vorteilhaft, die spiegelnde Fläche durch Schwärzung der Membran auf einen kleinen Kreis einzuengen (Appunn). Membranen aus nicht spiegelndem Material können durch Aufstreichen von Öl oder einer dünnen Schicht Glyzerin (4 zu 3 Teilen Wasser) spiegelnd gemacht werden. Das vollkommenste Verfahren dieser Art, bei dem die Membranschwingungen am wenigsten beeinflußt werden, ist die Methode Ewalds:

Aus einer sehr dünnen Aluminiumscheibe wird ein schmales rechteckiges Stück herausgeschnitten und mit einer Kautschukmembran versehen. Die Schwingungen dieser Membran, die eventuell mit Öl überzogen werden muß, werden in der Weise photographiert, daß die Ebene der Membran in einen Winkel von 29° mit dem Tubus eines Mikroskopes gebracht wird, die Lichtstrahlen aber unter einem Winkel von 17° auf die Membran fallen. Vor der Aufnahme wird die Membran durch eine Schraubenvorrichtung in eine Stellung gedreht, in der die Membran noch kein Licht in das Mikroskop reflektiert, also dunkel erscheint, aber eine sehr kleine weitere Neigung der Membran Licht in das Mikroskop senden und die Membran blendend hell erscheinen lassen würde. Treten nun Wellen auf der Membran auf, so erscheinen diese als helle, glänzende und photographierbare Querstreifen. Da immer nur einzelne Streifen im Fokus des Mikroskopes sich befinden, so werden nur einzelne Wellen scharf, die anderen aber liefern Zerstreuungsbilder. Auch bei kinematographischer Fixierung der Schallfiguren stehen der Analyse solcher Figuren nicht geringe Schwierigkeiten im Wege.

b) Die Hebelmethoden

(Membranvibrographen, Phonautographen, Weber, Scott; 1856) sind die primitiven Vorgänger der Spiegelmethoden. Ungenügende Vergrößerung (Schrift auf berußtes Papier) und geringe Anspruchsfähigkeit sind die hauptsächlichsten Mängel, welche diesen Methoden, bei denen ein Hebel die Membranbewegungen mitmacht und aufzeichnet, anhaften. Sie haben dazu geführt, daß diese Verfahren aus der modernen Schallregistriermethodik verdrängt sind. Der von Scott erfundene, von R. König und Donders verbesserte Schallregistrierapparat (Fig. 2) gehörte dieser Klasse an. Überhaupt haben die besten Konstruktionen dieser Art, z. B. die von Hensen, in der ersten Entwicklungszeit der Schallregistrierung der Wissenschaft treffliche Dienste geleistet. Es mögen deshalb, und weil manche technische Einrichtungen im Prinzip auch in den späteren vollkommneren Konstruktionen wiederkehren, einige orientierende Worte darüber hier Platz finden, obwohl es sich nicht um eine photographische Fixierung handelt.

Der Pringsheimsche Apparat war in der Art eingerichtet, daß in der Mitte einer über die engere Öffnung eines parabolischen Schalltrichters gespannten vertikal stehenden Membran ein dünner gläserner Schreibstift sich befand. Dieser Stift war nahe an seinem Ende mit einem Kokonfaden umschlungen, welcher an der vorladenden Membranfassung mit mäßiger Spannung — zum Dämpfen — befestigt war. Das

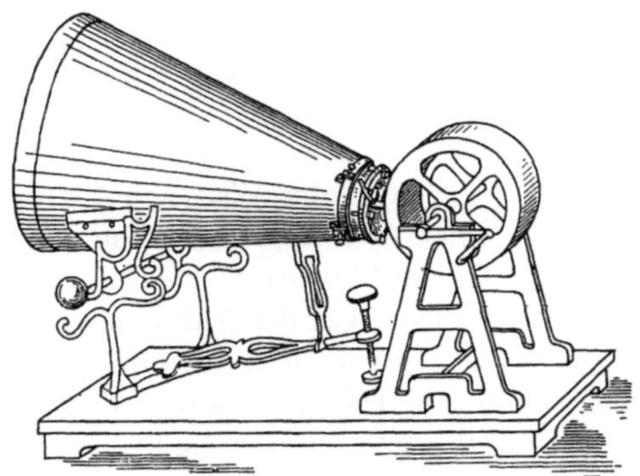

Fig. 2.
Scottscher Phonautograph, der Vorläufer des Phonographen.
(nach Mc. Kendrick).

Ende des Schreibstiftes war rechtwinklig umgebogen und machte also horizontale Bewegungen auf der berußten Platte.

Bei dem Apparat von Schneebeli war der Schreibstift an der Membran rechtwinklig umgebogen.

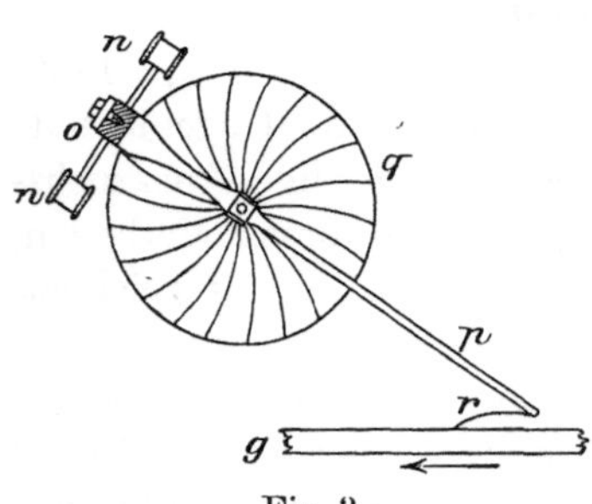

Fig. 3.
Hensens Sprachzeichner, von oben
gesehen.
q = Membran. g = berußte Glasplatte. n, o, p, r = Schreibhebel.

Der nicht schreibende Schenkel ruhte, in einer Achse gelagert, auf der Membran. Die Bewegungen der Membran wurden durch die Hebelübersetzung fünfmal vergrößert.

Die Membran des Hensenschen Sprachzeichners (Fig. 3) war in Nachahmung des Trommelfells trichterförmig gestaltet, wobei der Durchmesser gleich der Tiefe war. Auf ihrer Mitte war mit Hilfe einer der Membran innen anliegenden Metallplatte ein Aluminium-Schreibhebel durch Schraube und Mutter befestigt. Dieser Hebel besaß seine Drehungsachse in einem am Rande der Trommel befindlichen Stahlstab. Einige Verbesserungen des Apparates wurden später von Pipping mitgeteilt.

Im Prinzip gehören hierhin auch die modernen Armaturen der Phonograph- und Grammophon-Schalldosen.

c) Spiegelmethoden (Young 1800).

Die ungenügende Vergrößerung der Membranbewegungen bei den eben besprochenen Verfahren führte zu Versuchen, einen mit der schwingenden Membran bewegten dünnen Glasfaden mit dem Mikroskop zu beobachten (Cauro, Brüning). Sie wurden aber bald wieder aufgegeben, da das Ziel einer starken Vergrößerung der Exkursionen leichter mittels der Spiegelmethoden erreicht werden kann, bei denen die Exkursionen der Membran in den Bewegungen eines von einem Spiegelchen reflektierten Lichtpunktes beobachtet werden.

Die Einführung der Gauss - Poggendorfschen Spiegelmethode ist der fruchtbarste Fortschritt in der Registriertechnik gewesen. Denn einerseits ist hier der Hebel der Phonautographen durch einen außerordentlich vergrößernden Lichtzeiger ersetzt, andererseits die Möglichkeit gegeben, die Belastung der Membran ganz erheblich zu verringern. Der Grad der zu erreichenden Vergrößerung ist von der Lichtstärke abhängig; diese wiederum hängt von der Lichtquelle und vom Flächeninhalt des Spiegels ab. Daraus geht hervor, daß die Vergrößerung der Ausschläge schließlich auf Kosten der Empfindlichkeit geschieht. W. Volkmann hat berechnet, daß am zweckmäßigsten die Dicke des Spiegels $^1/_{50}$ seines Durchmessers beträgt und der Spiegel den fünften Teil des gesamten Trägheitsmomentes ausmacht.

Eine sehr aussichtsreiche Methode, die Spiegelexkursionen noch vielfach zu vergrößern, hat Geiger vor kurzem bekannt gegeben. Er bringt noch einen zweiten Spiegel an und läßt den reflektierten Lichtstrahl zur Vergrößerung der Ausschläge mehrfach auch von diesem Spiegel zurückwerfen (Multireflexmethode). Über einige andere Verfahren, die demselben Zweck dienen, hat Volkmann eine Übersicht und Kritik gegeben.

Bei der primitiveren Form von Konstruktionen ist ein Planspiegel mit der Membran direkt starr verbunden. Das Spiegelchen bewegt sich dann mit den Exkursionen der Membran auf und ab. Theoretisch müßte es sich dabei parallel mit sich selbst verschieben. In der Tat geschieht dies zwar nicht. Für die Praxis ist es aber vorteilhaft, die Exkursionen des Spiegelchens in eine bestimmte Drehungsebene zu zwingen. In den meisten Konstruktionen ist der Spiegel zu diesem Zwecke um Achsen gelagert. Dies ist auf zweierlei Weise zu erreichen. Einmal kann auf der Membran ein senkrecht zur Membranebene gerichteter Spiegelträger peripher befestigt sein, wobei also der am Membranrande angebrachte Spiegel die Membran nicht belastet. So ist es in dem Logographen von Barlow [1]), in dem im Prinzip mit ihm

----

[1]) Nach den Referaten. Die Originalarbeit war mir nicht zugänglich.

anscheinend identischen Apparat von Frank und ähnlich auch in den
Konstruktionen von Ohm. Der Drehpunkt des Spiegels liegt bei diesen
Apparaten an der Peripherie der Membran, der Angriffspunkt der Kraft
im Zentrum. Die Nachteile der radiären Befestigung des Spiegels auf
der Membran sind aus den Abbildungen 6, 8 und 9 abzulesen. Der
Apparat von Frank ist speziell für die Herzschallregistrierung
konstruiert worden. Der Zuleitungstubus mündet hier auf die in
Schwingungen zu versetzende Membran direkt oder unter Zwischenschaltung des schallverstärkenden Phonendoskopes. Frank verwendete
ursprünglich eine kreisrunde Membran, auf der exzentrisch ein Spiegel
saß. Jetzt überzieht er „eine Trommel, deren Rand einen Kreisbogen
bildet, dessen Enden durch ein gerades Stück wie eine Sehne verbunden
sind", mit Kautschuk. Genauere Angaben fehlen noch.

Der Apparat Franks wird von dem Mechaniker W. Schmidt,
Gießen, hergestellt.

Der Apparat von Martens (Fig. 4) besitzt nahe dem Rande zwei
Spiegel. Diese sind derartig senkrecht zur ruhenden Membranfläche

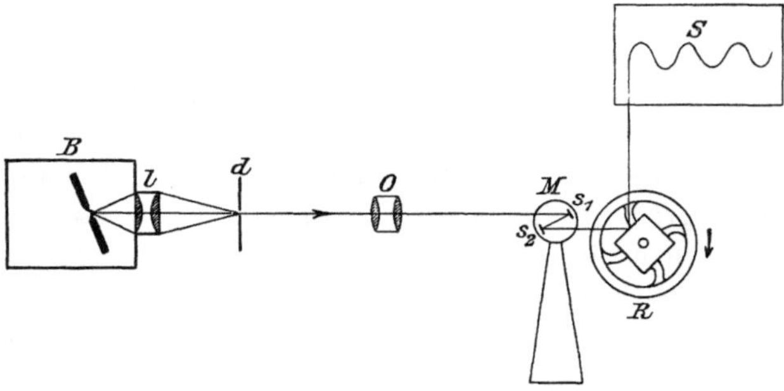

Fig. 4.
Schallregistrierapparat von Martens.
B = Bogenlampe, l = Linsen, d = Diaphragma, O = Objektiv, M = Membran
mit Schalltrichter, s₁ und s₂ = Spiegel, R = rotierender Spiegel, S = Schirm.

angebracht, daß der aufzeichnende Lichtstrahl erst, nachdem er von
beiden Spiegeln reflektiert wurde, auf die photographische Platte
fällt. Wird die Membran durchgebogen, so neigen sich die beiden Spiegel
entsprechend voneinander weg oder im entgegengesetzten Falle einander zu. Die Winkelablenkung des doppeltreflektierten Lichtstrahles
ist vierfach so groß wie die Spiegeldrehung. Als Lichtquelle dient die
Bogenlampe einer Projektionskamera. Im Brennpunkt ist ein Diaphragma (von 1 mm Öffnung) angebracht, welches das Lichtbündel
passieren läßt. Ehe dieses nun auf den ersten Spiegel auftrifft, wird
es erst durch ein zwischen Diaphragma und Membranapparatur ein-
geschaltetes Objektiv schwach konvergent gemacht. Nach der doppelten

Reflexion an den Membranspiegeln wird der Lichtstrahl noch an einem rotierenden Spiegel zurückgeworfen. Es entsteht dann in 1 bis 2 m Entfernung auf der lichtempfindlichen Platte ein scharfes Bild des Diaphragmas. — Der Apparat wird von Leppin und Masche, Berlin SO., gebaut.

Bei einer zweiten Art der Konstruktion wird die Verbindung zwischen Spiegel und Membran durch ein besonderes zwischengeschaltetes Verbindungsstück bewirkt. Im allgemeinen wird hierzu ein dünnes Stäbchen genommen. Dies darf man deshalb, weil alle unsere Erfahrungen über das Schwingen kreisförmiger Membranen dafür sprechen, daß alle Schwingungen der Membran in einem Punkte, in den Bewegungen ihres geometrischen Mittelpunktes, wo die Schallenergie am größten ist, am ehesten untergebracht sind. Wenn aber die Schallwellen die Membran im Mittelpunkte angreifen, muß auch, wenn nicht ein die Membran und ihre Schwingungen deformierendes Kräftepaar entstehen soll, der Angriffspunkt der Masse der Schreibvorrichtung zentral liegen. Dazu kommt der Einfluß der Einspannung der Membran.

Die nachstehenden Abbildungen einer schwingenden Membran Fig. 5, 6, 7 und 8, die von E. Ruhmer so aufgenommen wurden, daß ein Lichtstrahl nach und nach über die Membran herübergeschoben wurde, zeigen in anschaulicher Weise, wie die Exkursionen in der Mitte am größten sind und nach den Randpartien hin abnehmen. Der Grad, in dem die Abnahme der Exkursionsfähigkeit erfolgt, ist abhängig von der Einspannung der Membran. Die Figur 5 stellt die Schwingungsart einer kreisrunden Membran, welche am ganzen Rande gleichmäßig eingespannt war, dar. Da die Achse der Membran während der Aufnahme nicht horizontal lag, erscheint das Bild verzerrt. Wird die Umwertung auf eine horizontale Achse vorgenommen, so entsteht das Bild der Figur 6, an dem recht deutlich zu erkennen ist, daß diejenigen Randpartien der Membran, welche dem Rande am nächsten liegen, keine Exkursionen machen, daß von da an die Kurvenlinie erst langsam, dann immer steiler zur Mitteexkursion ansteigt. Wird nun die Membran so befestigt, daß sie am Rande zwischen zwei scharfen Schneiden frei aufliegt, so machen (Fig. 7 und 8) die Randgebiete schon dicht an der Einspannvorrichtung Exkursionen und erhöhen dadurch die Gesamtausschläge. Nur so kann also die Membran voll ausgenutzt werden.

Dieser Durchbiegung superponieren sich nun noch andere Schwingungen, von denen die Fig. 9 eine Anschauung gibt. Diese Figur wurde von Müller aufgenommen und stellt die Schallfigur einer Seifenlamelle dar. Sie zeigt, daß kreisförmige Membranen in der Art schwingen, daß sie eine Anzahl radial bzw. ringförmig verlaufender Knotenlinienelemente, die sich niemals schneiden, bilden. Diese Schwingungsart ist sowohl von der Tonhöhe, wie von der Tonintensität und Membrangröße unabhängig, so daß sie für die Konstruktion der Übertragung der Membranschwingungen maßgebend sein muß.

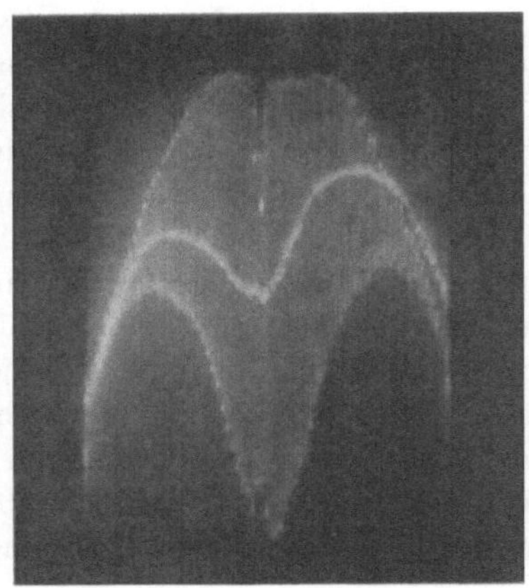

Fig. 5.
Durchbiegung einer am Rande
fest eingespannten Schallmembran.
Membran durchgespannt.

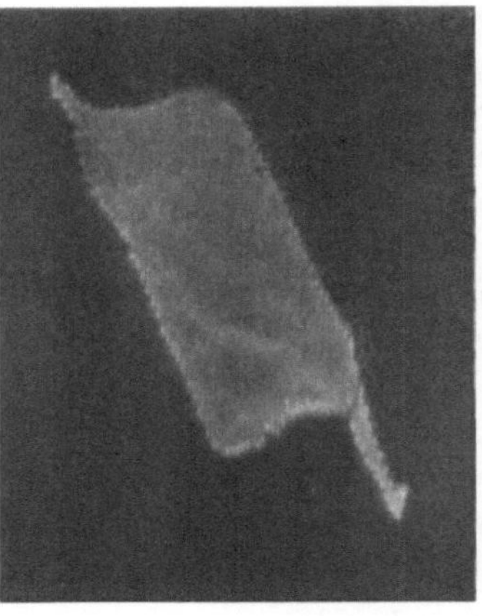

Fig. 7.
Durchbiegung einer zwischen zwei
scharfen Rändern frei aufliegenden
Schallmembran. Membran durchgespannt.

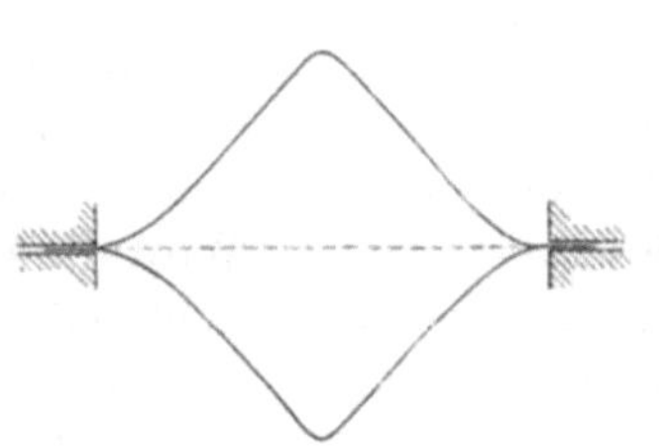

Fig. 6.
Korrigierte spannungsfreie Mittellage
der am Rande fest eingespannten
Schallmembran der Fig. 5.

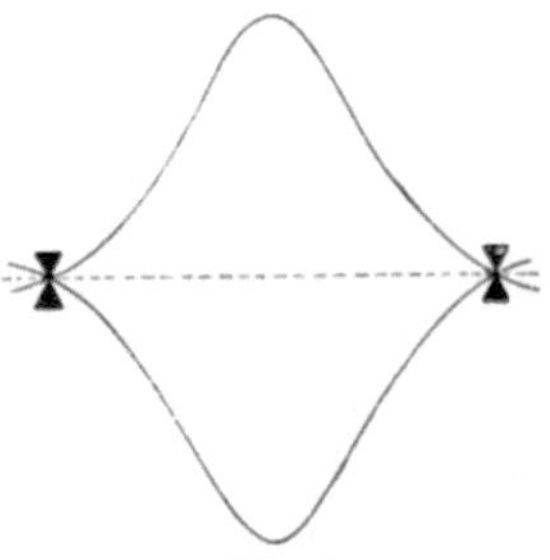

Fig. 8.
Korrigierte spannungsfreie Mittellage der zwischen zwei scharfen
Rändern frei aufliegenden Schallmembran der Figur 7.

Die Herstellung der Verbindung zwischen Membranmitte und Spiegel und die Aufhängung des letzteren ist technisch auf die verschiedenste Weise erreicht worden.

In Millers Apparat wurden die Schwingungen der Membran in Winkelbewegungen eines kleinen Stahlzylinders umgesetzt, der ein Spiegelchen trug.

Blakes Anordnung war folgendermaßen: Ein stählerner Planspiegel ruhte mit seinen Achsen in den Lagern eines Metallrahmens.
Die Rückseite des Spiegels besaß einen kleinen Vorsprung, in dessen
Durchbohrung das die Membranbewegungen übertragende Stäbchen
einhakte. Die Spiegelachse lag parallel, die reflektierende Fläche senkrecht zur Membran. Der Apparat vergrößerte 200 mal.

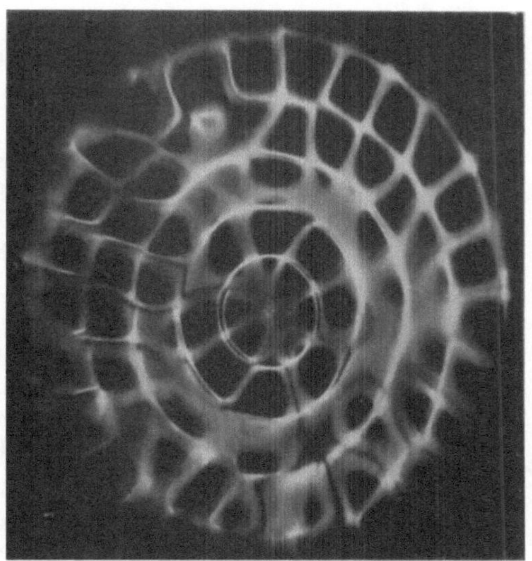

Fig. 9.
Schwingungsfigur einer kreisförmigen Membran.

Hermann befestigte auf die Mitte der Membran, senkrecht zu
ihr, ein Holzstäbchen, welches mit einem parallel zur Membranfläche
gelagerten Spiegelchen verbunden war. Das Spiegelchen war auf ein
sehr dünnes, schmales Glimmerblatt aufgeklebt, das vom Rande der
Fassung her radial bis gegenüber der Mitte der Membran vorragte.
Die Dämpfung wurde durch einen dichten Bausch Watte, der zwischen
den Glimmersteg und die Membran geschoben wurde, bewirkt.

Bei dem ursprünglichen Apparat von Lebedew war der
Spiegel, der vor einer Korkmembran und parallel zu ihr in zwei Lagern
einer Gabel ruhte, mit der Membran durch eine Springfeder ohne weitere
Dämpfungsvorrichtung verbunden.

Auch bei der Konstruktion Pollak-Virags wurden die Mitteexkursionen der Membran auf einen um Achsen gelagerten, an die
Membran sich anschmiegenden Spiegel übertragen.

In dem zuletzt für die Herztonregistrierung von Hürthle angegebenen Apparat befindet sich der Spiegel auf einem hölzernen, hammer-

artigen Stift, der die Membran etwas überragt. Um Drehbewegungen
dieses Hammers zu vermeiden, ist senkrecht zur Schwingungsebene der
Membran an deren Rand ein
sehr dünner, gespannter Seiden-
faden durch den Hammer geführt.
Hürthle hat mit diesem Apparat
vorläufignoch keine befriedigenden
Resultate erzielt.

Lebedew hat die erst ange-
gebene Konstruktion später durch
eine solche ersetzt, bei der ein
schmales, rechteckiges Spiegelchen, das an einem dünnen Glasfaden befestigt ist, direkt — ohne
Vermittlung einer Membran —
von den Schallwellen beeinflußt
wird (Fig. 10). Zur Dämpfung
der Schwingungen des Systems
befindet sich unten ein Aluminiumplättchen; oben dagegen ist der
den Spiegel tragende Glasfaden
mit einem Quarzfaden verbunden.
Die Bewegungen des geschützt
untergebrachten Spiegels, auf den
die Schallwellen unter einem
Winkel von 45⁰ auffallen, werden
photographiert. Die Einzelheiten
der Konstruktion sind aus der
beigegebenen Abbildung und ihren
Angaben zu ersehen.

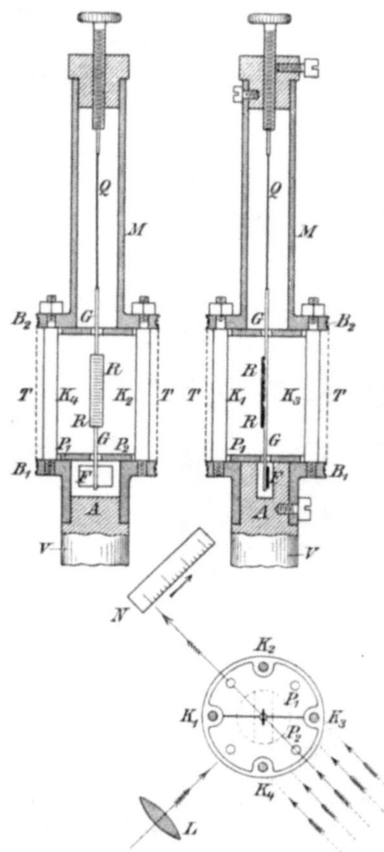

Fig. 10.
Lebedewsches Phonometer.
R = Spiegel. G = Glasfaden. Q =
Quarzfaden. F = Aluminiumplättchen.
V = Messingständer. A = Einschnitt im
Messingständer. P₁ und P₂ = Messing-
platten, in den Scheiben B₁ und B₂ an-
geschraubt. M = Tubus. K₁, K₂, K₃
und K₄ = Säulen, welche die Scheiben B₁
und B₂ miteinander verbinden. T = zylin-
drische Schutzhülle aus schwarzem Tüll.
L = Linse. N = Skala.

Von dem Apparat von
Rigollot und Chavanon gibt
die Figur 11 eine Ansicht. Der
Spiegel ist in dieser Konstruktion
an einem Faden, der zwischen
zwei Haltern regulierbar ausge-
spannt ist und die Drehachse
bildet, befestigt. Die Übertragung der Schwingungen auf
den Spiegel geschieht durch ein
kleines Gummiklötzchen.

In dem wesentlich vollkommeneren Apparat von Samojloff (Fig. 12)
werden zwei scharfkantige Korkstückchen gegen ein mit den Mitte-

schwingungen der Membran sich bewegendes, senkrecht zur Membranfläche befindliches Übertragungsstäbchen (Kork) gestemmt. Das obere, rhombische Korkstück trägt den Spiegel; das untere, prismaförmige, dient als Dämpfer. Durch die Einführung des rhombischen Spiegelträgers wird noch eine zwei- bis dreifache Hebelvergrößerung erzielt.

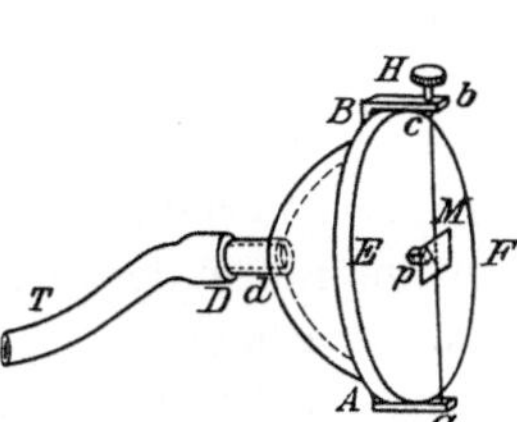

Fig. 11.

Methode von Rigollot und Chavanon.

EF = Kollodiummembran. M = Spiegel. a c = Platinfaden. Aa und Bb = Fadenhalter. H = Regulierschraube zur Einspannung des Fadens. p = Gummiüberträger. T, D, d = Tubus für die Zuleitung des Schalles zum Paraboloid.

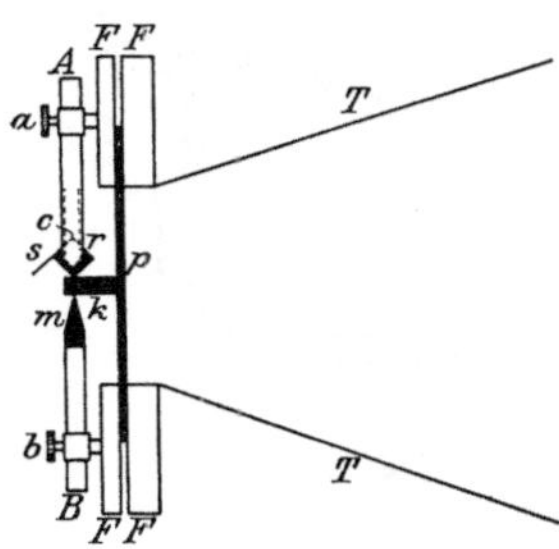

Fig. 12.

Samojloffs Vokalschreiber.

p = Korkmembran. k = Korkstäbchen. r = Rhombus. m = Korkprisma. s = Spiegelchen. F = metallische Fassung. a und b = Schrauben. c = Achsenschraube. A und B = Stäbe. T = Schalltrichter.

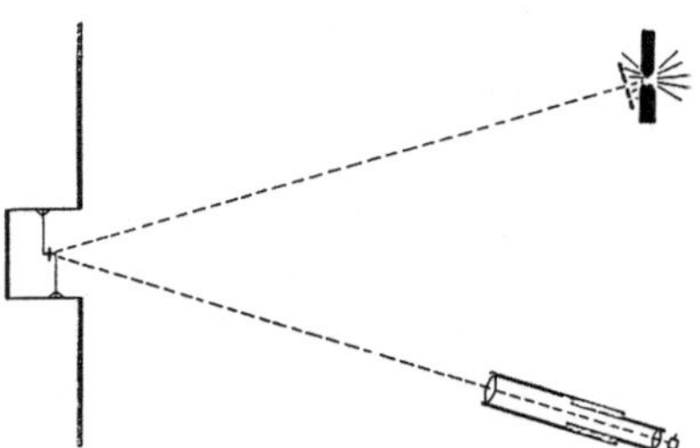

Fig. 13.

Apparat von Struycken (nach Gutzmann).

In dem Apparat von Struycken (Fig. 13) wird der Spiegel durch die Vermittlung zweier gegenüberliegender und in entgegengesetzter Richtung schwingender Seitenwände (Seidenpapier) eines vorn offenen Kästchens bewegt. Zu diesem Zwecke stehen zwei am unteren Rande des Spiegels angebrachte Querarme durch zwei Metalldrähtchen mit diesen Seitenwänden in Verbindung. Durch einen Kautschukfaden sind die Verbindungsstellen zu leicht beweglichen Gelenken gemacht, so daß, wenn die Kastenseitenwände sich bewegen, der Spiegel um eine vertikale Achse rotieren muß. Das vom Spiegel reflektierte Lichtbündel wird durch ein sich hin- und herbewegendes Prisma abgebogen und zerlegt.

Die beiden, von Ohm in weiterer Ausarbeitung einer für die Pulsaufzeichnung bestimmten Anordnung zur Herzschallregistrierung angegebenen Konstruktionen arbeiten, wie die ältesten, ohne jede Dämpfungsvorrichtung. Die letztere soll anscheinend dadurch ersetzt werden, daß den Apparaten nur schon auf dem Wege der Zuleitung gedämpfte Impulse zugeführt werden.

Bei beiden Verfahren ist der Spiegel um eine neben der Membran gelegene Achse gelagert.

Die erste Einrichtung (Fig. 14), die eine wenig gespannte Gummimembran besitzt, ist so getroffen, daß auf der Mitte der Achsenwelle mit seinem Scheitel ein im rechten Winkel gebogenes Stäbchen befestigt ist. Der eine, radiär über der Membran gelagerte Schenkel trägt einen Ansatz, der in der Membranmitte festgeklebt ist, der andere den Spiegel.

Bei der zweiten, mit einer Gelatinemembran arbeitenden empfindlicheren Anordnung (Fig. 15) ist der Winkelhebel durch einen aus steifem Seidenpapier gearbeiteten, schmalen und kurzen geraden Hebel ersetzt, der durch eine dünne, kurze, leicht bewegliche Welle gesteckt ist. Der eine Hebelarm ist mittels einiger Wattefasern gegen die Mitte der Gelatinelamelle geführt; der andere trägt den Spiegel.

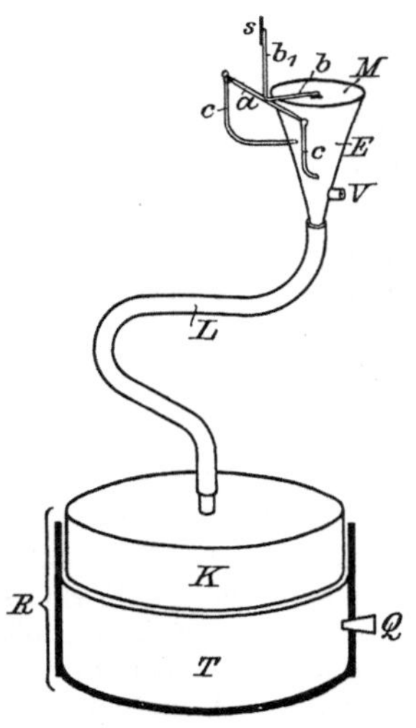

Fig. 14.
Konstruktion A von Ohm zur Herzschallregistrierung.

E = Registriersystem (1,25 cm Durchmesser). M = Gummimembran. a = auf Spitzen laufende Welle. c, c = Träger für die Welle a. b = mit der Mitte der Welle a und der Membran durch einen Ansatz fest verbundenes Stäbchen. b_1 = den Spiegel tragendes Stäbchen, das im rechten Winkel zu b steht. s = Spiegel. V = Seitenöffnung zur Herstellung eines „offenen Zuleitungssystems". L = Zuleitungsschlauch. R = Schallrezeptor. T = Aufsetzzylinder. K = Zweiter Zylinder. Q = Stöpsel (Wasserfüllung).

Zur Dämpfung der zu registrierenden Impulse sind verschiedene Einrichtungen an der beschriebenen Apparatur getroffen. Erstens besitzt das Zuleitungsrohr eine Öffnung (V) nach Art der von Einthoven eingeführten Anordnung (vgl. weiter unten Fig. 47 und S. 71). Zweitens wird der Zuleitungstubus vor dem Registriersystem in ähnlicher Weise, wie das von Weiß beschrieben wurde (vgl. unten S. 101),

und wie ich es auch gelegentlich getan habe, zirkulär geöffnet, indem das Zuleitungsrohr dem Tubus der Registrierkapsel mehr oder weniger weit genähert wird (Fig. 15). Die dritte Einrichtung, die dämpft, knüpft an meine Forderung des starren Abschlusses der Zuleitung an. Sie ist folgendermaßen be-
schaffen: Ein Zylinder (Fig. 14) ist auf der auf die Brustwand aufzusetzenden Seite mit einer mehrere Millimeter dicken Holzplatte, auf der anderen mit einer Gummimembran verschlossen. Dieser Zylinder wird mit Wasser gefüllt. Auf ihn wird ein zweiter, ähnlich beschaffener, aber mit Luft gefüllter aufgesetzt, und zwar werden die beiden Zylinder mit ihren Gummimembranen aufeinandergelegt. Aus dem zweiten Zylinder führt ein Tubus zum Registriersystem.

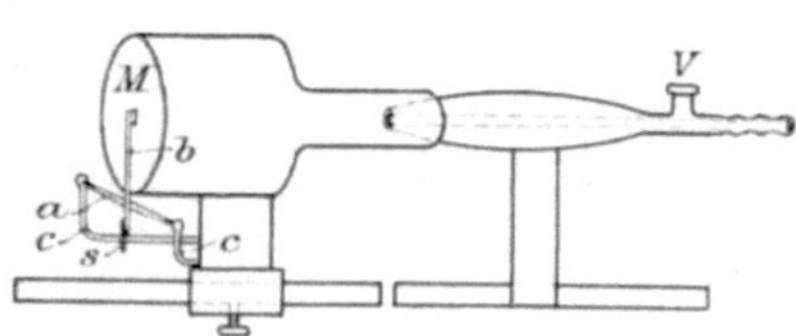

Fig. 15.
Konstruktion B von Ohm zur Herzschallregistrierung.

M = Gelatinemembran. a = Welle. c, c = Träger für die Welle a. b = Hebel. s = Spiegel. V = Hahn zur Herstellung eines „offenen Zuleitungssystems" an der Vorrichtung zur zirkulären Öffnung der Zuleitung.

Die Apparate werden von Oehmke, Berlin NW, Luisenstraße, hergestellt.

Aus den vorstehenden Ausführungen wird man ersehen haben, daß bei den meisten bisher angegebenen Verfahren die Dämpfung des Registrier-

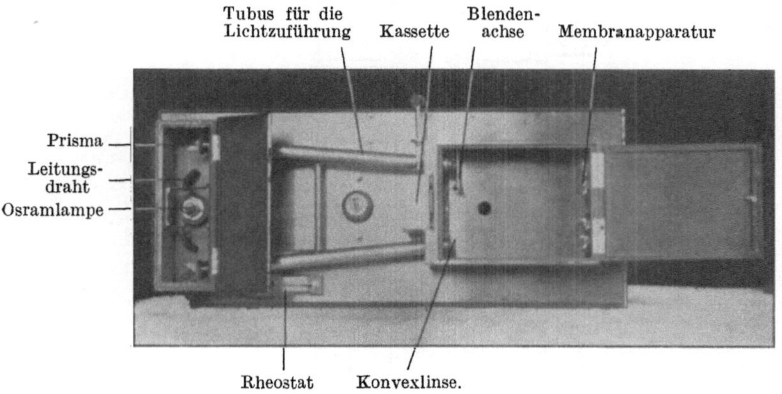

Fig. 16.
Herzschallregistrierapparat von Gerhartz, von oben gesehen.

systems keine ausreichende Berücksichtigung erfahren hat. Überhaupt verfügt keine über eine regulierbare Dämpfungsvorrichtung, die es ermöglicht, den Apparat den verschiedensten Anforderungen zuverlässig anzupassen. Eine solche, verbunden mit großer Leichtigkeit des schwingenden Systems, hoher Empfindlichkeit, zentraler Abnahme der Schwin-

gungen und starker Vergrößerung der Exkursionen, ist vorhanden in
dem Schallregistrierapparat von Gerhartz.

In diesem Apparat (Fig. 16) ist, wie in den bereits genannten,
ebenfalls das Spiegelchen drehbar aufgehängt und mit der Membran so
verbunden, daß einer Membrandurchbiegung eine entsprechende Spiegeldrehung zukommt (vgl. das Schema, Fig. 17).

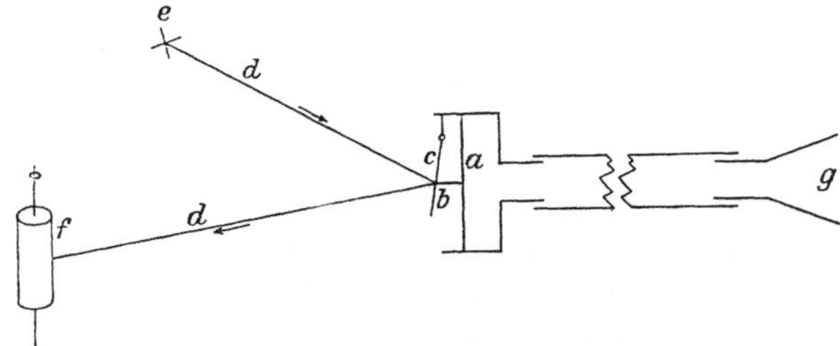

Fig. 17.
Schema des Schallregistrierapparates von Gerhartz.
a = Membran.   b = Übertragungsstäbchen.   c = Spiegel.   d = Lichtstrahl.
e = Lichtquelle.   f = Film.   g = Aufnahmetrichter.

Die Spiegelvorrichtung ist so beschaffen, daß der Spiegel durch
Magnetismus fast reibungslos gehalten wird.   Ein äußerst feines Eisenplättchen trägt auf der einen Seite das Spiegelchen, auf der anderen

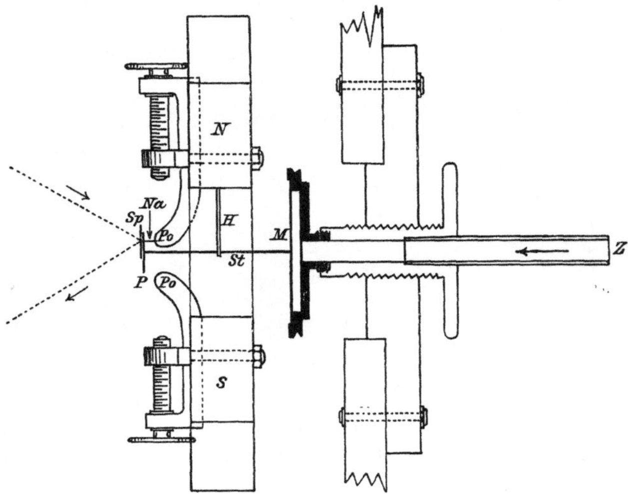

Fig. 18.
Membranteil des Schallregistrierapparates von Gerhartz, von oben gesehen).
N u. S = Magnetpole.   M = Membran.   St = Übertragungsstäbchen.   Sp = Spiegel.
P = Plättchen aus Stahl mit zwei stählernen Nadelspitzen Na.   Po = Polschuhe.
Z = Zuleitungsrohr.   H = Halter, in dem das Übertragungsstäbchen St ruht.

an einer Kante (Fig. 18 und 19) zwei sehr kurze Nadelspitzen, die in zwei entsprechenden Körnungen des Polschuhes eines Magneten sich aufsetzen. Dadurch stellt sich dieses Eisenplättchen in die Richtung der magnetischen Kraftlinien ein. Um die Kraft, mit der das äußerst leichte Glasspiegelchen durch Magnetismus gehalten wird, und die Richtung, in der es sich befindet, verändern zu können, sind die beiden Pole in mehr oder weniger weite Distanz zu bringen. Das ist dadurch erreicht worden, daß die Pole in Schlittenführung verschiebbar sind. Da die Polschuhe die Tendenz haben, das Eisenplättchen stets wieder in seine Ruhelage zurückzubringen, wird eine vorzügliche Dämpfung erreicht, die, falls ein Elektromagnet gewählt wird, veränderlich ist.

Zum Einsetzen wird der Spiegel mit einer Hornpinzette, die planparallele Branchen besitzt, in der Weise gefaßt, daß die Nadeln senkrecht übereinander stehen. Hält man ihn dann über die Kerben, so schnappt er ein und wird mit einem sauberen Haarpinsel angedrückt. Da die Kerben gleiche Tiefe besitzen, und die Nadeln des Spiegels gleich lang sind, steht der richtig eingesetzte Spiegel vollkommen senkrecht und das reflektierte Lichtbündel ohne weiteres in der gewünschten Höhe.

Die Verbindung der Spiegelvorrichtung mit der Membran wird durch ein dünnes und starres Bambusholzstäbchen bewirkt. Dieses ist auf die Mitte der Membran aufgeleimt, sonst aber in seiner Richtung etwas veränderbar. Da es in der Nähe seines freien Endes durch das Loch eines an einem Polschuh des Magneten befestigten, durch eine Schraube verstellbaren Stäbchenträgers hindurchgeführt ist, läßt sich die Distanz des Angriffspunktes des Stäbchens am Spiegel von der Drehkante verändern. Dadurch ist ein sehr wichtiges Hilfsmittel gewonnen, die Vergrößerung der Spiegelexkursionen zu variieren. In den Figuren 20 und 21 ist die Wirkungsweise dieser Einrichtung schematisch übertrieben dargestellt. In Figur 21 ist die Distanz zwischen Angriffs- und Drehpunkt halb so groß wie in Fig. 20. Infolgedessen ist der Verdrehungswinkel des Spiegels

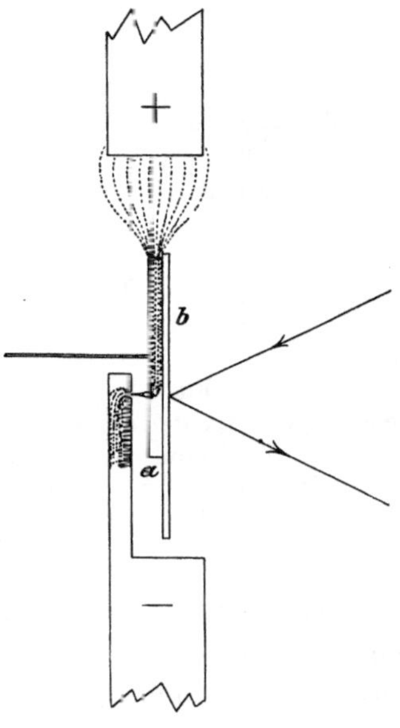

Fig. 19.
Schema der Spiegelaufhängung im System der magnetischer Kraftlinien. (Apparat von Gerhartz. — Ansicht von oben.)
+ — = Pole des Magneten.
a = Eisenplättchen. b = Spiegelchen.

größer bei gleicher Membrandurchbiegung. Eine Grenze ist der Variation
der Lichtexkursion mittels der Polschuhverschiebung dadurch gezogen,
daß die Verschiebung des Poles die magnetische Kraft, mit der der
Spiegel festgehalten wird, ändert. Das Optimum für den Grad der hierdurch bewirkten Dämpfung des Systems läßt sich bald durch Erfahrung
finden. Eine Übersicht über den in einem Gehäuse geschützt untergebrachten Membranteil des Aufnahmeapparates gibt Fig. 22.

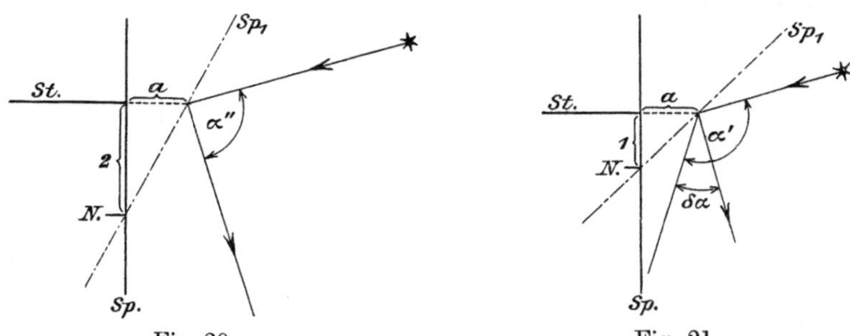

Fig. 20.   Fig. 21.

Schema der Lichtstrahlexkursion bei variabeler Distanz Stäbchen-Nadel (An-
griffspunkt — Drehpunkt) in dem Apparat von Gerhartz.
St = Stäbchen. Sp = Spiegel. N = Nadeln. a = Membrandurchbiegung
α''_2 = Winkelabweichung bei doppeltem Hebelarm des Stäbchens wie bei α'_1.
$\delta\,\alpha$ = Veränderung der Winkelvergrößerung.

Die Kollodiummembran selbst (Fig. 23) steht lotrecht und ist
auf die Schneide eines Halteringes aufgelegt. Sie besitzt einen Durchmesser von 20 mm. Der Schall wird aber nur in einer Rohrbreite von
6 mm Durchmesser zugeführt, so daß der Schallimpuls konzentrisch
auf die Membran auftrifft. Das Zuleitungsrohr trägt außen ein Gewinde,
welches gestattet, die Membran vor- und zurückzuschieben. Die Berührung des Spiegels äußert sich in einer Wanderung des Lichtpunktes
auf der Mattscheibe. Nachdem das Stäbchen und damit die Membran
mit dem Spiegel so in Berührung gebracht ist, wird das äußere Gewinde
durch eine aus Blei hergestellte Schraube festgestellt. Mit Hilfe dieser
Einrichtung läßt sich die Grundspannung der Membran bzw. die Labilität
der Einstellung in weiten Grenzen variieren. Es ist zweckmäßig, um
die Elastizität der Membran unbeeinflußt zu halten, die Membran nur
während der Aufnahmen mit dem Spiegel in Berührung zu bringen.

Zur gegenseitigen Kontrolle der Kurven und zur gleichzeitigen
Aufnahme von Pulskurven ist die Lichtführung in folgender Weise
ausgebildet worden.

Es erschien zweckmäßig, für beide Kurven die gleiche Lichtquelle
zu benutzen, um durch Auslöschen der Lampe beide Kurven in
Koinzidenz zu bringen. Als Lichtquelle wird eine kleine elektrische
Lampe (Osramlampe von 2—4 Volt), die durch einen Akkumulator

gespeist wird, verwendet. Ihre Helligkeit wird durch einen Vorschaltwiderstand verändert. Die Lampe ist in einem Holzgehäuse untergebracht. Dieses Gehäuse ist durch zwei Tuben mit der Aufnahmekamera verbunden. Diese Tuben sind ebenso wie die Gehäuse des Apparates zur Vermeidung von Reflexen und Lichtverlusten innen schwarz mattiert. Seitlich von der Lampe sitzt auf diesen Rohren je ein Prisma, das die von der Lampe auf dieses fallenden Lichtstrahlen in das Rohr reflektiert. Am anderen Ende der Tuben sind Sammellinsen angebracht, die das Strahlenbündel auf den Spiegel dirigieren und einen

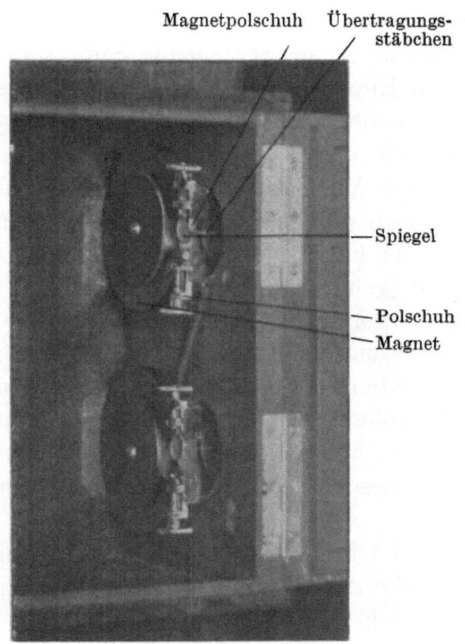

Fig. 22.
Membranteil des Aufnahmeapparates (Ansicht von oben) bei dem Apparat von Gerhartz.

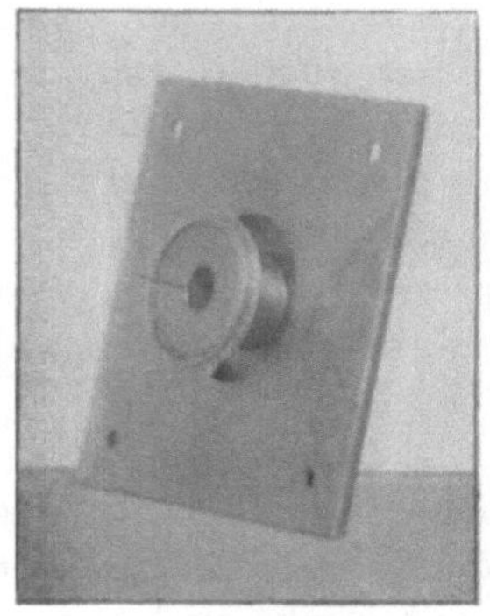

Fig. 23.
Membran mit Übertragungsstäbchen. (Membranteil abgeschraubt.)

scharfen Bildpunkt auf der Einstellscheibe der Kamera entwerfen. Zwischen der Lampe und den beiden Prismen sind Spaltblenden angeordnet. Stand Starkstrom zur Verfügung, so habe ich auch eine Nernstlampe verwendet. Die Osramlampe wird so eingesetzt, daß ihre beiden Fäden in gleicher Richtung mit den den Tuben anliegenden Prismakatheten liegen. Es fällt also ein nur schmaler Lichtfaden auf die Prismen. Die erwähnten Spaltblenden — vor der Lampe in der Vertikalen im Scharnier bewegliche schwarzgestrichene schmale Metallplatten — schneiden das Licht des Fadens von oben und unten ab, so daß in praxi nur ein feiner Lichtpunkt — in Wirklichkeit natürlich ein viereckiges Lichtbündel — auf Prisma und Spiegel fällt. Auf diese Weise lassen sich mit dem Apparat Kurven von solcher Feinheit schreiben, als wären sie mit einer spitzen Nadel gezogen. Es ist das notwendig, wenn möglichst viel aus den Kurven herausgeholt werden muß. Ein dick oder bandartig zeichnendes Lichtbündel würde die wertvollsten Exkursionen verwischen bzw. sogar gänzlich verdecken.

Die Kamera, in die man auf Fig. 16 und 22 von oben hineinsehen kann, trägt einen aufklappbaren Deckel. Der Boden ist durchbohrt, um die Membran beim Schließen des Deckels nicht durch den Luftüberdruck zu zerreißen. Die der Membran gegenüberliegende Seite trägt die auswechselbaren Kassetten. Zum Einstellen wird eine Mattscheibe benutzt, die an den in Frage kommenden Stellen Millimeterteilung besitzt, um die Durchbiegung der Membran beurteilen zu können. Ist die Einstellung erfolgt, so wird die Mattscheibe gegen eine Filmkassette ausgewechselt. Ein Rähmchen dient dazu, den ablaufenden Film in der Ebene der Mattscheibe zu halten. Die benutzten Films sind 6 cm breit und bis zu 1 m lang (gebräuchliche Kodakfilms).

Der Antrieb greift an dem Achsenfortsatz der oberen Rolle an.

Um die Holzrollen in die Kassette einsetzen zu können, sitzen an einer Schmalseite der Kassette die Zapfen an Flachfedern. Sie werden von diesen für gewöhnlich gegen die Rolle gedrückt gehalten; nur beim Einsetzen der Rollen werden sie nach außen gespannt. Die Rückwand der Kassette ist abnehmbar zwecks leichten Einsetzens der Filmrollen.

Die Antriebswelle ist durch zwei Cardanische Gelenke in drei Teile zerlegt. Das eine Gelenk ist nahe der Kamera, das andere liegt in der Nähe der Antriebsachse am Uhrwerk. An den Zapfen der Cardanischen Gelenke sind kleine Filzplättchen zwischengelegt.

Diese Einrichtung hat sich außerordentlich bewährt, insbesondere in der Hinsicht, daß so ein absolut sicherer Schutz gegen Übertragung von Erschütterungen vom rotierenden Uhrwerk her gewährleistet wird.

Die Grundplatte des Apparates sowie des Uhrwerkes ist noch durch dicke Filzscheiben gegen Erschütterungen gesichert.

Das Uhrwerk wird durch einen Zentrifugalregulator in möglichst gleichmäßigem Gange erhalten. Die Umdrehungszahl des Uhrwerkes kann reguliert werden.

Der Apparat wird von E. Ruhmer, Berlin SW. 48, gebaut.

Abweichend von den genannten Spiegelmethoden, n denen ein Planspiegel Verwendung findet, arbeitet der von Kempf-Hartmann benutzte Apparat (Fig. 24) mit einem Konkavspiegel. Dieser Hohlspiegel, der mit der Membran starr verbunden ist, empfängt von einem Linsensystem paralleles Licht und reflektiert dieses nun konvergente Licht auf einen Planspiegel. Von diesem wird das Lichtbündel, um die Bildschärfe zu erhöhen, nochmals auf den beweglichen Spiegel reflektiert und erst jetzt auf einen Planspiegel geworfen, der unter einem Winkel von 45⁰ zu der Richtung des Lichtstrahles steht und seinerseits das Licht auf einen rotierenden Film schickt.

Die Arbeit des Erfinders enthält noch eine Reihe technisch wichtiger Notizen.

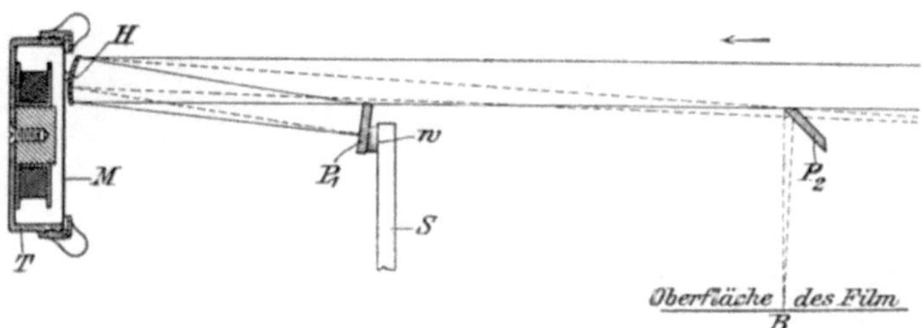

Fig. 24.
Registrierapparat von Kempf-Hartmann.

M = Membran. H = Hohlspiegel. T = Telephon. P₁ = fester Planspiegel.
P₂ = im Winkel von 45⁰ zur Strahlenrichtung stehender Planspiegel. S = Spiegelträger. B = Bildpunkt auf dem bewegten Film.

d) Flammenmethoden. (R. Koenig 1862.)

Die Methoden, welche als Indikator der Membranbewegungen eine leuchtende Flamme benutzen, verfügen über den großen Vorteil, die Belastung der schwingenden Membran auf ein Minimum reduziert zu haben. In der üblichen Form befindet sich die Koenigsche Kapsel auf die Membran aufgesetzt. Das in die Kapsel geleitete Gas (in der Regel Azetylen) entweicht in einen schmalen Brenner, an dem es entzündet wird. Vibriert die Membran, so entstehen in dem Gasraum Verdichtungen und Verdünnungen, welche die Höhe der Flamme beeinflussen. Diese Flammenbilder sind im rotierenden Spiegel sichtbar und photographisch fixierbar. In der Forchhammerschen Modifikation ist keine Membran vorhanden. Der Apparat ist durch eine Metallscheibe in zwei Teile geteilt. Auf der einen Seite dieser Scheibe befindet sich ein schiefes Ansatzröhrchen für die Flamme, auf der andesen ein solches für die Schallzuleitung. Die Flammenmethode ist außerdem noch von Froelich, Austin, Marage und Merritt weiter ausgebildet worden. Sie hat in der Entwicklung der Physiologie der Stimme eine große Rolle gespielt. Die vollkommenste Anwendung der Koenigschen Kapsel stammt von Nagel und Samojloff her. Diese Autoren verwendeten das Trommelfell als schwingende Membran, indem sie eine mit der Leuchtgasleitung verbundene Kanüle durch die Tuba Eustachii ins Mittelohr eines frischen Hammelkopfes einführten und das Gas durch ein in die Bulla ossea bzw. den Processus mastoideus gebohrtes rundes

Loch, auf das ein an der Spitze fein durchlöcherter Platinkegel gesetzt war, austreten ließen. Die Methode hat sich auch in dieser Form für schwierige Registrierungen als unbrauchbar erwiesen, da die Schallfiguren entstellt zur Aufzeichnung kommen. Speziell für die Herzschallregistrierung ist die Koenigsche Flamme von C. Gerhardt angewendet worden.

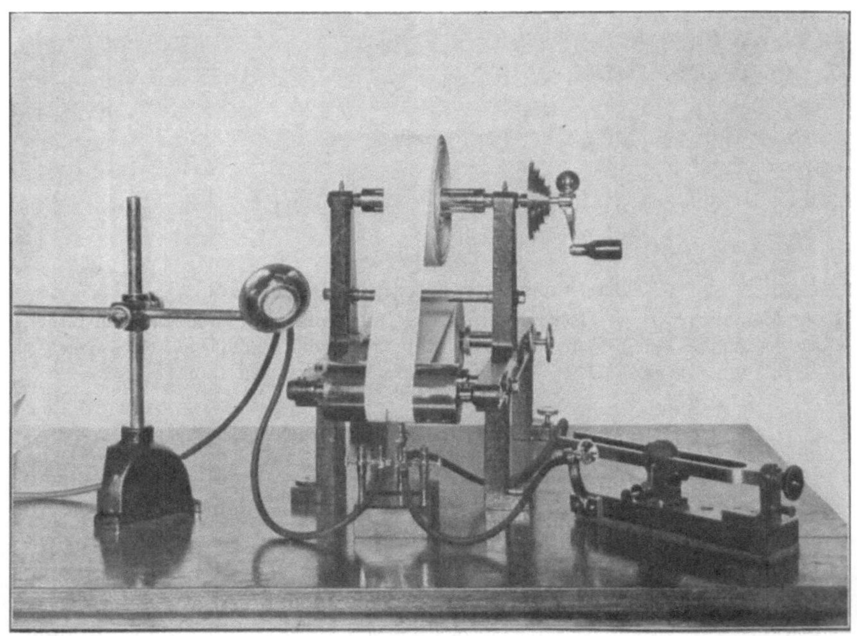

Fig. 25.
Übersichtsbild der Marbeschen Methode.

Einige der Fehlerquellen der genannten Methode umging Marbe (Fig. 25 und 26) dadurch, daß er die Flamme selbst Rußbilder erzeugen ließ, indem er durch sie Glanzpapier hindurch zog. Dicht über der schwingenden, auf zwei kreisrunden Ringen aufruhenden Gummimembran liegt eine Messingscheibe auf, die zwei Löcher für den Ein- und Austritt des Gases besitzt. Durch die Schwingungen der Membran wird der vorher kontinuierliche, von der einen zur anderen Öffnung fließende Gasstrom isochron beeinflußt und bildet nun an Stelle eines gleichmäßigen Rußbelages Ringe, die den Schwingungen entsprechen. Diese Methode ist von Marbe selbst und Roos in die Herzschallregistrierung eingeführt worden.

Manometrische Flammen müssen auch dem zu registrierenden Schall angepaßt sein, wenn sie recht empfindlich sein sollen. Im allgemeinen besitzen sie eine besondere Empfindlichkeit für sehr hohe Töne. Vor allem muß der Gasraum bei kleinen Membranvibrationen sehr klein sein. Dann aber treten bezüglich der photographischen Fixierung der kleinen, keine Vergrößerung zulassenden Flammen Schwierigkeiten auf.

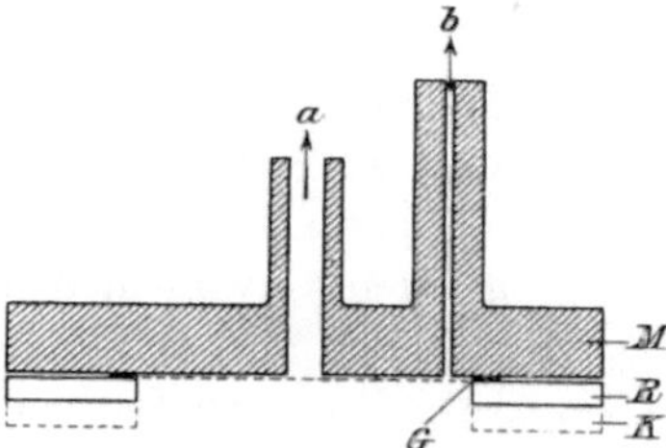

Fig. 26.
Marbes Schallregistriermethode.   (Durchschnitt.)
M = Messingplatte.   G = Membran.   R = Messingring.   K = Gummiring
a = Rohr für den Austritt des Gases.   b = Rohr für den Eintritt des Gases

e) Interferenzmethoden.

Bei der einen Art von Interferenzmethoden (Newton 1676) wird Licht an zwei hintereinander liegenden Flächen reflektiert.   Dadurch entstehen in diesem Licht photographierbare Newtonsche Interferenzringe, deren Abstand von der Entfernung der beiden Flächen abhängig ist.   In der üblichen Anordnung liegt auf einer gläsernen Planplatte der Membran die Kugelfläche einer plankonvexen Linse von großem Krümmungsradius auf.   Fällt nun homogenes Licht von der planen Linsenseite auf, so entstehen die Ringe und wechseln ihren Abstand je nach der Entfernung Linsenscheitel—Planplatte.

Von Cauro und dem Telegraphen-Ingenieurbureau des Reichspostamtes ist die Interferenzstreifenmethode zum Studium von Telephonplattenschwingungen verwandt worden.   Die zu beobachtenden Erscheinungen sind aber zu klein, als daß viel damit angefangen werden könnte.   von Holowinski hat ein diesbezügliches besseres Verfahren zur Herzschallregistrierung angegeben.   Er benutzt ein besonders konstruiertes Mikrophon, das auf die Herzgegend aufgesetzt wird, zur Erregung eines optischen Telephons, dessen Membran in der eben beschriebenen Weise Newtonsche Farbenringe erzeugt.   Von diesen Ringen wird ein reelles umgekehrtes und vergrößertes Bild entworfen.

Bei der zweiten Art von Interferenzmethoden wird keine Membran verwandt, sondern hier wird ein Lichtstrahl durch die Schallschwingungen direkt beeinflußt.   Da aber an diesem Verfahren das Prinzip der Interferenzmethoden recht anschaulich zutage tritt, und die Methode auch auf Membranschwingungen Anwendung finden kann, mögen sie hier kurz angegeben werden.

Die eine der beiden hierhin gehörenden Methoden geht auf Boltzmann zurück, der vorgeschlagen hatte, zur Darstellung der Luftschwingungen die Strahlen einer intermittierenden Lichtquelle zur Hälfte durch ruhende, zur Hälfte durch schwingende Luft zu führen und sie dann zur Interferenz zu bringen. Der dadurch hervorgerufene verschiedene Abstand der Strahlen würde dann Schwingungen der Interferenzstreifen bewirken. Von Toepler und Boltzmann wurde diese Methode in die Praxis umgesetzt, indem die Schwingungen stroboskopisch beobachtet wurden. Eine Verbesserung dieser Methode, bei der — dies gilt auch für das von Mach eingeführte Verfahren der spektralen Zerlegung der Luftschwingungen mit nachfolgender stroboskopischer Beobachtung — die stroboskopische Beobachtung Fehler bedingt, insofern sie nur für die Aufzeichnung vollkommen periodischer Vorgänge korrekt ist, ist die Anordnung von Raps, die durch das Schema der Fig. 27 veranschaulicht wird.

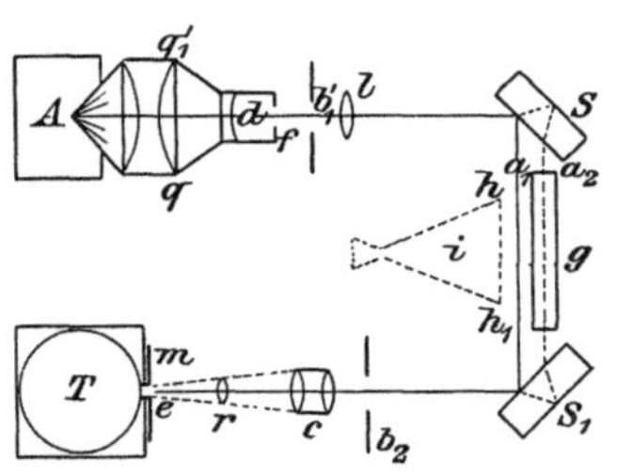

Fig. 27.
Methode von Raps
(nach Mc. Kendrick)

A = elektrische Lampe. q, q_1, d, l, c und r = Linsen. f und e = Spalt. b_1 und b_2 = spaltförmige Blenden. S und S_1 = Spiegel. a_1 und a_2 = Teilstrahlen (a_2 in dem von der Metallröhre g eingeschlossenen Luftraum). i h h_1 = Schallzuleitung. m = elektrischer Momentverschluß. T = rotierende Trommel.

Ein in dem Linsensystem A, q, q_1, d, f fast parallel gemachtes Lichtbündel wird durch eine Bikonvexlinse (l) auf den Spiegel (S) eines Jaminschen Interferentialrefraktors geworfen und gespalten. Von den so entstandenen Lichtbündeln (a_1 und a_2) wird der eine Teilstrahl (a_2) durch ruhende Luft geführt. Zu diesem Zwecke passiert er eine Metallröhre g, die auf beiden Seiten mit zwei gläsernen Planparallelplatten versehen ist. Das andere Lichtbündel des Interferentialrefraktors (a_1) durchsetzt die freie Luft. Beide Lichtbündel werden nun in einem zweiten Spiegel (S_1) wieder vereinigt und zur Interferenz gebracht. Wird der Strahl a_1 durch Schallschwingungen gestört, so geraten die Interferenzen in Bewegung. Sie erscheinen nach der Passage eines Linsensystems (c r) auf der Trommel (T). Steht diese still, so werden auf- und abschwingende Punkte beobachtet, da durch einen Spalt (e) aus dem System der Interferenzstreifen senkrecht zur Richtung der Fransen ein abwechselnd helle und dunkle Punkte enthaltender Streifen herausgeschnitten wird. Rotiert die Trommel, so werden übereinandergelagerte, abwechselnd schwarze und weiße Kurven sichtbar.

Raps ist der Ansicht, daß diese Methode dadurch noch bedeutend empfindlicher zu machen ist, daß man durch mehrfache Reflexion des Lichtstrahles die optische Weglänge vergrößert. Versuche, die von ihm nach dieser Richtung hin unternommen wurden, hatten ein befriedigendes Ergebnis.

Bei dem von Sharpe verbesserten Verfahren ist ein Michelsonsches Interferometer eingeschaltet, in dessen Spiegelsystem ein im Zentrum einer schwingenden Membran sitzendes Planspiegelchen eingearbeitet ist. Hier werden also die Amplituden einer Glasplatte an den Veränderungen von Interferenzbanden, die je nach dem von der Strahlenneigung abhängigen Gangunterschied des an einer Ebene durchgelassenen und reflektierten Lichtes geschehen, beobachtet.

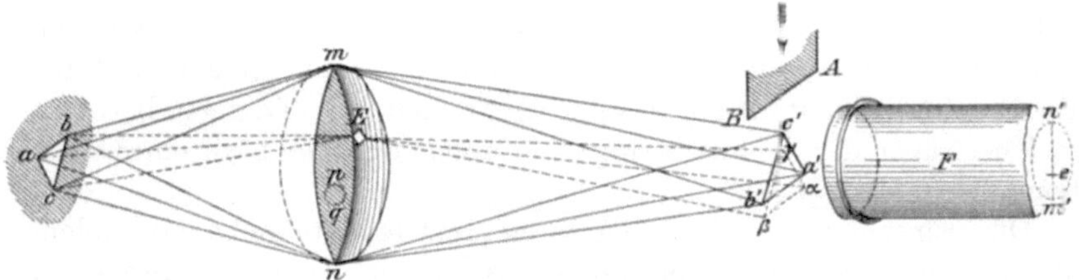

Fig. 28.
Schema der Schlierenbeobachtung nach Toepler.

m n = Linse. a b c = gleichmäßig erhellte Fläche. (a b = horizontale Kante derselben.) a′ b′ c′ = reelles Bild der Fläche a b c. F = Fernrohr. m′ n′ = umgekehrtes Bild der Linse m n im Fernrohr. B A = undurchsichtiger Schirm (untere Kante parallel mit a′ b′). E = Unregelmäßigkeit im Strahlengang. e = korrespondierender Punkt zu E. p q = Dichtigkeit.

Die optische Inhomogenität der Luft kann auch mittels der Schlierenmethode Toeplers nachgewiesen werden. Diese Methode beruht ebenfalls darauf, daß luftverdichtete Stellen das Licht stärker brechen, die sie durchsetzenden Lichtstrahlen also aus ihrer Richtung abgelenkt werden. Die ablenkenden Stellen werden an Helligkeit vermehrt oder vermindert und dadurch sichtbar. Über die Anordnung gibt das Schema Fig. 28 eine Vorstellung. Es wird durch ein Linsensystem ein reelles Bild einer geradlinig begrenzten Öffnung erzeugt und nun durch Vorrücken eines Schiebers, dessen Begrenzungskante einer Kante der Öffnung parallel ist, die Grenze des reellen Bildes eben abgedeckt. In dieser „empfindlichen Einstellung" werden dann auch nur sehr kleine Veränderungen scheinbar homogener, durchsichtiger Medien als erhellte oder verdunkelte Partien („Schlieren") sichtbar.

Die Methode ist mehrfach abgeändert und vervollkommnet worden.

In diesem Zusammenhang mag noch ein Verfahren von Gérard, das zur Sichtbarmachung kleiner Spiegelexkursionen mit polarisiertem Licht arbeitet, kurz erwähnt werden. Zwischen den Spiegel und die lichtempfindliche Schicht sind ein die Polarisationsebene des Lichtes drehender optischer Körper von wechselndem Querschnitt und ein Analysator eingeschaltet. Bewegt sich der Spiegel, so wird die Polarisationsebene gedreht und die Intensität des auf den Film fallenden Lichtes geändert. Über die Anwendung des Verfahrens ist mir bisher noch nichts bekannt geworden.

f) Methoden, bei welchen die Membranschwingungen in Intensitätsschwingungen eines elektrischen Stromes umgewandelt werden.

Die Überführung der Schallwellen in elektrische Energie hat den großen Vorzug, daß Meßinstrumente in Anwendung kommen können, welche einen außerordentlich hohen Grad von Vollkommenheit durch ihre Empfindlichkeit und ihre relative Freiheit von Trägheit besitzen. Als Überträger der Schallschwingungen dient die Membran eines Tele phons oder Mikrophons.

Die Einschaltung dieser letzteren Instrumente geht vor allem mit Veränderungen des Charakters des Schalles einher. Außerdem stören eine Reihe von akzidentellen Momenten auch bei den besten modernen Instrumenten. Beim Telephon tritt auch ein Verlust an Energie ein.

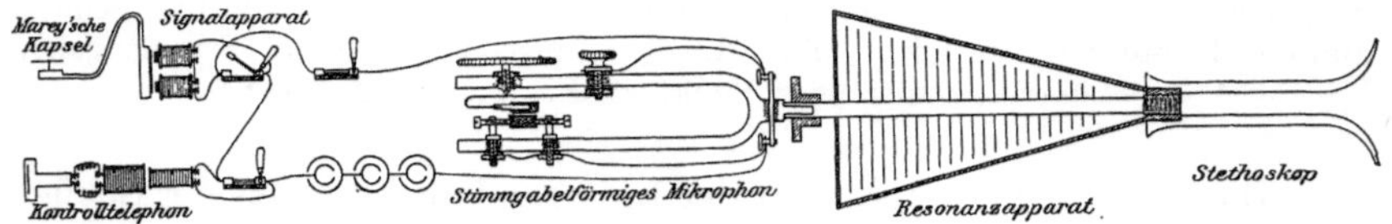

Fig. 29.
Hürthles 1. Herzschallregistrierapparat.

Bei dem Verfahren von Hürthle, der ersten zur objektiven Herzschallregistrierung angegebenen Methode, wurden die Schwingungen eines empfindlichen Mikrophons durch einen Elektromagneten registriert. Das Mikrophon bestand aus zwei Kontaktstücken von Kohle und Silber, die in der aus der Abbildung, Fig. 29, ersichtlichen Anordnung an einer hölzernen Stimmgabel angebracht waren. Durch diese letztere wurde der Schall zugeführt. Wurde das Mikrophon erregt, so wurden die Kontakte bewegt und riefen Stromschwankungen hervor. Diese wiederum versetzten den nebengeschalteten Anker eines Elektromagneten in Tätigkeit.

der seinerseits den Luftraum einer Mareyschen Kapsel entsprechend beeinflußte. Zum kontrollierenden Abhören der Mikrophonmembran Schwingungen war noch ein Telephon eingeschaltet.

Einthoven benutzte zuerst zum Nachweis der durch die Membranschwingung im Telephonstromkreis wachgerufenen Spannungsdifferenzen das Lippmannsche Kapillarelektrometer, bei dem die Oszillationen eines mit verdünnter Schwefelsäure in Berührung befindlichen Quecksilberfadens beobachtet werden. Er ersetzte es aber bald, weil es zu träge war, durch das viel vollkommenere Saitengalvanometer. Beide Methoden wurden von Einthoven für die Herzschallregistrierung eingeführt.

Die Strommessung geschieht beim Saitengalvanometer (Fig. 30, 31 und 32) durch Beobachtung der Ausbiegung eines quer durch ein starkes magnetisches Feld gespannten leitenden Fadens. Das Feld wird durch einen hufeisenförmigen Elektromagneten erzeugt. Als Stromleiter dienen Fäden von versilbertem Quarz, von Gold oder Platin, deren Spannung durch die Mikrometerschraube des Fadenträgers verändert werden kann. Für die Herzschallregistrierung sind sehr rasch schwingende, kurze und stark gespannte Fäden am zweckmäßigsten. Der Ausschlag der Saite, der senkrecht zur Richtung der Kraftlinien erfolgt, wird stark vergrößert photographiert. Die Dämpfung der Saitenoszillationen ist für gewöhnlich von dem Grad der

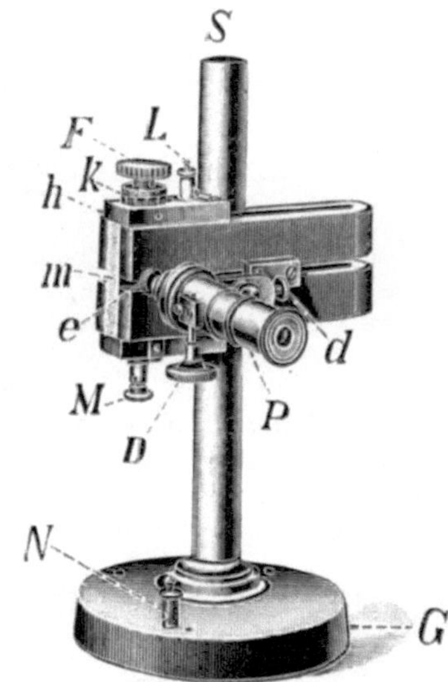

Fig. 30.

Saitengalvanometer nach Edelmann (sog. kleines Permanent-Magnet-Saitengalvanometer).

G = Gußeisenplatte. S = Stativsäule. m = Messingplatte zwischen den beiden Stahlmagneten. h = Isolationsstück mit den beiden Klemmen. M und L für die Stromzuführung. k = Skala für Fadenspannung-Einstellung. P = Mikroskop. N = Klemme für die Ableitung zur Erde (zur Vermeidung störender Ladungserscheinungen). F = Vorrichtung zur Fadenspannung. e = Öffnung für das Objektiv. d = Stellschraube für die seitliche Verstellung des Mikroskops. D = Stellschraube für das Mikroskop zum Scharfeinstellen des Fadens.

Feldstärke des Elektromagneten abhängig. Sie kann außerdem noch durch Einschaltung eines Kondensators (Einthoven, Cremer, Zwicke, Nicolai, Gerhartz) erhöht werden. Die Projektion

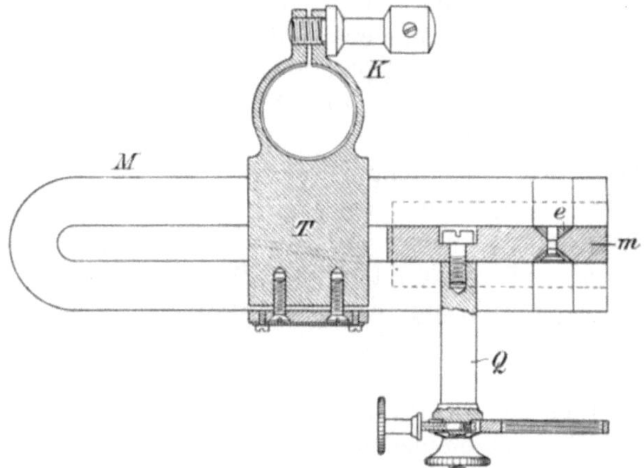

Fig. 31.
Saitengalvanometer der Fig. 30. Ansicht von oben.

M = Magnet. T = Träger des Galvanometers. K = ringförmige Stativ-
klammer mit Knebelschraube. Q = Mikroskopträger. m = Messingplatte
mit doppelkeilförmiger Öffnung, in die die Polschuhe des Magneten e hineinpassen.

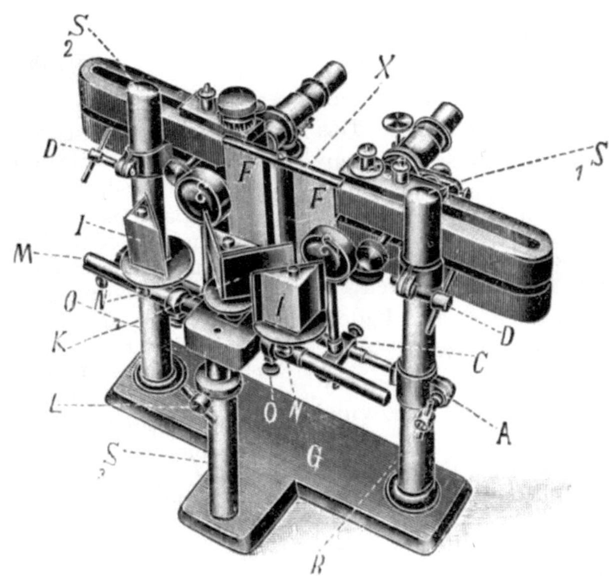

Fig. 32.
Vorrichtung zur Kombination zweier Saitengalvanometer mittels einer Lichtquelle nach Edelmann.

S_1, S_2, S_3 = Stativsäulen, S_1 und S_2 für die Galvanometer, S_3 für den Spiegel-
apparat. G = Gußeisenplatte. l = Spiegel. k = drehbarer Spiegel.
E = Linsen. F, F = Schirm zum Abblenden des zwischenfallenden Lichtes.

des Fadenbildes geschieht durch ein Beleuchtungs- und Projektionsmikroskop.

Das Saitengalvanometer ist relativ unempfindlich gegen Erschütterungen, aber sehr empfindlich gegenüber Induktionswirkungen, z. B. von seiten einer Wechselstromleitung.

Kahn hat eine Modifikation der Einthovenschen Vorrichtung zum Zwecke der gleichzeitigen Registrierung von Herzschall und Elektrokardiogramm angegeben (Fig. 33). Die von den Extremitäten abgeleiteten Aktionsströme des Herzens werden erst nach dem Durchfließen der sekundären Spule eines kleinen Schlitteninduktoriums (ohne Eisenkern), welches zur Transformierung der Schwankungen der Mikrophonströme dient, der Saite zugeleitet. Als Mikrophonstrom wird der Strom einer Akkumulatorzelle, welcher dem Mikrophon und der ersten Spule des Induktoriums durch Schließung eines Schlüssels zugeleitet wird, benutzt, während die Verbindung zwischen der zweiten Spule und der Galvanometersaite durch einen Vorreiberschlüssel kurz geschlossen wird.

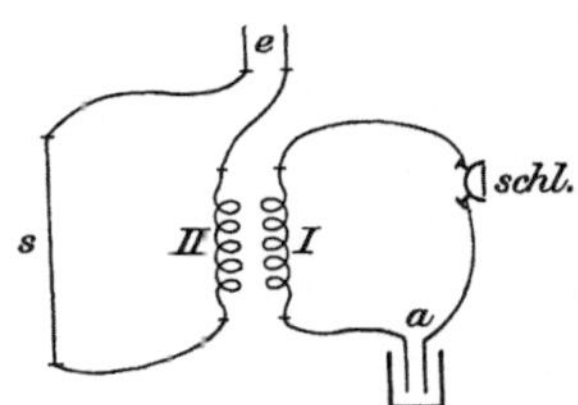

Fig. 33.
Schaltungsschema von Kahns Anordnung zur gleichzeitigen Aufzeichnung von Elektrokardiogramm und Herzschall.

s = Saitengalvanometersaite. e = Elektroden zur Ableitung des Aktionsstroms. I = primäre Spule des Induktoriums. II = sekundäre Spule des Induktoriums. a = Akkumulator. schl = Schlüssel. — Mikrophon im Kreise I.

Die Verwendung des Oszillographen zur Messung der kleinen Spannungsdifferenzen geht auf Blondel zurück. Die Methode beruht darauf, daß ein fast trägheitsloser Galvanometerspiegel in Oszillationen versetzt wird. Zur Schallregistrierung benutzte Blondel eine Modifi-

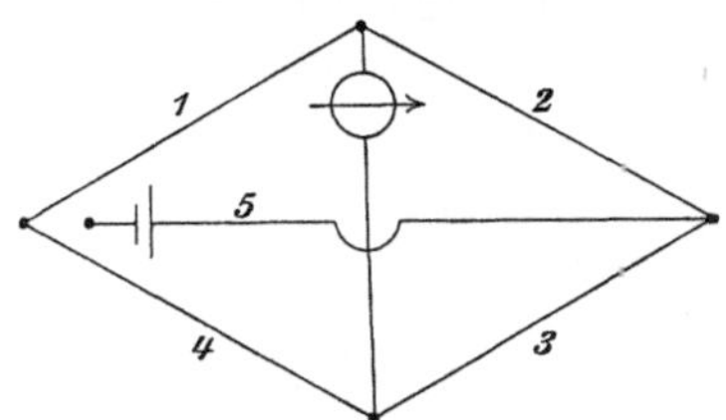

Fig. 34.
Wheatstonesche Brücke.

1, 2, 3 und 4 = Seitenzweige der Leitung. 5 = Batteriezweig. Galvanometerzweig = Oszillographzweig.

kation, den Bifilaroszillographen, der aus zwei parallelen, in einem starken magnetischen Felde ausgespannten Fäden besteht. Der Oszillograph ist ferner von Duddell und Anderen zur Aufnahme von Vokalkurven, von Bock und Thoma zur Herzschallregistrierung benutzt worden. Die Herzschallschwingungen werden mittels eines Mikrophons aufgenommen, das in einen Schenkel einer Wheatstoneschen Brücke eingeschaltet ist, d. h. in eine Leiterverzweigung der vorstehenden Anordnung (Fig. 34), in der beim Schließen des Batteriezweiges (5)

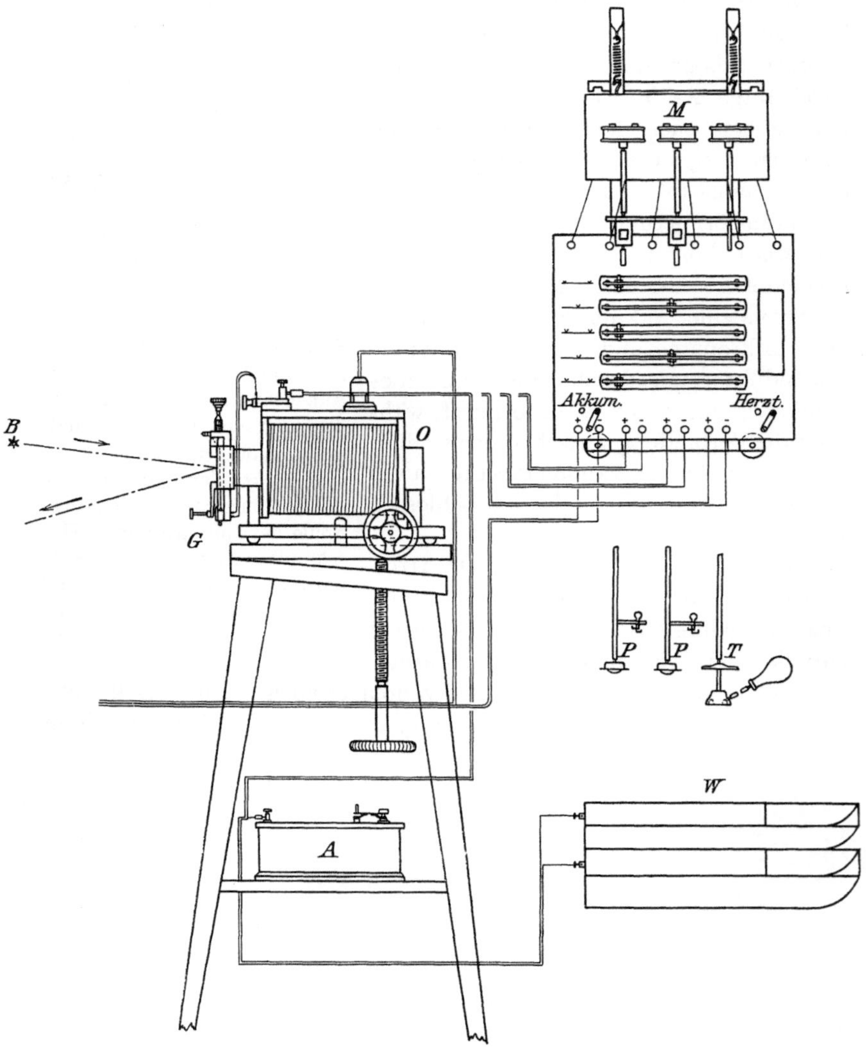

Fig. 35.
Methode von Bock und Thoma.

B = Bogenlampe.   O = Oszillograph.   G = Galvanometer.   A = Aichungskasten.   W = Armwannen.   M = Mikrophonplatte.   P, P = Gummipelotte.
T = Herztontrichter.

infolge der Gleichheit der korrespondierenden Leiter ($w_1 w_3 = w_2 w_4$) für gewöhnlich im Galvanometer der Strom Null herrscht. Ändert sich durch die Bewegung der Mikrophonmembran der Widerstand der Wheatstoneschen Brücke, so wird der Oszillograph beeinflußt. Dieser besteht aus einer einen winzigen Spiegel tragenden Drahtschlinge (Platindraht von 0,009 mm Dicke), die in einem magnetischen Felde aufgehängt ist. Die Drahtschlinge besitzt parallele Schenkel und ist an der Umbiegung drehbar aufgehängt. Jede Änderung in der Wheatstoneschen Brücke setzt sie und damit den Spiegel gemäß der Ampèreschen Schwimmregel in Bewegung und bewirkt damit eine Exkursion des vom Spiegel reflektierten Lichtbündels. Diese Konstruktion hat den Vorteil, daß durch die Anbringung von mehreren Galvanometern in einem einzigen Magnetfelde eine Kombination der verschiedensten Aufnahmeapparate leicht möglich ist. In dem Apparat von Bock und Thoma (Fig. 35) besteht der Aufnahmeapparat aus vier auf einer Eisenplatte montierten und in eine Wheatstonesche Brücke geschalteten Mikrophonen, die zur gleichzeitigen Aufnahme des Elektrokardiogramms, der Herztöne und der Arterienpulse dienen. — Der Apparat wird von der G. m. b. H. Thoma, München, Eggernstraße 2, gebaut.

Eine weitere Methode beruht auf der Ablenkung von Kathodenstrahlen (Ruhmer, 1903).

Der Mikrophonstrom durchfließt eine Indikatorspule einer Braunschen Röhre und lenkt dadurch den Lichtfleck, den die Kathodenstrahlen auf dem gegenüberliegenden Fluoreszenzschirm erzeugen, ab Diese Methode besitzt außerordentliche Vorteile vor allen anderen dadurch, daß der Registrierapparat absolut trägheitslos arbeitet; andererseits aber macht die Aufzeichnung infolge der geringen Lichtintensität Schwierigkeiten.

In dem Hochstetterschen Apparat wird ein polarisierter Lichtstrahl den Stromschwankungen entsprechend gedreht.

Von Pfund ist eine Methode zur Fixierung von Wellen angegeben worden, die sich in weiterer Ausarbeitung auch für die Registrierung des Schalles anwenden läßt. Die Methode beruht darauf, daß eine Oberfläche destillierten Wassers durch Kapazitätswirkung (bis an die Oberfläche genäherte Drahtspitze) in Vibrationen versetzt und gleichzeitig von einer Heliumröhre als Lichtquelle im Rhythmus der sichtbar zu machenden Stromvibrationen beleuchtet wird. Die genauere Anordnung geht aus der Figur 36 hervor. Ein Transformator T, mit dem die zu untersuchenden Ströme auf hohe Spannung transformiert werden, speist die Heliumröhre H und geht über die Drahtspitze A zur Wasserfläche W, die mit dem anderen Pol des Transformators in Verbindung steht. Die Linse L beleuchtet die Stelle A, wo die Wellen auf der Oberfläche des in einem Gummitrog befindlichen Wassers entstehen. B ist die Beobachtungsstelle.

Das Aufnahmemikrophon ist von Lilienstein zum Zwecke der Herzschalluntersuchung in der Weise abgeändert worden, daß der Schall erst nach der Passage einer aus elastischem Material

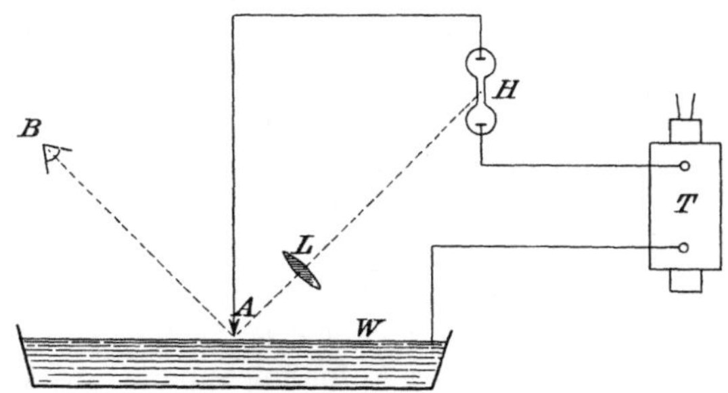

Fig. 36.
Methode von Pfund.

W = Wasserfläche. H = Heliumröhre. A = Drahtspitze. T = Transformator.
L = Linse. B = Beobachter.

(Hartgummi, Celluloid oder Glimmer) gearbeiteten Membran die mit den Kohlenkörnern in Verbindung stehende Kohlenmembran trifft. Der Strom gelangt von dem einen Pol durch den Kohlenkörper zu der Kohlenmembran, von hier durch die Kapsel zum anderen Pol.

Das Instrument ist von der Firma B. B. Cassel, Frankfurt a. M. zu beziehen.

2. Registrierung mit flüssigen Membranen.

Dünne, flüssige Membranen sind, weil sie sehr schnell erzeugt und ohne weiteres beobachtet werden können, schon sehr früh dazu benutzt worden, Schwingungen objektiv sichtbar zu machen. Helmholtz und Mach erwähnen schon Versuche, bei denen an einem Resonator oder einer tönenden Pfeife zu diesem Zwecke Seifenlamellen angebracht wurden. Hier ist es noch leichter als bei der direkten Beobachtung fester Membranen, die Schwingungen an einem sich in der Membran spiegelnden Lichtpunkt zu beobachten.

Die ersten systematischen Untersuchungen mit dieser Methode stammen wohl von Taylor, der hauptsächlich Stimmschwingungen studierte. Er erzeugte in Ringen von verschiedener Form und wechselndem Durchmesser mit einer Lösung von kastilischer Seife eine Lamelle, hielt den Ring so lange senkrecht, bis er Farbenringe zu zeigen begann, legte ihn dann auf den Haltering seines „Phoneidoskopes" vorsichtig auf und beobachtete bei seitlicher Beleuchtung die Veränderung der

Newtonschen Farbenringe. Taylor ließ, um die Schallfiguren einem größeren Zuschauerkreise sichtbar machen zu können, das Licht einer starken Lichtquelle von der vibrierenden Membran auf einen Schirm reflektieren. In ähnlicher Weise sind Andere verfahren.

Diese Methode wurde von Müller wesentlich verbessert. Seine Anordnung ist folgende. Von einem Projektionsapparat (siehe Fig. 37) fällt Licht auf einen Spiegel S. Von diesem wird es durch eine feinkörnige Mattscheibe x — zur Erhöhung der Interferenzfarben — auf die Seifenmembran reflektiert. Das von der Membran zurückgeworfene Lichtbündel wird in b beobachtet. Werden die Schwingungen der Lamelle photographiert, so wird die Mattscheibe entfernt und bei y eine Sammellinse eingeschaltet.

Ebenfalls ohne jede Belastung schwingt die Seifenmembran bei dem Verfahren von May und Lindemann. Hier wird — vgl. das Schema Fig. 38 — von der Seifenmembran das Bild eines vertikalen, von einer Bogenlampe stark beleuchteten Eisenstabes von 20 mm Breite und 2 mm Dicke mittels eines lichtstarken Objektivs als schwarzer Strich auf weißem Grunde auf den Horizontalspalt einer photographischen Trommel reflektiert.

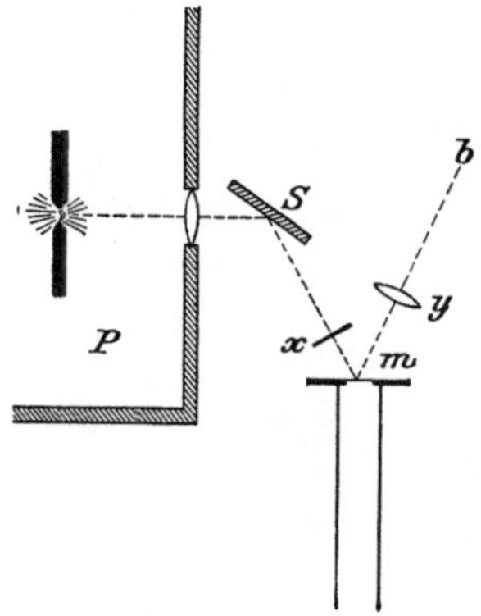

Fig. 37.
Anordnung von Müller
zur Sichtbarmachung
der Schwingungen einer Seifenlamelle.

P = Projektionsapparat. S = Spiegel. x = Mattscheibe. m = Membran. y = Konverlinse. b = Beobachter.

Von Weiß wird die Bewegung der Lamelle in der Weise zur Aufzeichnung gebracht, daß sie einen Glasfaden bewegt, dessen Exkursionen

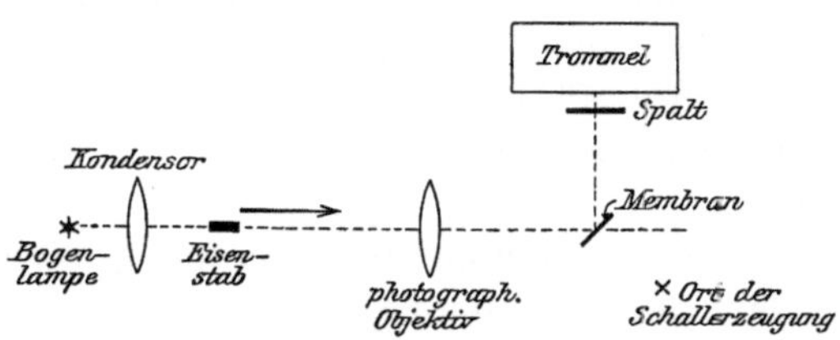

Fig. 38.
Anordnung von May und Lindemann zur Registrierung des Perkussionsschalles.

photographiert werden. Diese Methode wurde von Weiß eigens zum Zwecke der Registrierung des Herzschalles ersonnen (Fig. 39 und 40).

Der biegsame Glasfaden ist winklig gebogen und versilbert. Mit seinem einen Ende, das eine kreisförmige Öse besitzt, wird er in das Zentrum der Seifenlamelle eingesetzt, mit dem anderen ist er an einem Träger befestigt. Die Einrichtung des Registrierapparates läßt eine Verschiebung dieses Hebels nach jeder Richtung hin zu, so daß die Öse leicht korrekt in die Membran eingesetzt werden kann. Die Membran (Z), die von der Hülse (J) getragen wird, kann durch die Verschiebung der letzteren mehr oder weniger tief in den Apparat und durch Bewegung des Schlittens (S) auf und ab bewegt werden. Es kann also eine beliebige Einstellung der prinzipiellen Teile recht bequem bewerkstelligt werden.

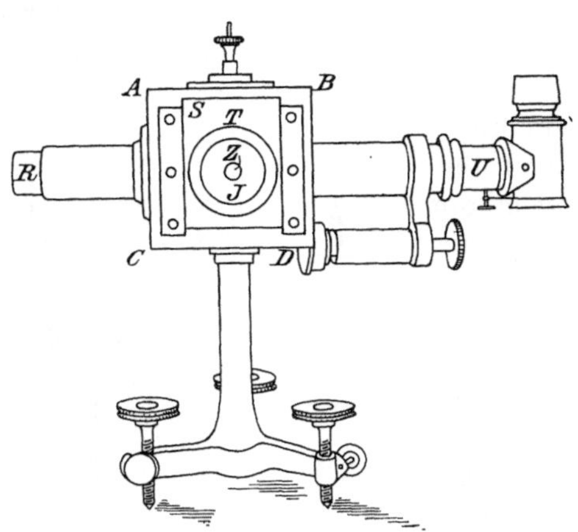

Fig. 39.
Ansicht des Weißschen „Phonoskopes“.
A B C D = vordere Gehäusewand. S = Schlitten. T, U und R = Tubus. J = in den Tubus T eingeschliffene Hülse. Z = Loch von 1 cm Durchm. in der das innere Ende der Hülse J abschließenden Platte (zur Aufnahme der Seifenlamelle).

Die Schwingungen des Glashebels werden in der Weise aufgezeichnet, daß er durch ein mikroskopisches Objektiv beleuchtet, mittels eines zweiten Objektivs auf die Registrierfläche projiziert wird. Die Einrichtungen, die dazu dienen, sind aus den beigegebenen Abbildungen leicht zu ersehen. — Der Apparat wird von Edelmann, München, hergestellt.

Bei der Methode von Gerhartz ist auf die Mitte der Seifenlamelle ein kleiner Spiegel aufgelegt, der durch einen am Lamellenträger befestigten Faden eine bestimmte Drehungsachse erhält. Die Bewegungen des Spiegels werden in der üblichen Weise registriert. Die Ausschläge des Lichtzeigers erfolgen bei der senkrecht stehenden Lamelle ebenfalls in der Senkrechten.

Garten hat schon vor Jahren eine Anordnung mitgeteilt, bei der nicht eine Seifenlamelle, sondern eine Seifenblase durch den Schall in Bewegung gesetzt wird. Durch ein Objektiv wird das Bild der Blase auf die lichtempfindliche Schicht geworfen. Neuerdings hat Garten diese Methode verlassen und ein Verfahren ausgearbeitet, bei dem die Bewegung eines zentralen Punktes einer Seifenlamelle direkt optisch registriert wird (Fig. 41). Dabei ist Garten auch zur magnetischen Dämpfung übergegangen. Er fixiert in einfachster Weise im Zentrum des

Seifenhäutchens einen Licht reflektierenden Gegenstand dadurch, daß er ein Eisenstäubchen durch einen unterhalb der Lamellenmitte aufgestellten Hufeisenmagneten festhält. Die Polschuhe dieses Magneten können der Membran bis auf einen sehr kurzen Abstand genähert werden. Die Eisenteilchen werden in der Weise auf die Membran gebracht, daß mit einer

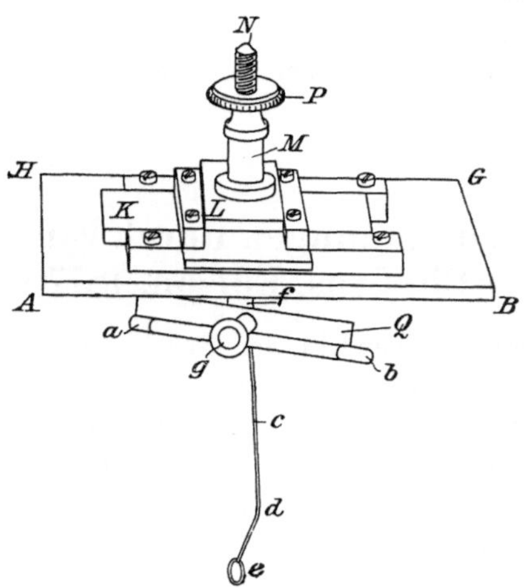

Fig. 40.

Obere, den Glashebel tragende Wand des Weißschen „Phonoskopes".

A B G H = obere Gehäusewand. K und L = Schlitten. M = Hülse. N = Stahlstift. P = Schraube. f = Rast, an dem Schlitten L befestigt. g = Schraube. a b = Glasstäbchen, an das in c der Glashebel angeklebt ist. Q = Hebelträger. c d e = Glashebel.

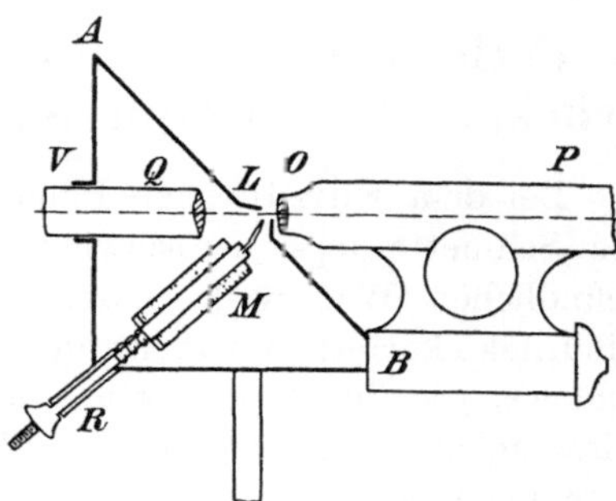

Fig. 41.

Apparat von Garten (1911).

A B = die Seifenlamelle tragende Apparatwand. L = kuppelförmige Vorwölbung mit Membran. R = Schraube zur Bewegung des Magneten M. V Q = Tubus mit Sammellinsensystem zur Beleuchtung (Bogenlampe). O P = Mikroskop.

sehr feinen Feile von einem größeren Nagel ein kleinstes Partikelchen abgefeilt wird. Ein oder mehrere Stäubchen ordnen sich dann sofort im Zentrum der Lamelle in der Richtung der magnetischen Kraftlinien und werden nun durch ein horizontal liegendes Mikroskop abgebildet. Die Dämpfung wird durch Größenänderung des hinter der Membran befindlichen Luftraumes variiert.

II. Darstellung der Schallschwingungen in Form von Lichtintensitätsschwankungen. Kinematographische Aufnahme der „sprechenden Bogenflamme". (Ruhmer 1901.)

Diese Methode, bei der die Schallschwingungen in Helligkeitsschwankungen zum Ausdruck kommen, hat die Vorzüge der üblichen Königschen Flammenmethode. Es haftet ihr aber der Nachteil an, daß eine quantitative Ausmessung unmöglich ist. Das Verfahren kann deshalb, abgesehen von dem Erfordernis, größere Schallintensitäten zur Verfügung zu haben, für die Herzschallregistrierung nie in Betracht kommen; denn diese hat ja gerade die zeitliche Auswertung der Kurven zum Ziel. Es verdient aber deshalb hier genannt zu werden, weil es durch die Leichtigkeit der Reproduktion der erhaltenen Aufzeichnungen großes Interesse besitzt.

B. Fixierung der Membranschwingungen durch Eindrücke. Phonograph usw. (Ch. Cros, Edison, 1877.)

Bei dem Edisonschen Phonographen bewirkt der Rekorderstein des „Schmetterlings" der schwingenden Membran auf einer in Bewegung befindlichen Wachswalze Niveauverschiedenheiten. Das Profil der Eindrücke korrespondiert mit der Schwingungsform des aufgenommenen Schalles, wie die Reproduktion der Membranschwingungen durch das Hinweggleiten des Stiftes der Wiedergabemembran über die Eingrabungen beweist.

Der Phonograph hat eine außerordentliche Bedeutung nicht nur durch die Leichtigkeit und Vollkommenheit, mit der hier die Aufnahme und Wiedergabe des Schalles zu geschehen vermag, sondern vor allem auch durch die Kontrolle, die die prinzipiell verschiedenen Registrierverfahren hierdurch erfahren haben. Denn schon sehr bald nach der Erfindung des Phonographen wurde versucht, die Eindrücke der Walze in die Kurvenform umzuschreiben (Jenkin und Ewing, A. M. Mayer, Hermann, Boeke, Marichelle, Mc. Kendrick, Scripture und Andere). Die vortrefflichen Ergebnisse dieser Bemühungen haben erst das rechte Vertrauen in die Korrektheit der photographierten Schwingungsfiguren wachgerufen.

Zur Herzschallregistrierung eignet sich der Phonograph in der üblichen Form nicht; denn seine Empfindlichkeit reicht für die geringe Intensität dieses Schalles nicht aus. Von H. Meyer ist mitgeteilt worden, daß es ihm gelungen sei, mit einem besonders konstruierten, direkt mit der Aufnahmemembran verbundenen Stethoskop, also offenbar mittels Luftleitung, den Herzschall zu registrieren. Weitere Mitteilungen darrüber sind bisher m. W. nicht erfolgt, auch findet sich nicht angegeben, wie die Übertragung geschieht.

Ich selbst bin unabhängig davon in jüngster Zeit zu einer Methode gekommen, bei der ich die Bewegungen, die die Brustwand mit dem Schall erfährt, direkt auf die Wachswalze eines Graphophons übertrage. Ich bediene mich dazu einer Einrichtung, die folgendermaßen beschaffen ist. (Fig. 42.)

Der übliche Membranträger eines Phonographen besitzt gegenüber der Mitte der Membran einen Tubus, der an seinem freien Ende trichterförmig erweitert ist. In der Mitte dieses Tubus ist in zwei Führungen ein Stift verschiebbar, der auf der einen Seite fest mit der Membran verbunden ist, auf der anderen Seite aber in der Ebene des Trichterrandes eine kleine Platte trägt. Wird diese letztere auf die Brustwand aufgesetzt, so berührt gleichzeitig der Trichterrand die Brust, und alle Bewegungen der Brustwand, sowohl der Herzstoß wie das Frémissement,

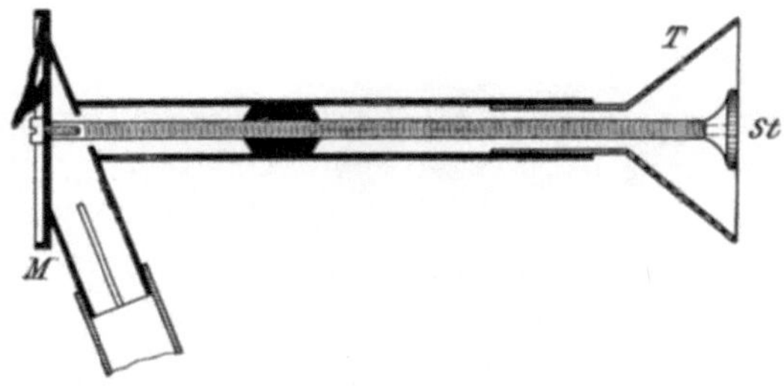

Fig. 42.
Vorrichtung zur Übertragung der Brustwandschwingungen auf die Phonographenwalze nach Gerhartz.
M = Membran. St = Stift. T = Aufsatztrichter.

müssen den Stift verschieben und damit die Membran durchbiegen. Die Membran gräbt ihrerseits die erhaltenen Impulse in die rotierende Wachswalze ein. Um die Heftigkeit der Stoßbewegung des Herzens zu verringern, wird sie durch eine zwischen Stift und Brustwand eingeschobene weiche Gummiplatte gedämpft.

Es ist mir bei den wenigen Versuchen, die ich bisher diesem Gegenstand gewidmet habe, bereits in befriedigender Weise gelungen, das präsystolische Schwirren auf der Walze zu fixieren. Ob normale Herztöne in korrekter Weise eingegraben werden, wage ich vorläufig, obwohl die Reproduktion täuschend ähnlich klang, nicht zu entscheiden; denn ich habe die Beobachtung gemacht, daß dieser Punkt nichts für die Korrektheit der Aufnahmen beweist. Klopft man nämlich im Rhythmus der Herztöne ganz kurz auf den Stift der Aufnahmevorrichtung, so erhält man bei einiger Übung Eindrücke, welche genau die gleichen Schallerscheinungen bei der Wiedergabe hervorbringen wie das Herz des gesunden Menschen. Dieses Experiment lehrt, daß auch Kurven, die lediglich solchen kurz dauernden Stößen entsprechen, bei der Reproduktion die gleiche akustische Wirkung erzielen müssen.

C. Magnetische Fixierung der Schallschwingungen.
(Poulsen 1898.)

Bei dem Verfahren von Poulsen (Fig. 43) werden die Mikrophonströme in Form von remanentem Magnetismus verschiedener Stärke auf einem Stahldraht oder -band fixiert. Die Wiedergabe erfolgt telephonisch durch Magnetinduktion, und zwar frei von den beim Phonographen mechanisch bedingten Nebengeräuschen.

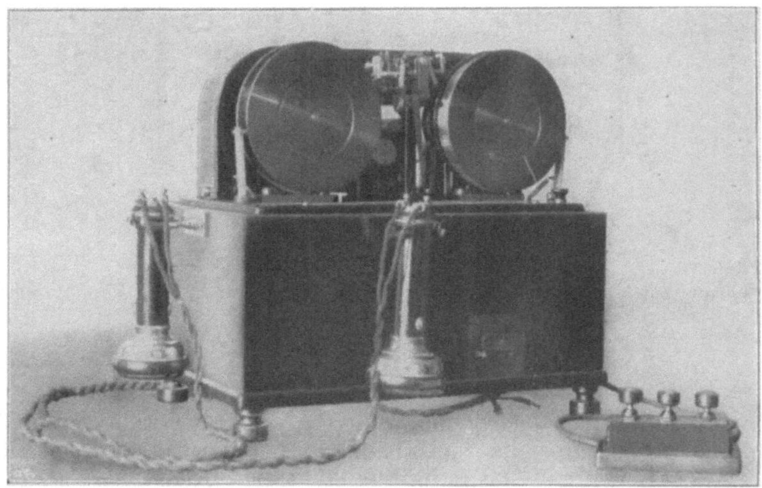

Fig. 43.
Telegraphon Poulsens.

Die Schallzuleitung.

Bei der geringen Intensität des Herzschalles ist es zweckmäßig, ihn von einer großen Abnahmestelle ohne Verlust dem Apparat zuzuleiten, ihn, wenn möglich, zu verstärken.

A. Schallverstärkung.

Der gangbarste Weg, den Schall intensiver zu machen, ist die Benutzung eines Resonators.

Hürthle bediente sich bei der Herzschallregistrierung eines multiplen Resonanzapparates folgender Konstruktion. Auf einen Holzstab, der sich in der Mitte eines Holzkegels befindet, sind 24 sehr dünne, im Zentrum durchbohrte Fichtenholzscheibchen von steigender Größe aufgesteckt und aufgeleimt (Fig. 29 auf S. 30). Hürthle fand bei der Ver-

wendung dieses Resonators die Herztöne im Telephon seines Registrierapparates entschieden lauter und gleichmäßiger. Book und Thoma
führen durch einen auf die Brustwand aufgesetzten Holzstab den Herzschall einem Hohlraum zu, in dem der Schall verstärkt werden soll.
Von dort aus geschieht die Weiterleitung zum Mikrophon durch einen
Gummischlauch. Ich selbst habe viele Versuche mit einem Resonanz-
apparat angestellt, der in der Art angeordnet ist, daß auf eine Parabel-
fläche zahlreiche einen verschiebbaren Zylinder enthaltende Durch-
bohrungen münden. Durch eine verschiedene Einstellung der einzelnen
Zylinder ist es möglich, einen Moment zu finden, in dem der aufgenommene Schall, der durch einen im Brennpunkt der Parabel münden-
den Tubus dem Ohr zugeführt wird, ein beträchtlich über dem ursprünglichen liegendes Maximum der Intensität besitzt. Es ist aber schwer,
sich darüber zu vergewissern, daß nicht die übrigen Charakteristika
verändert wurden. Durchweg macht man ja die Erfahrung, daß ein Resonator Geräusche entstellt. Es ist
bekannt, daß im Resonanz-
apparat Obertöne vorwiegen
können, die in dem ursprünglichen
Tonsystem gar nicht vorhanden
waren, und daß Höhe, Stärke
und Zahl der die Klangfarbe
bedingenden Nebentöne modifiziert werden. Auf Resonanzwirkung beruhende Verstärkungs-
instrumente, wie z. B. das heute
viel verwandte Phonendoskop,
werden deshalb bei der Schallregistrierung am besten vermieden, zumal der praktischen
Handhabung eines zweckmäßig
gebauten, für die Verstärkung
des tiefen Herzschalles geeigneten Resonators große
Schwierigkeiten entgegenstehen.

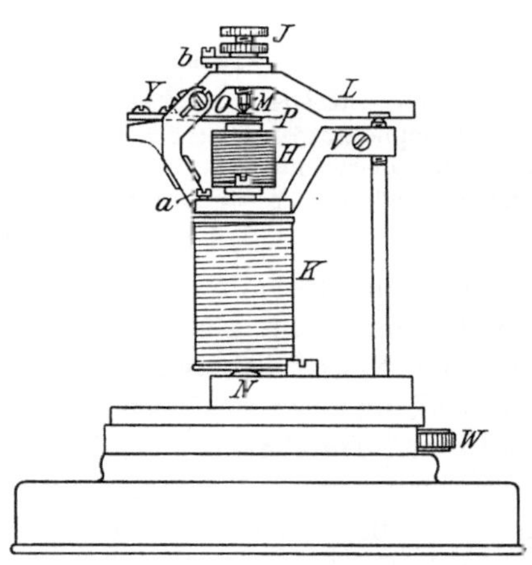

Fig. 44.
Relais von Brown.

K = untere Spule. H = obere Spule.
N = permanenter Magnet. P = Stahlzunge.
M und O = Metallelektroden.
a, b = Klemmen. Y = Lager für die
Zunge. J, W = Stellschrauben. L, V =
Metallbügel.

Eine zweite Methode, Schall zu
verstärken, mit der ich aber noch
weniger Brauchbares erzielt habe, ist die Anwendung des „hydraulischen
Mikrophons" nach Chichester Bell. Bei diesem Verfahren wird durch
die Schallschwingungen ein auf eine Membran auffallender Wasserstrahl,
der aus einer feinen Öffnung unter hohem Druck ausfließt, beeinflußt.

Diejenigen Registriermethoden, welche sich des Telephons oder
Mikrophons bedienen, besitzen in dem Mikrophon von Majorana

eine entsprechende Einrichtung. Von den übrigen Verstärkungsvorrichtungen ist wohl die von Brown die beste.

Dieser Apparat (Fig. 44 und 45) besteht für die Aufnahme des Herzschalles aus einem elektrischen Stethoskop, in das ein sehr wirksames Telephonrelais eingeschaltet wird. Das Stethoskop mündet

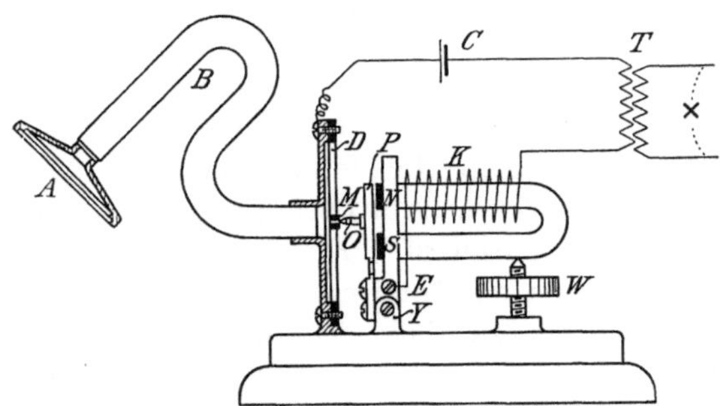

Fig. 45.
Relais von Brown (Stethoskop).

A B = Stethoskop. M O = Metallkontakt. D = Metallmembran.
T = Telephontransformator. x = Einschaltung der Leitung zum Telephon.
K = Regulierwicklung. P = Federnder Anker. E = Klemme für die
Regulierwicklung. Y = Drehpunkt. W = Regulierschraube zur Einstellung
des Kontaktes. C = Element.

auf eine Metallmembran, die mit einem Kontakt eines Mikrophons in Berührung steht. Das Telephonrelais besteht aus einem permanenten Magneten N, über den zwei Spulen, eine obere H und untere K, geschoben sind, und der am freien oberen Ende einer Metallzunge P gegenübersteht. Durchfließt nun der zu verstärkende Mikrophonstrom die obere Spule, so wird, entsprechend der Membranschwingung, die Zunge in Bewegung versetzt. Auf der Zunge befindet sich eine Metallelektrode O, die mittels einer Stellschraube um einen winzigen Bruchteil eines Millimeters von einer über ihr befindlichen Elektrode M entfernt wird. Der Zwischenraum zwischen diesen beiden Elektroden wird leitend, so daß diese beiden Elektroden ein Mikrophon bilden. Zur Aufrechterhaltung des Kontaktdruckes fließt der Lokalstrom noch durch die Spule K. Von dieser Konstruktion wird angegeben, daß sie die Herztöne etwa 20 fach verstärke.

B. Die Konzentrierung der Schallwellen.

Die Bemühungen, den Herzschall ohne Veränderung seines Charakters zu verstärken, sind bisher in denjenigen Fällen, in denen das Telephon oder Mikrophon zur Aufzeichnung keine Anwendung findet, so unbefriedigend geblieben, daß es am zweckmäßigsten ist, sich damit zu begnügen, den Schall möglichst verlustfrei zuzuleiten.

Akustisch am einwandfreiesten ist wohl die Zuführung mittels eines zylindrischen Rohres. Konische Aufnahmetrichter sind aber deshalb für die Herzschallregistrierung nicht zu umgehen, weil man nur bei diesen die wertvolle Möglichkeit hat, von einer größeren Aufnahmefläche Schall abzunehmen und so die Intensität der Schallmasse zu steigern. Von Meißner ist auf Grund experimenteller Erfahrungen das Bedenken vorgebracht worden, daß die Amplituden des Grundtones bei dieser Zuleitungsart verkleinert und die gewisser Obertöne vergrößert werden. Ich habe mich nicht davon überzeugen können, daß diese Entstellung merkbar ist und für die Registriermethodik einen größeren Nachteil bedeutet als die Verzichtleistung auf die Kollektion der Wellen von einer größeren Aufnahmefläche. Ich benutze deshalb jetzt regelmäßig konische Trichter. Ich habe auch mit gutem Erfolge gewöhnliche Stethoskope verwendet und besondere Vorteile von der Einschaltung des von mir angegebenen Parabelstethoskopes (Fig. 46), bei dem die parallel zur Achse auftreffenden Schallwellen im Brennpunkte gesammelt werden, gesehen.

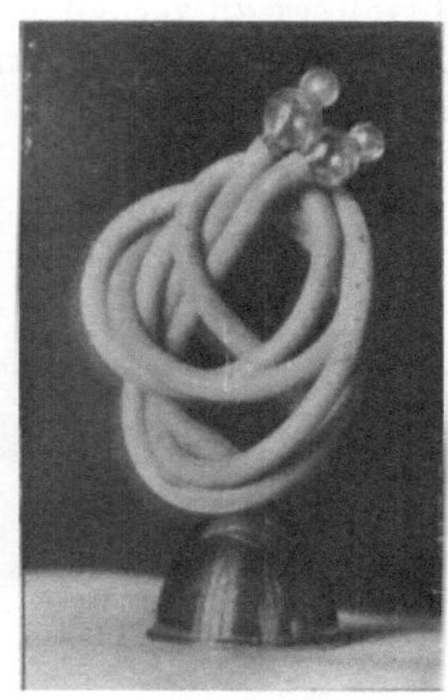

Fig. 46.
Parabelstethoskop von
Gerhartz.

Zum Ausgleich der Innen- mit der Außenluft besitzen die Trichter

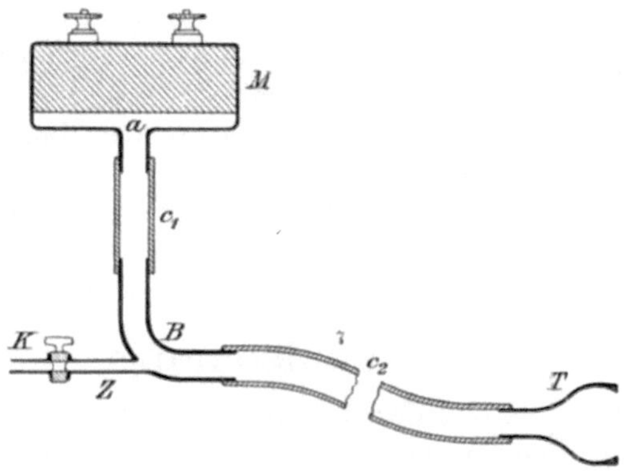

Fig. 47.
Schallzuleitung nach Einthoven.

M = Mikrophon. a = Membran des Mikrophons. B = Metallröhre. Z = Querstück. K = Hahn. c_1 und c_2 = Kautschukschlauch. T = Stethoskoptrichter.

seitlich eine verschiebbare Öffnung, oder aber es wird am Zuleitungsrohr ein mit einem Hahn versehenes Zweigrohr (Fig. 47) angebracht.

Die Komplikation der Herzschallaufnahme durch den Spitzenstoß macht es notwendig, für die Gewinnung reiner Schallkurven Trichter zu verwenden, bei denen der Schall, bevor er auf die Membran trifft, erst eine alle Stoßerscheinungen ausmerzende Zwischenwand passiert. Ich verwende zu diesem Zwecke einen aus Ahornholz gedrechselten Trichter von 17 cm Länge, der langsam konisch zuläuft. Die Zwischenmembran, die aus Tannenholz gefertigt und 4 mm dick ist, ist in halber Trichterhöhe in die Seitenwand eingeleimt. Den gleichen Zweck, die Befreiung der Schallerscheinungen von irgendwelchen anderweitigen Bewegungen, aber ohne die erhebliche Intensitätsschwächung, erfüllen mit einer durchlöcherten Aufsatzfläche abgeschlossene Trichter (Fig. 48). Ich benutze einen Satz von Aufnahmetrichtern, welche eine Siebplatte mit Löchern von 0,6—6,5 mm Durchmesser besitzen. Auch bei den größten dieser Öffnungen (Fig. 48)

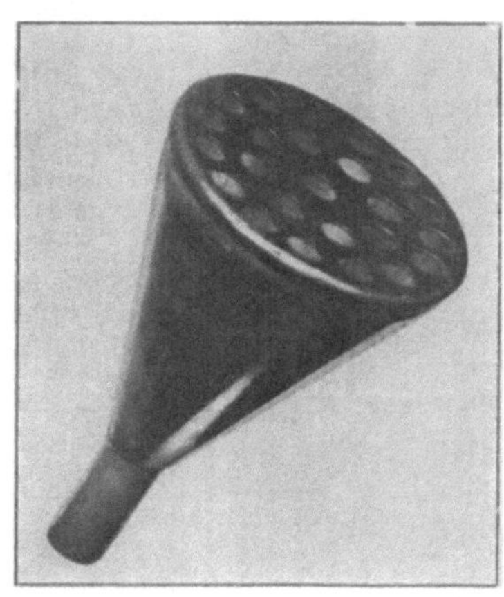

Fig. 48.
Löchertrichter zur Herzschallaufnahme.

habe ich bisher nicht Herzstoßelemente die Kurven beeinflussen sehen. Heß (Franks Methodik) scheint sich jetzt meinem ersterwähnten Verfahren angeschlossen zu haben. Die Aufnahmeapparatur Ohm's ist bereits oben (S. 18) besprochen worden.

Der Aufnahmetrichter wird entweder mit der Hand auf die Herzgegend gehalten oder ist befestigt, so daß die zu untersuchende Person sich gegen den Trichter lehnt. Beide Verfahren sind gleich gut.

Zur Verbindung des Aufnahmetrichters mit dem Registrierapparat dienen sehr dickwandige, innen glatte, relativ kurze Schläuche.

Apparataufstellung.

Es ist notwendig, daß der Registrierapparat vor Erschütterungen, die ihm auf anderem Wege als durch das Schallzuleitungsrohr zugeführt werden, gesichert ist. Ferner dürfen natürlich die im Zuleitungsschlauch ankommenden Vibrationen nicht den ganzen Apparat, sondern nur die Membran beeinflussen. Das letztere ist durch entsprechende Beschwerung des Apparates leicht zu erreichen. Zur völlig erschütterungsfreien Aufstellung haben sich Einthoven und Kahn mit Vorteil der Juliusschen Aufhängung bedient. Ich selbst habe eine Isolation durch mehrere Zentimeter dicke Filzplatten genügend befunden. Da die Membran in meinem Apparat senkrecht steht, ist sie gegen vom Boden her kommende Erschütterungen nicht sehr empfindlich. Gegen die Übertragung der vom Filmtriebwerk herkommenden Vibrationen auf die Membran schützt zuverlässig die Einschaltung geeignet konstruierter Cardanischer Gelenkverbindungen.

Literatur über die Schallregistriermethodik.

Die mit einem * versehenen Arbeiten waren mir nicht zugänglich.

Allgemeines.

1. Edw. Edser, The analysis of sounds used in speech. Nature, Vol. 81 p. 533; 1909.
2. H. Gerhartz, Die Aufzeichnung von Schallerscheinungen, insbesondere die des Herzschalles. Zeitschr. f. exp. Path. u. Ther., Bd. 5, S. 105—130; 1908.
3. H. Gutzmann, Physiologie der Stimme und Sprache. Braunschweig 1909. S. 80 ff.
4. J. G. Mc. Kendrick, Experimental phonetics. Annual report of the board of regents of the Smithsonian Institution for 1902. Washington. p. 241—259; 1903.
5. * J. G. Mc. Kendrick and A. A. Gray, On vowel sounds. Schäfer's Text-Book of physiology, Vol. 2, p. 1206.
6. Marage, Théorie de la formation des voyelles. Séances de la Soc. franç. de physique. 1900, p. 109—148.
7. F. Melde, Über die verschiedenen Methoden der Bestimmung der Schwingungszahlen sehr hoher Töne. Annal. d. Physik u. Chem., N. F., Bd. 67, S. 781—794; 1899.
8. E. Ruhmer, Bekannte Verfahren von photographischer Fixierung von Schallwellen. Berlin 1903. (Nicht im Buchhandel.)
9. Edw. Wh. Scripture, Untersuchungen über die Vokale. Zeitschr. f. Biol., Bd. 48, S. 232; 1906.
10. M. Seddig, Übersicht über die graphischen Methoden zur Registrierung der Herztöne. Münch. med. Wochenschr., Jahrg. 56, S. 2161—2162; 1909.
11. O. Weiss, Phonokardiogramme. Jena 1909.

Akustische Markiermethode (Donders, Martius).

Siehe über die vorregistratorischen subjektiven Herztonmarkierungsmethoden die Literaturangaben in:

12. Rob. Tigerstedts Lehrbuch der Physiologie des Kreislaufes. Leipzig 1893. S. 122 ff.
13. O. Weiss, Phonokardiogramme. Jena 1909. S. 3—5.
und besonders die Arbeiten von
14. Martius, zit. i. d. Literatur-Übersicht über den normalen Herzschall.

Membranschwingung und ähnliches.

15. Akustik in A. Winkelmanns Handbuch der Physik, Bd. 2, S. 368 ff., 2. Aufl Leipzig 1909.

16. O. Frank, Über die „kritischen Randglossen" von Clemens Schäfer zu meinen theoretischen Untersuchungen. Zeitschr. f. Biol., Bd. 55, S. 537—547; 1911.

17. Derselbe, Zu den Angriffen K. Hürthle's auf meine „Kritik der elastischen Manometer." Ebenda, Bd. 55, S. 547—561; 1911.

18. Derselbe, Zur Lehre von der erzwungenen Schwingung. Ebenda, Bd. 56, S. 398—400. 1911.

19. H. Gerhartz, Die Aufzeichnung von Schallerscheinungen, insbesondere die des Herzschalles. Zeitschr. f. exp. Path. u. Ther., Bd. 5, S. 113 ff; 1908.

20. D. A. Goldhammer, Über die Klanganalyse mittels schwingender Platten. Annal. d. Physik, 4. F., Bd. 33, S. 192—208; 1910.

21. K. Hürthle, Betrachtungen über die theoretischen und praktischen Bestrebungen, Instrumente zur Registrierung der im Kreislauf auftretenden Druckschwankungen herzustellen. Pflügers Arch., Bd. 137, S. 145—153; 1911. — Dort Literaturangaben über O. Frank's Arbeiten.

22. Derselbe, Experimentalkritik der Frankschen Theorie der elastischen Manometer. Ebenda S. 153—225.

23. Derselbe, Die Prüfung der Manometer mit Druckschwankungen von bekannter Form. Ebenda S. 225—240.

24. Derselbe, Erwiderung an O. Frank. Ebenda, Bd. 141, S. 389—410; 1911.

25. Ad. Müller, Über Flüssigkeitsmembranen. Philos. Inaug.-Diss. Rostock 1904.

26. Cl. Schäfer, Kritische Randglossen zu den theoretischen Untersuchungen von O. Frank über Manometer. Pflüger's Arch., Bd. 137, S. 250—269. 1911.

27. Derselbe, Erwiderung an O. Frank. Ebenda, Bd. 141, S. 410—423. 1911.

28. Edm. Wiersch, Über die Deutlichkeit akustischer Reproduktionen unter dem Einfluß der Eigentöne, sowie über Membranen zur möglichst deutlichen Wiedergabe der Sprache. Annal. der Physik (4. F.), Bd. 17 S. 999—1005; 1905.

29. V. Wietlisbach, Handbuch der Telephonie. Bearb. von R. Weber. Wien 1899. — 2. Aufl., bearb. von J. Zacharias. Wien und Leipzig 1910.

Spezielle Registriermethodik.

A. I. 1. Unmittelbare Registrierung mit festen Membranen.

a) Direkte Beobachtung der schwingenden Membran.

30. A. Apunn, Über die Bestimmung der Schwingungszahlen meiner hohen Pfeifen auf optischem Wege. Annal. d. Physik u. Chemie, N. F., Bd. 67, S. 217 bis 221; 1899.

31. W. Brünings, Beiträge zum Studium des Tetanus. Pflüg. Arch., Bd. 93. S. 303; 1903.

32. M. J. Cauro, Mesure de l'intensité des ondes sonores. Journ. de phys., Vol. 8, p. 483—485; 1899 und Séances de la soc. franç. de physique 1899, p. 115 — 117.

33. J. Rich. Ewald, Zur Physiologie des Labyrinths. VI. Mitt. Pflüg. Arch. Bd. 76, S. 164—169; 1899.

34. Derselbe, Zur Physiologie des Labyrinths. VII. Mitt. Pflüg. Arch., Bd. 93, S. 485—500; 1903.

35. J. O. Reed, zit. in Measurement of the intensity of sound. Science, Vol. 8, p. 473;1898.
36. Zeitschr. f. d. physikal. u. chem. Unterricht, Jahrg. 21, S. 42; 1908.

b) Hebelmethoden.

37. * W. H. Barlow, On the articulation of the human voice, as illustrated by the logograph. Trans. Roy. Soc. 1876. Falsch. Zit. n. J. G. Mc. Kendrick, Exp. phon. No. 4.
38. F. C. Donders, Zur Klangfarbe der Vokale. Vorläufige Notiz. Ann. d. Phys. u. Chem., Bd. 123, S. 527—528; 1864.
39. V. Hensen, Über die Schrift von Schallbewegungen. Zeitschr. f. Biol., Bd. 23, S. 291—302; 1887.
40. W. Martens, Über das Verhalten von Vokalen und Diphthongen in gesprochenen Worten. Untersuchung mit dem Sprachzeichner. Zeitschr. f. Biol., Bd. 25, S. 289; 1889 (App. von Hensen).
41. H. Pipping, Zur Klangfarbe der gesungenen Vokale. Zeitschr. f. Biol., Bd. 27 (9), S. 1—81 (p. 13 ff); 1890.
42. Derselbe, Zur Lehre von den Vokalklängen. Zeitschr. f. Biol., Bd. 31 (13), S. 524—584; 1895.
43. * W. H. Preece u. A. Stroh, On the synth. examination of vowel sounds. Proceed. of the Roy. Soc. London, Vol. 28, p. 358; 1879. — Zit. Gutzmann, l. c. 3, S. 81.
44. E. Pringsheim, Versuche mit einem Phonautographen. Verh. d. physik. Ges. zu Berlin, 8, S. 43—46; 1889.
45. Schneebeli. Expériences avec le phonautographe. Arch. des sciences physiques et naturelles. Nouv. période. T. 64, p. 79—82. Genève 1878.
46. Derselbe, Société des sciences naturelles de Neufchâtel, 25. Avril et 20. Nov. 1878.
47. Derselbe, Sur la théorie du timbre et particulièrement des voyelles. Arch. etc. 3. Pér. T. I;, 1879.
48. Paul Wendeler, Ein Versuch, die Schallbewegung einiger Konsonanten und anderer Geräusche mit dem Hensenschen Sprachzeichner graphisch darzustellen. Zeitschr. f. Biol., Bd. 23, S. 303—320; 1887.

c) Spiegelmethoden.

49. L. Bevier jr. Die akustische Analyse der Vokale durch phonographische Aufzeichnung. Physik. Zeitschr. 1, S. 525—527 (1900). Ausführl. Methodik in Phys. Rev. 10, p. 193—201 (1900).
50. E. W. Blake, A method of recording articulate vibrations by means of photography. Nature, Vol. 18, p. 338—340 (1878).
51. Erskine-Murry, zit. in Edm. Edser, The analysis of sounds used in speech. Nature, Vol. 81, p. 533; 1909.
52. O. Frank, Die unmittelbare Registrierung der Herztöne. Münch. med. Wochenschr., Jahrg. 51, S. 953—954 (1904).
53. Derselbe, Der Puls in den Arterien. Zeitschr. f. Biol., Bd. 46, S. 441 bis 553; 1905.
54. O. Frank u. O. Heß, Über das Kardiogramm und den ersten Herzton. Verh. d. Kongr. f. inn. Med., Bd. 25, S. 285—291 (1908).
55. O. Froelich, Objektive Darstellung der Vorgänge im Telephon mit Anwendungen. Elektrot. Zeitschr., Bd. 8, S. 210—217; 1888.
56. Derselbe, Über eine neue Methode zur Darstellung von Schwingungskurven. Elektrotechn. Zeitschr., Bd. 10, S. 345—369 (1889).

57. Ludw. Geiger, Multireflexmethode. Physikal. Zeitschr., Bd. 12, S. 66; 1911.
58. W. Gérard, Patent Nr. 221 771. Kl. 42. Ref. Deutsche Mechan.-Ztg. 1911,
    H. 4, S. 42.
59. H. Gerhartz, Die Aufzeichnung von Schallerscheinungen, insbesondere
    die des Herzschalles. Zeitschr. f. exp. Path. u. Ther., Bd. 5, S. 105—130 (1908).
60. Derselbe, Herzschallstudien. Pflüg. Arch., Bd. 131, S. 509—567; 1910.
61. L. Hermann, Phonophotographische Untersuchungen I. Pflüg. Arch.,
    Bd. 45, S. 582—592; 1889 und Bd. 47, S. 44—53; 1890.
62. R. Kempf - Hartmann, Photographische Darstellung der Schwingungen
    von Telephonmembranen. Ann. d. Physik, Bd. 8, S. 481—538 (1902).
63. Pet. Lebedew, Ein Apparat zur Projektion von Schallschwingungen. Journ.
    d. russ. phys.-chem. Ges., Bd. 26, S. 290—293; 1894.
64. Derselbe, Phonometer. Journ. d. russ. phys.-chem. Ges., Bd. 41, Physik.
    Abt., S. 370—372 (1909) [russisch].
65. M. Marage, Photographie rapide des principales vibrations de la voix
    chantée et parlée. Bull. de la soc. philomatique de Paris, 9. Sér., T. 9, p. 11
    —16 (1907).
66. Derselbe, Photographie des vibrations de la voix. Compt. rend., Vol. 146,
    p. 630—633; 1908.
67. F. F. Martens, Demonstration von Schallschwingungen in Luft. Verh. d.
    physik. Ges., Bd. 9, S. 116—119 (1907).
68. Derselbe, Optische Untersuchung schneller und Fouriersche Analyse
    periodischer Druckschwankungen. Verh. d. D. physik. Ges., Bd. 11, S. 63—71
    (1909).
69. Derselbe, Objektive Darstellung von Schallkurven. (Martens-Leppinsche
    Schallkurven.) Berichte über Apparate und Anlagen von Leppin und Masche,
    7. Jahrg., H. 1, S. 1—5; 1910.
70. *Dayton C. Miller, Photographic registration of sounds. Abstract of a
    paper presented at the Baltimore meeting of the physical society. Dez. 28. 31.
    1908. Phys. Rev. 28, p. 151; 1909. Ref. Fortschr. d. Phys., Bd. 65, 1, S. 219
    (1910).
71. R. Ohm, Eine Einrichtung für photographische Pulsregistrierung. Münch.
    med. Wochenschr., Jg. 57, S. 1836—1837; 1910.
72. Derselbe, Ein Apparat zur photographischen Herztonregistrierung.
    Deutsche med. Wochenschr., Jg. 37, S. 1432—1433; 1911.
73. Pollak - Virag, zit. E. Ruhmer, Bekannte Verfahren von photographischen
    Fixierungen von Schallwellen. Berlin 1903, S. 1.
74. H. Rigollot u. A. Chavanon, Projection des phénomènes acoustiques. Journ.
    de physique, II. Série, T. 2, p. 553—556 (1883).
75. A. Samojloff, Zur Vokalfrage. Pflüg. Arch., Bd. 78, S. 1—26 (1899).
76. Derselbe, Graphische Darstellung der Vokale. Le physiologiste russe,
    Bd. 2, S. 62—69 (1900).
77. J. Seemann, Neue Aufnahmen der menschlichen Stimme. Zeitschr. f. biol.
    Technik u. Meth., Bd. 1, S. 110—121 (1908). (Franks Apparat.)
78. Struycken, nach H. Gutzmanns Physiol. d. Stimme und Sprache.
    Braunschweig 1909. S. 88.
79. Wilh. Volkmann, Die zweckmäßige Größe des Galvanometerspiegels.
    Physikal. Zeitschr., Bd. 12, S. 76—77 (1911).
80. Derselbe, Über Spiegelablesungen mit mehrfacher Spiegelung. Physik.
    Zeitschr., Bd. 12, S. 183—184; 1911.
81. Derselbe, Über Versuche, die Spiegelablesung zu verfeinern. Physikal.
    Zeitschr., Bd. 12, S. 223—224; 1911.

82. *A. G. Webster, The distribution of sound from the megaphone. Phys Rev. Vol. 28, p. 65; 1909. Zit. Fortschr. d. Phys., Bd. 65, 1, S. 221; 1910

d) Flammenmethoden.

83. L. W. Austin, The application on the manometric flame to the telephone. Phys. Rev., Vol. 12, p. 121—124; 1901.
84. W. F. Barret, The effect of inaudible vibrations upon sensitive flames. Nature, Vol. 16, p. 12; 1877.
85. E. H. Barton, A simple sensitive flame. Nature, Vol. 67, p. 345; 1903.
86. U. Behn, Neuere akustische Versuche zur Messung kleiner Druck-differenzen mit Hilfe empfindlicher Methoden. Jahresber. d. physik. Vereins zu Frankfurt a. M. 1904—1905, S. 34—35 (1906).
87. E. Bouty, Sur les flammes sensibles. Journ. de phys., T. 5, p. 404—407; 1896. — Compt. rend., T. 122, p. 372—374; 1896.
88. E. Doumer, Etude du timbre des sons par la méthode des flammes mano-métriques. Compt. rend. T. 105, p. 222—224; 1888.
89. *J. G. Forchhammer, Das Phonoskop. Tidskrift f. Phys. og Chem., Bd. 8, S. 97—103 (1887). Zit. Beibl. d. Phys. 12, 453—455; 1887.
90. O. Froelich, Über eine neue Methode der Darstellung von Schwingungs-kurven. Verhandl. d. physikal. Ges. zu Berlin, Jahrg. 8, S. 31—34; 1889.
91. C. Gerhardt, Über die Verwendung der empfindlichen Flamme zu diagnosti-schen Zwecken. Deutsch. Arch. f. klin. Med., Bd. 16, S. 1—11; 1875.
92. Eb. Gieseler, Über singende und dabei hellleuchtende Flammen. Ann. d. Physik und Chemie, Bd. 30, S. 543—544; 1887.
93. *William Hallock, The photography of manometric flames. The phys. Rev., Vol. 2, p. 305—307 (1895).
94. Hopkins, Expériences d'acoustique. La Nature, Vol. 17, p. 367; 1889.
95. Rud. Koenig, Die manometrischen Flammen. Annalen der Physik und Chemie, Bd. 146, S. 161—199; 1872.
96. *Derselbe, Quelques expériences d'acoustique. Paris 1882.
97. Marage, Contribution à l'étude des voyelles par la photographie des flammes manométriques. Séances soc. franç. de phys. 1897, p. 187—194.
98. Derselbe, Etude des cornets acoustiques par la photographie des flammes de Koenig. Séances de la soc. franç. de physique, 1897, p. 74—84.
99. *Derselbe, Etudes des cornets acoustiques par la photographie des flammes de Koenig. Journ. de physique, T. 7, p. 131—141 (1898).
100. Derselbe, Théorie de la formation des voyelles. Séances de la soc. franç. de physique, 1900, p. 109—148.
101. Derselbe, Formation des voyelles. Méthodes synthétiques. La nature, T. 29, p. 11—14; 1901.
102. Derselbe, Mesure de l'acuité auditive. Bullet. de la soc. franç. de phys. 1900, p. 137. Bullet. des séances de la soc. franç. de phys. 1902, p. 56—65.
103. Derselbe, Contribution à l'étude de la voix chantée. Compt. rend., T. 148, p. 110—112 (1909).
104. Derselbe, Utilité de la méthode graphique dans l'étude des instruments de musique anciens. Compt. rend., T. 148, p. 709—711 (1909).
105. Derselbe, Etude des vibrations laryngiennes. Compt rend., T. 149, p. 936—938 (1909).
106. *E. Merrit, Sopra un metodo per fotografare la fiamma manometrica con applicazione allo studio della vocale „a". The Physic. Rev., 1, p. 106—146 (1893). — Siehe Nichols Nat.
107. A. Nagel und A. Samojloff, Einige Versuche über die Übertragung

von Schallschwingungen auf das Mittelohr. Arch. f. (Anat. u.) Physiol. 1898, S. 505—511.

108. W. A. Nagel, Untersuchungen über die Wiedergabe periodischer Bewegungen durch Koenigsche Flammen. Arch. f. An. u. Phys., Physiol. Abt., 1905, Suppl.-Bd., 1. Hälfte, S. 62—83.

109. *Edw. L. Nichols u. E. Merritt, The photographic of manometric flames. The Physic. Rev., Vol. 7, p. 93—101; 1898.

110. Edw. L. Nichols, The application of photography to the study of the manometric flames. Nature, Vol. 59, p. 320—323; 1898.

111. Reis, Das Phonoskop von Gg. Forchhammer in Kopenhagen. „Humboldt", Stuttgart 1888, Bd. 7, S. 44—45.

112. H. Rubens, Demonstration stehender Schallwellen durch Manometer-flammen. Verh. d. D. physikal. Ges., Bd. 6, S. 351—355 (1904).

113. A. Samojloff, Graphische Darstellung der Vokale. Le physiologiste russe, Bd. 2, S. 62—96; 1900.

114. Nik. Schmidt, Die empfindliche Flamme als Hilfsmittel zur Bestimmung der Schwingungszahl hoher Töne. Diss. München 1902.

115. G. W. Stewart, Eine empfindliche Flamme. Physikal. Zeitschr., Bd. 4, S. 225—226; 1903.

Methode von Marbe:

116. C. Déguisne, Die Aufzeichnung von akustischen Schwebungen. Ann. d. Physik, Bd. 23, S. 308—316; 1907.

117. K. Marbe u. C. Déguisne, Analogie zwischen Wechselströmen und Schallschwingungen. Physikal. Zeitschr., Bd. 8, S. 200—204; 1907.

118. Br. Eggert, Untersuchungen über Sprachmelodie. Zeitschr. f. Psychol. u. Physiol. d. Sinnesorg., I. Abt., Bd. 49, S. 218—238; 1908.

119. H. Gutzmann, Über die Verwendung der Marbeschen Rußbilder für phonetische Untersuchungen. Mediz.-pädag. Monatsschr. f. d. ges. Sprachheilk., Bd. 16, S. 321—326; 1906.

120. K. Marbe, Objektive Bestimmung der Schwingungszahlen Koenigscher Flammen ohne Photographie. Physikal. Zeitschr., Bd. 7, S. 543—546; 1906.

121. Derselbe, Erzeugung schwingender Flammen mittels Luftübertragung. Physikal. Zeitschr., Bd. 8, S. 92—93; 1907.

122. Derselbe, Registrierung der Herztöne mittels rußender Flammen. Pflüg. Arch., Bd. 120, S. 205—209; 1907.

123. Derselbe, Über die Verwendung rußender Flammen in der Psychologie und deren Grenzgebieten. Zeitschr. f. Psychol. u. Physiol. d. Sinnesorg., I. Abt., Bd. 49, S. 206—218; 1908.

124. K. Marbe und M. Seddig, Untersuchungen schwingender Flammen. Ann. d. Physik, Bd. 30, S. 579—592; 1909.

125. E. Roos, Über objektive Aufzeichnung der Schallerscheinungen des Herzens. Verh. d. Kongr. f. inn. Med., Bd. 25, S. 643—652; 1908. Deutsch. Arch. f. klin. Med., Bd. 92, S. 314—336; 1908.

126. M. Seddig, l. c. Nr. 10.

e) Interferenzmethoden.

127. J. Cauro, Vibration des plaques téléphoniques. Séances de la soc. franç. de physique 1899, p. 117—118.

128. Derselbe, Vibration des plaques téléphoniques. Journ. de physique T. 8, p. 485—486; 1899.

129. *L. Boltzmann u. A. Toepler, Über eine neue optische Methode, die

Schwingungen tönender Luftsäulen zu analysieren. Wissensch. Abh. von L. Boltzmann, 1908—1909, Bd. 2, S. 168.

130. *Derselbe, Vorläufige Mitteilung über Versuche, Schallschwingungen direkt zu photographieren. Ebenda, Bd. 3, S. 1.

131. *Mach, Optisch-akustische Versuche. Prag 1873. S. 108. Zit. Raps.

132. A. Raps, Über Luftschwingungen. Annalen der Physik und Chemie, N. F., Bd. 50, S. 193—221; 1893.

133. *B. F. Sharpe, An advance in measuring and photographing sounds. U. S. Departem. of agricult. weather bureau, Nr. 202, 1899. Zit. Fortschritte der Physik, Bd. 55, 1, S. 667; 1899.

134. Derselbe, A double instrument and a double method for the measurement of sound. Science, Vol. 9, p. 808—811; 1899.

135. Derselbe, A new instrument to measure and record sounds. Nature, Vol. 62, p. 80—82; 1900.

136. Toepler und Boltzmann, Über eine neue optische Methode, die Schwingungen tönender Luftsäulen zu analysieren. Annal. d. Physik und Chemie Bd. 141, S. 321—352; 1870.

137. A. G. Webster, Measurement of the intensity of sound. Science, Vol. 8, p. 473; 1898.

138. A. G. Webster und B. F. Sharpe, A new instrument for the measurement of sound. Science, Vol. 8, p. 532; 1898.

Methode von v. Holowinski:

139. *A. v. Holowinski, Die physikalischen Methoden und Apparate zur Untersuchung physiologischer Wellen. Annal. d. Warschauer Gesellsch. d. Ärzte 1891 (polnisch). Zit. in der nachfolgenden Arbeit:

140. Derselbe, Physiologische und klinische Anwendungen eines neuen Mikrophons usw. Zeitschr. f. klin. Med., Bd. 23, S. 363; 1893.

141. Derselbe, Sur la photographie des bruits du coeur. Arch. de physiol. norm. et pathol. (5. Sér.), T. 8, p. 893—897; 1896.

Schlierenmethode:

142. S. Czapski, Einige neue optische Apparate von Prof. Abbé. Ein Instrument für die Aufsuchung von Schlieren. Zeitschr. f. Instrum.-Kunde, Bd. 5, S. 117 bis 121; 1885.

143. O. Lummer, Über neuere Interferenz-Refraktometer. Der Mechaniker. Jahrg. 8, S. 61—65 u. 73—74; 1900.

144. E. Mach und L. Mach, Über die Interferenz von Schallwellen von großer Exkursion. Annalen der Physik und Chemie, N. F., Bd. 41, S. 140—143; 1890.

145. A. Toepler, Optische Studien nach der Schlierenbeobachtung. Annalen der Physik und Chemie, Bd. 131, S. 33—55 u. 180—215; 1867.

146. M. Toepler, Ostwalds Klassiker Nr. 157 u. 158.

147. Derselbe, Objektive Sichtbarmachung von Funkenschallwellen nach der Schlierenmethode mit Hilfe von Gleitfunken. Ann. d. Physik. Bd. 14, S. 838 bis 842; 1904.

148. Derselbe, Neue einfache Versuchsanordnung zur bequemen subjektiven Sichtbarmachung von Funkenschallwellen nach der Schlierenmethode. Annal. d. Physik, 4. F., Bd. 27, S. 1043—1050; 1908.

149. Weinhold, Zeitschr. f. d. physik. u. chem. Unterr., Bd. 21, S. 20; 1908.

150. R. W. Wood, Photography of sound-waves by the „Schlierenmethode". Phil. Mag., Vol. 48, p. 218—227; 1899.

151. Derselbe, The photography of sound-waves and the demonstration of the evolutions of reflected wave fronts with the cinematograph. Smiths Report f. 1900, p. 359—369; 1901 und Nature, Vol. 62, p. 342—349; 1900.

f) Methoden, bei welchen die Membranschwingungen in Intensitätsschwingungen eines elektrischen Stromes umgewandelt werden.

152. A. Blondel, Méthode nouvelle pour l'étude de la parole et des courants microphoniques. Compt. rend., Vol. 133, p. 786—789; 1901.

153. Devaux-Charbonnel, La photographie de la parole. Compt. rend., T. 146, p. 1258—1260; 1908.

154. *Duddell, Journ. of the institution of electrical engineers, Vol. 39, p. 545 1907. Zit. Edw. Edser, The analysis of sounds in speech. Nature, Vol. 81, p. 533; 1909.

155. H. Gerhartz, Die Aufzeichnung von Schallerscheinungen, insbesondere die des Herzschalles. Zeitschr. f. exp. Path. u. Ther., Bd. 5, S. 11 u. 13—18; 1908.

156. Hochstetter, Ein neues Verfahren zur photographischen Aufnahme von Schallschwingungen. Der Mechaniker, Bd. 14, S. 259; 1906.

157. Hülsmeyer, Amerik. Pat. Nr. 766 355. 1904.

158. K. Hürthle, 1. Mitt. auf dem Physiolog.-Kongreß zu Lüttich. 29. Aug. 1892. (Zentralbl. f. Physiol., Bd. 6, S. 398; 1892).

159. Derselbe, Zur unmittelbaren Registrierung der Herztöne. Zentralbl. f. Physiol., Bd. 18, S. 617—619; 1904.

160. Derselbe, Über die Erklärung des Kardiogramms mit Hilfe der Herztonmarkierung und über eine Methode zur mechanischen Registrierung der Töne. Deutsche med. Wochenschr., Jahrg. 19, S. 77—81; 1893.

161. Derselbe, Beiträge zur Hämodynamik. 10. Abh. Über die mechanische Registrierung der Herztöne. Pflüg. Arch., Bd. 60, S. 263—291; 1895.

162. Derselbe, Über die Verbesserung der Methode zur mechanischen Registrierung der Herztöne und ihre Ergebnisse. 73. Jahresber. d. schles. Ges. f. vaterl. Kultur für 1895, Med. Abt., S. 81. Breslau 1896.

163. G. u. G. Laudet, Enregistrement photographique de vibrations sonores. Compt. rend., T. 146, p. 1311—1314; 1908.

164. A. H. Pfund, A new method of producing ripples optical analogies. Physic. Review, Vol. 32, p. 324—327; 1911.

165. E. Ruhmer, Die photographische Darstellung von Mikrophon-Stromkurven mittelst Braunscher Röhre. Photogr. Rundschau, Bd. 18, S. 53—56; 1903.

Methode von Einthoven:

166. W. Einthoven u. M. A. J. Geluk, Die Registrierung der Herztöne. Pflüg. Arch., Bd. 57, S. 617—639; 1894.

167. W. Einthoven, Über die Form des menschlichen Elektrokardiogramms. Ebenda, Bd. 60, S. 101—124; 1895.

168. Derselbe, Ein neues Galvanometer. Ann. d. Physik, 4. F., Bd. 12, S. 1059 bis 1072; 1903.

169. Derselbe, Die galvanometrische Registrierung des menschlichen Elektrokardiogramms, zugleich eine Beurteilung der Anwendung des Kapillarelektrometers in der Physiologie. Pflüg. Arch., Bd. 99, S. 472—480; 1903.

170. Derselbe, Über einige Anwendungen des Saitengalvanometers. Ann. d. Physik, 4. F., Bd. 14, S. 182—192; 1904.

171. Derselbe, Über eine neue Methode zur Dämpfung oszillierender Galvanometerausschläge. Ann. d. Physik, 4. F., Bd. 16, S. 20—32; 1905.

172. Derselbe, Die Registrierung der menschlichen Herztöne vermittelst des Saitengalvanometers. Pflüg. Arch., Bd. 117, S. 461—472; 1907.

173. Derselbe, Weitere Mitteilungen über das Saitengalvanometer. Analyse der Saitengalvanometerkurven; Masse und Spannung des Quarzfadens und Widerstand gegen die Fadenbewegung. 1. Teil. Ann. d. Physik, 4. F., Bd. 21, S. 483—515 und 665—701; 1906.

174. Derselbe, Le télécardiogramme. Arch. internat. de Physiol., F. 4, p. 132; 1906.

175. M. Edelmann, Mitteilung No. 6 aus dem physikalisch-mechanischen Institut von Edelmann und Sohn, München.

176. S. Garten, Das Saitengalvanometer. In R. Tigerstedts Handb. d. physiol. Methodik, 2. Bd., 3. Abt. Leipzig 1908. S. 428—437.

177. L. Hermann, Neue Beiträge zur Lehre von den Vokalen und ihrer Entstehung. Pflüger's Arch., Bd. 141, S. 1—63; 1911.

178. R. H. Kahn, Weitere Beiträge zur Kenntnis des Elektrokardiogramms. Pflüg. Arch., Bd. 129, S. 291—328; 1909.

179. Derselbe, Die Lage der Herztöne im Elektrokardiogramm. Ebenda, Bd. 133, S. 597—613; 1910.

180. Fr. Kraus und E. F. Nicolai, Das Elektrokardiogramm. Leipzig 1910.

181. C. J. Rothberger, Über das Elektrokardiogramm. Wien. klin. Wochenschr. Bd. 22, Nr. 13, 1909. S.-A. — Dort und bei Garten weitere Literatur.

182. W. v. Wyss, Aufzeichnung von Herztönen mit dem Einthovenschen Saitengalvanometer und Untersuchungen über Galopprhythmus. D. Arch. f. klin. Med., Bd. 101, S. 1—20; 1910.

183. A. Samojloff, Praktische Notizen zur Handhabung des Saitengalvanometers und zur photographischen Registration seiner Ausschläge. Arch. f. Anat. u. Physiol., Physiol. Abt., 1910, S. 477—514.

184. Zwicke, Die Verwendung des Kondensators bei der Aufnahme des Elektrokardiogramms. Zeitschr. f. Biol., Bd. 56, S. 32—40; 1911.

Methode von Bock und Thoma:

185. H. Bock, Universal-Registrierapparat Modell Bock - Thoma. Münch. med. Wochenschr., Jahrg. 57, S. 526—528; 1910.

186. Derselbe, Registrierapparat zur gleichzeitigen Aufnahme des Elektrokardiogramms, der Herztöne und von Arterienbewegungen. Med.-techn. Rundschau, Jahrg. 4, S. 25—27; 1910.

187. H. Burmester, Erläuterung des Universal-Registrierapparates Modell Bock-Thoma zur Registrierung der Herzbewegungen, des Pulses und der Herztöne, sowie des Elektrokardiogrammes. München 1911. (Prospekt.)

188. Lilienstein, Über die akustischen Besonderheiten der Herztöne. Münch. med. Wochenschr., Jahrg. 58, S. 1561—1564; 1911.

2. Registrierung mit flüssigen Membranen.

189. Auerbach, Akustik. In A. Winkelmanns Handb. d. Physik, Bd. 2, S. 175 und 380.

190. Boys, Seifenblasen. Vorlesung über Kapillarität. Deutsch von G. Meyer. Leipzig 1893. S. 63.

191. S. Garten, Über ein neues Verfahren zur Verzeichnung von Bewegungsvorgängen und seine Anwendung auf den Volumenpuls. Pflüg. Arch., Bd. 104, S. 351; 1904.

192. Derselbe, Über die Verwendung der Seifenmembran zur Schallregistrierung. Zeitschr f. Biol., Bd. 56, S. 41—74; 1911.

193. R. Geigel, Vorläufige Mitteilung über einige akustische Versuche. Mitteil. d. naturw. Vereins Aschaffenburg, Bd. 6, S. 67—69; 1907.

194. H. Gerhartz, Registrierung von Bewegungsvorgängen mit feuchten Membranen. Pflüg. Arch., Bd. 124, S. 526—528; 1908.

195. Derselbe, Zur Frage der Registrierung von Bewegungsvorgängen mit feuchten Membranen. Ebenda, Bd. 128, S. 600—604; 1909.

196. H. v. Helmholtz, Die Lehre von den Tonempfindungen. 4. Aufl. Braunschweig 1877. S. 603.

197. Rud. Koenig, Die manometrischen Flammen. Ann. d. Physik u. Chem. Bd. 146, S. 161 ff.; 1872.

198. *E. Mach, Optisch-akustische Versuche. 1873. Zit. S. P. Thompson, The acoustical properties of soap-films. Nature, Vol. 17, p. 486; 1878.

199. R. May und L. Lindemann, Graphische Darstellung des Perkussionsschalles. Münch. med. Wochenschr., Jahrg. 53, S. 810—811; 1906.

200. Dieselben, Graphische Studien über den tympanitischen und den nicht tympanitischen Perkussionsschall. Deutsches Arch. f. klin. Med., Bd. 93, S. 500—534; 1908.

201. Ad. Müller, Über Flüssigkeitsmembranen. Philos. Inaug.-Diss. Rostock 1904.

202. C. Sondhauss, Über die Spannung flüssiger Lamellen. Ann. d. Physik u. Chemie, Erg.-Bd. 8, S. 266—298; 1878.

203. S. Taylor, Experiments on the colours shown by thin liquid films under the action of sonorous vibrations. Proceed. of the Roy. Soc. of London, Vol. 27, p. 71—76 u. 446; 1878.

204. Derselbe, Sound colour-figures. Nature, Vol. 17, p. 426—427; 1878.

205. Edw. B. Tylor, Sound vibrations of soap-film membranes. Nature, Vol. 16, p. 12; 1877.

206. E. Waetzmann, Zur Frage nach der Objektivität der Kombinationstöne. Ann. d. Physik, Bd. 20, S. 837—845; 1906.

207. Derselbe, Demonstration von Schwebungen an Gyzerin-Seifenlamellen. Zeitschr. f. d. physik. u. chem. Unterr., Bd. 19, S. 290; 1906.

Methode von Weiß:

208. O. Weiß, Schriften der physik.-ökon. Ges. Königsberg, 48. Jahrg., S. 246; 1907.

209. Derselbe, Die Registrierung der menschlichen Herztöne durch Seifenhäutchen. Arch. f. d. ges. Psychol., Bd. 9, S. 463—467; 1907.

210. Hofbauer und O. Weiß, Photographische Registrierung der fötalen Herztöne. Zentralbl. f. Gynäk., Bd. 32, S. 429—431; 1908.

211. O. Weiß, Das Phonoskop, eine Vorrichtung zur Analyse und Registrierung schwacher Schallqualitäten. Med.-naturw. Arch., Bd. 1, S. 437—445; 1908.

212. Derselbe, Die photographische Registrierung der geflüsterten Vokale und der Konsonanten Sch und S. Zentralbl. f. Physiol., Bd. 21, S. 619—620; 1908.

213. O. Weiß und G. Joachim, Registrierung und Synthese menschlicher Herztöne und -geräusche. Verhandl. d. Kongr. f. inn. Med., Bd. 25, S. 285—291; 1908.

214. Dieselben, Registrierung und Reproduktion menschlicher Herztöne und Herzgeräusche. Pflüg. Arch. Bd. 123, S. 341—386; 1908.

215. O. Weiß, Die Seifenlamelle als schallregistrierende Membran im Phonoskop. Zeitschr. f. biol. Techn. u. Method., Bd. 1, S. 49—57. 1908—1909.

216. G. Joachim, Über die Anwendung der Weiß'schen Registriermethode in der Klinik. Ebenda, Bd. 1, S. 58; 1908—1909.

217. E. Hermann, Registrierung von Streichinstrumentklängen mit dem Phonoskop. Ebenda, Bd. 1, S. 59—60; 1908—1909.
218. O. Weiß, Zwei Apparate zur Reproduktion von Herzgeräuschen. Zeitschr. f. biol. Techn. u. Method., Bd. 1, S. 120—125; 1908.
219. Derselbe, Über einige Einwände gegen die Verwendung von Flüssigkeitslamellen zur Schallregistrierung. Pflüg. Arch., Bd. 127, S. 74—77; 1909.
220. Derselbe, Phonokardiogramme. Samml. anatom. u. physiol. Vorträge u. Aufsätze, Heft 7. Jena 1909. S. 20 ff.
221. O. Frank, Der Hebel des O. Weiß'schen Phonoskops. Zeitschr. f. Biol., Bd. 55, S. 530—537; 1911.
222. O. Weiß, Erwiderung an O. Frank. Pflüger's Arch., Bd. 132, S. 539 bis 544; 1910.
223. Derselbe, Nochmalige Erwiderung an O. Frank Ebenda, Bd. 141, S. 423—427; 1911.
224. G. Joachim u. O. Weiß, Registrierungen von Herztönen und Herzgeräuschen beim Menschen. Deutsch. Arch. f. klin. Med., Bd. 98, S. 513—540; 1910.
225. Dieselben, Die Beziehungen der Herztöne und Herzgeräusche zum Elektrokardiogramm. Deutsche med. Wochenschr., Jahrg. 36, S. 2187—2189; 1910.

II. Kinematographische Aufnahme der sprechenden Bogenflamme.

226. E. Ruhmer, Kinematographische Flammenbogenaufnahmen und das Photographophon, ein photographischer Phonograph. Annal. d. Physik, 4. F., Bd. 5, S. 803—811; 1901.
227. Derselbe, Photographophon, ein photographischer Phonograph. Der Mechaniker, Bd. 9, S. 75—77; 1901.
228. Derselbe, Das Photographophon. Physikal. Zeitschr., Bd. 2, S. 498—500; 1901.

B. Phonograph usw.

229. H. Gerhartz, Die Aufzeichnung von Schallerscheinungen, insbesondere die des Herzschalles. Zeitschr. f. exp. Path. u. Ther., Bd. 5, S. 18, Anm. 1; 1908.
230. L. Hermann, Über das Verhalten der Vokale am neuen Edisonschen Phonographen. Pflüg. Arch., Bd. 47, S. 42—44; 1890.
231. Derselbe, Phonophotographische Untersuchungen III. Ebenda, S. 347—391. IV. Ebenda, Bd. 53, S. 1—51; 1893.
232. L. Hermann u. Fr. Matthias, Phonophotographische Mitteilungen. V. Ebenda, Bd. 58, S. 255—263; 1894.
233. L. Hermann, Phonophotographische Untersuchungen. Ebenda, Bd. 58, S. 264—279.
234. Derselbe, Weitere Untersuchungen über das Wesen der Vokale. Ebenda, Bd. 61, S. 169—204; 1895.
235. Derselbe, Fortgesetzte Untersuchungen über die Konsonanten. Ebenda. Bd. 83, S. 1—32; 1901.
236. Derselbe, Der Einfluß der Drehgeschwindigkeit auf die Vokale bei der Reproduktion derselben am Edisonschen Phonographen. Pflüg. Arch., Bd. 139, S. 1—10; 1911.
237. Derselbe, Neue Beiträge zur Lehren von den Vokalen und ihrer Entstehung. Ebenda, Bd. 141, S. 1—63; 1911.
238. Fleeming Jenkin u. J. A. Ewing, The phonograph and vowel sounds. Nature, Vol. 18, p. 340—343; 394—397; 454—456; 1878.
239. Dieselben, On the harmonic analysis of certain vowel sounds. Trans. Roy. Soc. Edinb., Vol. 28, p. 745. Zit. Mc. Kendrick, Experim. phonetics l. c.

240. Mc. Kendrick, Experimental phonetics. Smith Report for 1902, p. 241—259; 1903.
241. *H. Marichelle, La parole d'après le tracé du phonographe. Paris 1897.
242. Hugo Meyer, Über eine Verwendung des Phonographen in der inneren Medizin. Allg. med. Zentralztg., 76. Jahrg., S. 239; 1907.
243. Edw. Wheeler Scripture, Untersuchungen über die Vokale. Zeitschr. f. Biol., Bd. 48, S. 260—308; 1906. Dort weitere Literatur.

C. Telegraphon.

244. E. Hytten, Die neuesten Formen des Telegraphons. Elektrot. Zeitschr., Bd. 28, S. 870—872; 1907.
245. E. Ruhmer, Poulsens Telegraphon. Der Mechaniker, Bd. 8, S. 205—209; 1900.
246. Derselbe, Ein einfaches Telegraphon. Ebenda, S. 277—278; 1900.

Schallverstärkung und Konzentrierung.

247. Neues Telephonrelais (Brown). Elektrotechn. Zeitschr., Bd. 31, S. 612—613; 1910.
248. M. Th. Edelmann, Leitfaden der Akustik für Ohrenärzte. Berlin 1911. S. 72—74 (Resonatoren).
249. W. Einthoven, Die Registrierung der menschlichen Herztöne mittels des Saitengalvanometers. Pflüg. Arch., Bd. 117, S. 464; 1907.
250. R. Geigel, Die akustische Leitung von Kommunikationsröhren und Stethoskopen. Virch. Arch., Bd. 140, S. 165—191; 1895.
251. Derselbe, Leitfaden der diagnostischen Akustik. Stuttgart 1908. S. 161 bis 169.
252. H. Gerhartz, Zur Frage des Stethoskopes. Deutsch. Arch. f. klin. Med., Bd. 90, S. 501—505; 1907.
253. Derselbe, Die Aufzeichnung von Schallerscheinungen, insbesondere die des Herzschalles. Zeitschr. f. exp. Path. u. Ther., Bd. 5, S. 109 ff. 1908.
254. Heß, Über das Kardiogramm und den zentralen Puls des Menschen. 28. Kongr. f. inn. Med. Wiesbaden 1911. Ref. i. Zentralbl. f. Herz- und Gefäßkrankh., 3. Jahrg., S. 204; 1911.
255. K. Hürthle, Über die mechanische Registrierung der Herztöne. Pflüg. Arch., Bd. 60, S. 272; 1895.
256. W. Knobloch, Neuerungen an Mikrophonen. Der Mechaniker 1905, S. 176.
257. *Majorana, Rendiconti R. Accad. dei Lincei, Ser. 5, Bd. 18, p. 15—21; 1909.
258. Rayleigh, Acoustical notes. VII. Phil. Mag., Vol. 13, p. 316—333; 1907.
259. K. v. Vierordt, Die Schall- und Tonstärke und die Schallleitungsvermögen der Körper. Herausgegeben von H. Vierordt. Tübingen 1885. S. 100.
260. R. Wachsmuth, Klangaufnahmen an Blasinstrumenten, eine Grundlage für das Verständnis der menschlichen Stimme. Nachgelassenes Manuskript von G. Meißner. Pflüg. Arch., Bd. 116, S. 543—600; 1907.
261. O. Wyss, Über Perkussion und Auskultation der Säuglinge und über die Symptome der Lungentuberkulose. Deutsch. Arch. f. klin. Med., Bd. 89, S. 351; 1906.

Apparataufstellung.

262. W. Einthoven, Die Registrierung der menschlichen Herztöne mittels des Saitengalvanometers. Pflüg. Arch., Bd. 117, S. 461; 1907.
263. W. H. Julius, Über eine Vorrichtung, um Meßinstrumente gegen die Erschütterungen des Bodens zu schützen. Annalen d. Physik, Bd. 56, S. 151; 1895.
264. R. H. Kahn, Die Lage der Herztöne im Elektrokardiogramme. Pflüg. Arch., Bd. 133, S. 598 ff.; 1910.

II. Die normalen Herztöne.

A. Der Herzschall des gesunden Menschen.

Der Herzschall setzt sich beim gesunden Menschen an jeder der üblichen Auskultationsstellen aus zweierlei Schallerscheinungen zusammen. Diese sind, physikalisch gesprochen, sehr kurze Zeit dauernde Geräusche, die im wesentlichen durch die nächstgelegene Ursprungsstelle bezüglich Dauer, Höhe, Intensität und Klangfarbe charakterisiert werden.

Für die Aufzeichnung ist vor allem wichtig, daß der I. und II. Ton an den Stellen der vorderen Brustwand, an denen sie aus physiologischen Gründen auskultiert werden müssen, nicht die gleiche Intensität besitzen. Nach den Untersuchungen, die Goldschmidt auf meine Veranlassung vornahm — ihre Ergebnisse habe ich in das Schema Fig. 49 eingetragen, ist der II. Ton an der Basis beträchtlich leiser als der intensivste Ton der unteren Herzgegend. In liegender Stellung nähern sich die Intensitäten der beiden Gruppen, da dann die ersten Kammertöne in stärkerem Maße schwächer werden. Bei starker Atmung nehmen alle Töne, außer dem 2. Ton der Arteria pulmonalis, an Stärke ab. Es ist deshalb zweckmäßig, die Aufnahme der Herzbasistöne beim liegenden Menschen vorzunehmen. Wird der Herzschall von der Herzspitze abgenommen, und besitzt der II. Ton hier ausreichende

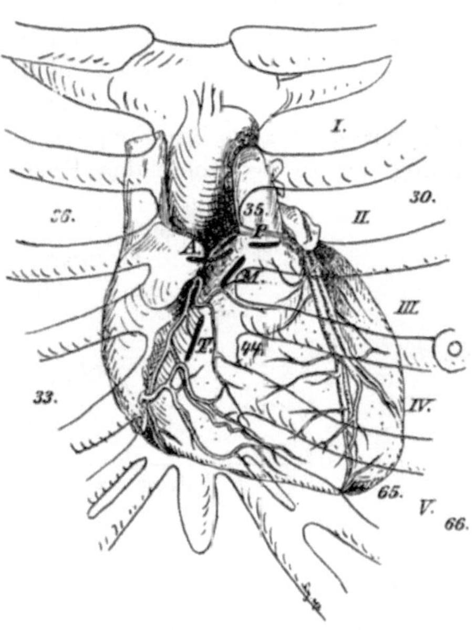

Fig. 49.
Die Lage des Herzens und der Klappen. A = Aortenklappe. P = Pulmonalklappe. M = Mitralklappe. T = Tricuspidalklappe. Die arabischen Ziffern bezeichnen die relativen Werte für die Herzschallintensität des stehenden gesunden Menschen (über den Ventrikeln I., über der Basis II. Ton).

Stärke, so kann der zu Untersuchende sitzen. Im übrigen sind die Intensitätsverhältnisse infolge ihrer Abhängigkeit von der jeweiligen Herzlage, der Schallleitung der vorgelagerten Gewebe und von etwaigen

Resonanzerscheinungen so wechselnd, daß das Optimum der Lagerung in jedem Falle besonders zu suchen ist.

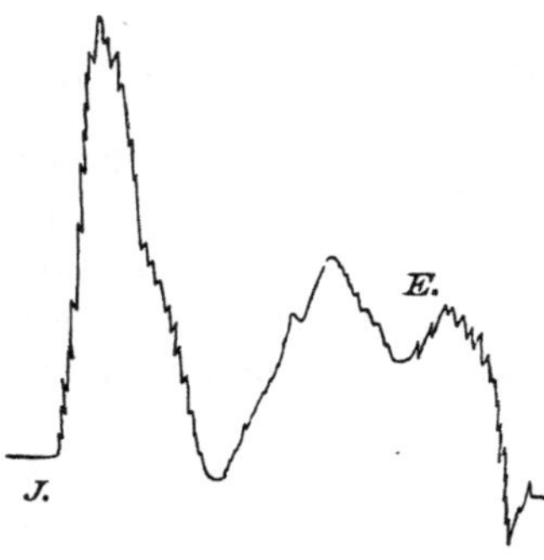

Fig. 50.
Normale Atmungsgeräusche.
I. = Inspirium. E. = Exspirium.

Es ist notwendig, während der Aufnahme des Herzschalles von Stellen der Brustwand aus, an denen die Atmungsgeräusche zu hören sind, möglichst wenig respirieren zu lassen; denn die Schwingungen der Atmungsgeräusche würden andernfalls die Aufzeichnung des Herzschalles stören. Diese Schalloszillationen haben mit den Herzgeräuschen, entsprechend eben ihrem Geräuschcharakter, die Eigenschaft gemein, aus einer Reihe von untereinander an Amplitude und Frequenz ungleichen Schwingungen zu bestehen. Sie setzen mit dem Beginn des Inspiriums ein, wo ihre Frequenz größer als im Exspirium ist. Der Umfang der zu beobachtenden Frequenzen ist bei den Atmungsge-

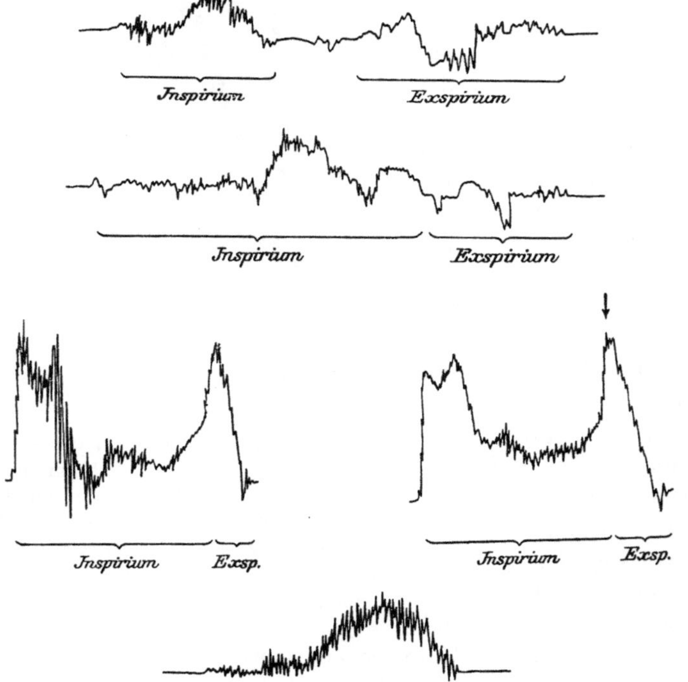

Fig. 51—55.
Feuchte Rasselgeräusche bei Bronchitis diffusa.

räuschen bei weitem größer als bei den Herzgeräuschen (Fig. 50).
Unter den Schallfiguren der Atmungsgeräusche besitzen die bronchitischen Geräusche — vgl. die Figuren 51—55 — die größte Mannigfaltigkeit und Amplitude. Bei dem Vorhandensein einer Bronchitis
sind also am ehesten Störungen möglich.

Die Schallfigur der Herztöne.

Eine Folge des Umstandes, daß die Intensität des Herzschalles
für dessen Registrierbarkeit einen maßgebenden Faktor darstellt,
ist, daß die Herztöne im allgemeinen schwerer zu registrieren sind als
die Herzgeräusche des kranken Menschen, die mitunter ja auf Distanz
hörbar werden. Es ist klar, daß dies vor allem bei dem Versuch, durch
eine durch den Herzstoß nicht eindrückbare Platte hindurch zu registrieren, erschwerend ins Gewicht fällt. Reine Schallfiguren sind deshalb beim gesunden Menschen nur selten zu erzeugen.

Die Figuren 56[1]) und 57 stellen die ersten Beispiele solcher Aufnahmen dar.

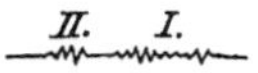

Fig. 56.
Normaler Herzschall. (Membrantrichterbenutzung; also reine Schallkurve).

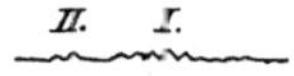

Fig. 57.
Normaler Herzschall.
(Membrantrichter).

Figur 56 stammt von einer 52 jährigen Frau, bei der ein lauter
dumpfer I. Ton und ein akzentuierter II. Ton gehört wurden. Der
Schall wurde an der sitzenden Person im 4. linken Interkostalraum
abgenommen. Der I. Ton dauerte 0,130″, der II. 0,045″. Die Schwingungszahl lag bei dem ersten bei 69, bei dem zweiten bei 89 Schwingungen pro Sekunde.

Die zweite Abbildung ist die durch den Holzwandtrichter aufgenommene Schallfigur der Herztöne eines 8 jährigen gesunden Mädchens. Die Töne wurden von der Stelle des intensivsten Auskultationsbefundes (linke Mammilla in der Mitte der Trichteröffnung) aus photographiert. An dieser Stelle wurden ein etwas dumpfklingender I. Ton

---

¹) Die Zeitmarken sind in den Abbildungen weggelassen, weil ihre Reproduktion (Zeitmarkierung an dem der Kurve gegenüber liegenden Filmrande)
technischen Schwierigkeiten begegnete und in unserem Falle keinen besonderen Wert
beanspruchen kann; denn es kommt hier vor allem auf die Figur der Kurven an.
Die Zeitdaten sind, wo es wünschenswert war, im Text mitgeteilt. Die Kurven sind
von mir mit dem Zeißschen Zeichenapparat den Originalen getreu nachgezeichnet
worden. Sie sind von links nach rechts zu lesen. In den Figuren bedeutet „I“
den normalen ersten Herzton, „II“ den zweiten Herzton, „s. G.“ systolisches,
„d. G.“ diastolisches, „pr.—s.“ praesystolisches Herzgeräusch.

und ein sehr kurzer, betonter II. Ton wahrgenommen. Die Dauer des I. Tones betrug 0,129'', die des II. 0,024''. Der erste Ton hatte 54 Schwingungen pro Sekunde, der II. 82. Während der Aufnahme wurden 128 Pulse pro Minute gezählt.

Beide Kurven besitzen im I. Ton 9 Oszillationen, von denen die 5 ersten die größere Amplitude besitzen. In Figur 57 endet der I. Ton decrescendo, in Figur 56 nimmt die Amplitude der letzten Schwingung wieder etwas zu. Der II. Ton besteht in Figur 56 aus 4, in der anderen aus 2 Schwingungen. Das Maximum der Intensität liegt in der ersten Kurve in der Mitte.

Obwohl es selten möglich ist, den exaktesten Beweis für den Herzschallcharakter der registrierten Oszillationen in der hier erörterten Weise zu führen, gelingt es doch oft mit Hilfe der an solchen Kurven gewonnenen Erfahrungen, Anhaltspunkte zu gewinnen, welche es fast sicher machen, daß in vielen die Herzstoßpulsationen enthaltenden Kurven ebenfalls die Schallschwingungen vorhanden sind. Die Beweismittel, die teilweise aus den Einzelheiten der Aufnahmetechnik abgeleitet sind, zum Teil auf der Kontrolle der Schwingungszahlen am Musikinstrument und auf noch manchen anderen kritischen Momenten beruhen, werden zweckmäßig erst später zur Sprache kommen. Es sind im wesentlichen dieselben, die mich schon früher zur Annahme der Identität solcher Kurven mit dem wahren Schallbild normaler Töne und zur Aufstellung der Beziehungen zwischen dem Herzschall und den übrigen sinnfälligen Erscheinungen der Herzarbeit veranlaßt haben.

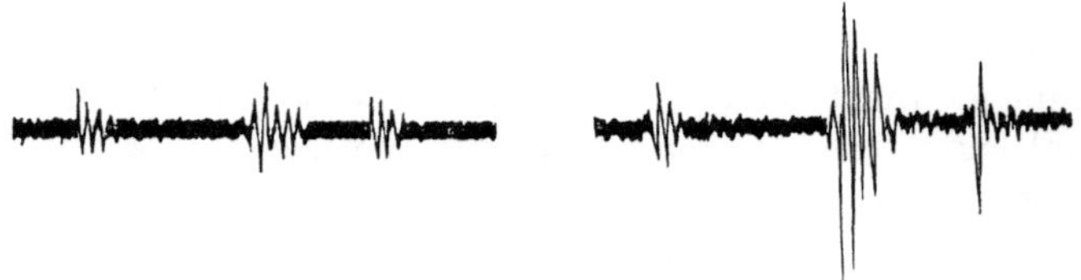

Fig. 58.
Herztöne des Menschen nach Einthoven (l. c. 23, Fig. 3 und 4).

Auch in diesen Kurven beginnt oft die Schallfigur der beiden Herztöne mit einem Crescendo und schließt mit allmählich abnehmenden Amplituden. Mitunter aber folgen eine Reihe von Oszillationen gleicher Amplitude einander. Die Kurvenbilder von Einthoven (Fig. 58) u. A., Weiß (Fig. 59, und 60) Bock und Ohm zeigen meist gedämpfte Sinuswellen, wie bei der Einwirkung eines einmaligen Impulses. Eine scharfe Abtrennung der Oszillationen des ersten Tones in zwei Abschnitte, einen mit höheren, einen zweiten mit niedrigeren Zacken, die nach Kahn (l. c. 63) beim Hunde bei höherer Herzfrequenz vorhanden sein soll, habe ich unter denselben Umständen an Kurven vom Menschen fast nie gefunden. Allerdings decken sich ja auch die Schallfiguren, die mit dem Mikrophon und Saitengalvanometer aufgenommen werden, in der Regel nicht mit denen, die bei direkter Registrierung erhalten werden.

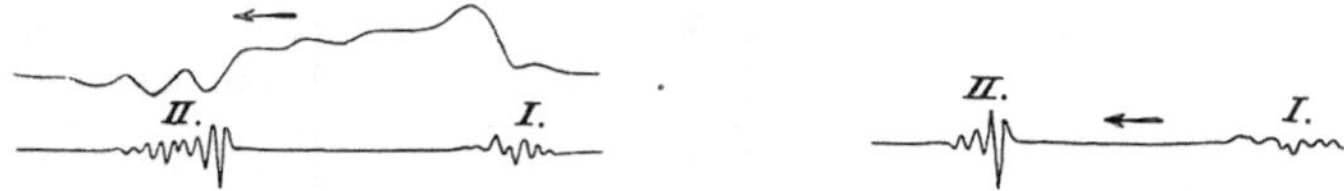

<table>
<tr><td align="center">Fig. 59.
Herztöne des Menschen nach Weiß (l. c. 111
Fig. 23; offenes Zuleitungssystem).
Oben Spitzenstoßkurve.</td><td align="center">Fig. 60.
Herztöne des Menschen nach Weiß
(l. c. 111; Fig. 24; offenes Zuleitungs-
system).</td></tr>
</table>

Der II. Herzton ist, wie schon lange bekannt (von Hoffmann [52]), 1—5 Töne höher als der I. Ton der Herzspitze. In der Regel beträgt die Differenz eine Terz. Der Mittelwert der Frequenzen der bisher von mir analysierten Kurven des I. und II. Tones der Herzspitze beträgt für den I. Ton der Herzspitze 55,2 Schwingungen, für den II. Ton der Herzspitze 62,5 Schwingungen pro Sekunde. Die Schwingungszahl

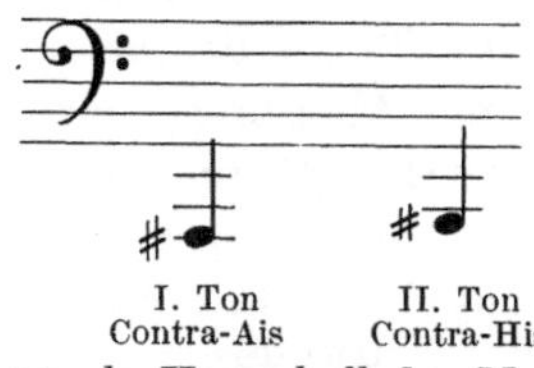

I. Ton   II. Ton
Contra-Ais   Contra-His
Der normale Herzschall des Menschen.

der Herztöne schwankt bei verschiedenen Personen in weiten Grenzen. Sie geht nach meine n Erfahrungen von 34—74 für den I., von 35 bis zu 82 Schwingungen für den II. Herzspitzenton gesunder Menschen. Soviel ich bis jetzt in den Kurven ermitteln konnte, ist die Höhe des I. Tones dagegen bei derselben Person zu verschiedenen Zeiten — in der Jugend ist der I. Ton bekanntlich höher als im höheren Alter — konstant, die des II. Tones aber dem Wechsel unterworfen. Weiß (l. c. 111) gibt an, daß die Frequenzen der Herztöne in seinen Kurven von 50 bis 200 Schwingungen in der Sekunde schwanken.

Die Dauer des I. Herzspitzentones wurde von mir im Mittel zu 0,11″, die des II. zu 0,07″ (= 65 % des I.; mittlere Herzperiode 0,835″) gefunden. Dabei sind die Erfahrungen am Kranken nicht berücksichtigt. Diese allein ergeben im Gesamtmittel von 18 Mittelwerten verschiedener Personen für den II. Herzton eine Dauer von 0,080″ und eine Schwingungsfrequenz von 82,4 (42—88) Schwingungen pro Sekunde. Die Angaben der Literatur über die Dauer und Schwingungszahl der „Herztöne“ sind in der nachstehenden Tabelle 1 zusammen-

Tabelle 1.
Dauer und Schwingungszahl der „Herztöne“ des Menschen bei
den verschiedenen Autoren.

	Mittlere Herztondauer		Mittl. Schwingungszahl der Herztöne	
	I. Ton	II. Ton	I. Ton	II.Ton
Einthoven, Spitzentöne (l. c. 23) .	0,139″	0,079″	39,4	47,5
„ „ (l. c. 24) .	0,064″	0,042″		
Kahn, Spitzentöne (l. c. 62) [Einthovens Methode]	0,109″	0,081″	—	—
Weiß, Spitzen-, Pulmonalis- u. Aortentöne (l. c. 107)	0,068″	0,071″	77,0	86,1

gestellt; ihre Zuverlässigkeit ist aus manchen Gründen (vgl. meine
frühere Arbeit [l. c. 40] S. 528 ff). sehr zweifelhaft. In der Tabelle 2
sind die bisher bekannt gewordenen Daten für die Dauer der Herztöne
des Hundes zusammengestellt.

Die Schwingungszahlen für den I. Spitzen-, Aorten- und
Pulmonaliston sind nach meiner Erfahrung identisch; ferner
stimmen die Höhen der II. Töne der verschiedenen Auskultationsstellen mit einander überein. Allerdings weichen die graphischen Aufzeichnungen von Einthoven [l. c. 24] und Weiß [l. c. 107 ff.] hiervon ab.

Tabelle 2.
Zusammenstellung der Angaben über die Dauer der Herztöne des
Hundes.

	I. Ton Sek.	II. Ton Sek.
Einthoven und Geluk (l. c. 20) . .	0,07—0,08	0,04
Frank (l. c. 28)	0,072	0,044
Gerhartz (l. c. 40)	0,076	0,045
Kahn (l. c. 63)	0,08	0,015—0,05″

Die Dauer des II. Tones an den Gefäßen finde ich etwas länger
als die des II. Spitzentones. Das Mittel meiner nicht zahlreichen Bestimmungen des Carotistones beträgt 0,144″ Dauer für die I. (Frequenz
57,2 Schwingungen) und 0,119″ für den II. Ton (mittlere Herzperiode
0,60″).

Die Bezeichnung der Schallkurven geschieht wohl am besten
in folgender Weise:

Schallphase = Zeit vom Beginn des I. Herztones bis zum Ende
des II. Tones;

Intervall = Zeit vom Ende des I. Herztones bis zum Anfang des II.;

Pause = Zeitabschnitt vom Ende des II. Tones bis zum Beginn des nächsten I. Tones.

Schallphase und Pause setzen die Herzperiode zusammen. Die sehr variabele Beziehung der beiden Zeitabschnitte $\frac{\text{Schallphase}}{\text{Pause}}$ ist der Phasenindex.

Ein Beispiel möge das erläutern. Bei einem gesunden 30 jährigen Manne wurde folgender Befund erhoben:

$$\text{Herzperiode}\begin{cases}\text{Schallphase}\begin{cases}\text{Dauer des I. Tones } 0{,}094''\\ \text{Intervall} \ldots \ldots 0{,}144''\\ \text{Dauer des II. Tones } 0{,}075''\end{cases}0{,}313''\\ \text{Pause} \ldots \ldots 0{,}408''\end{cases}0{,}721''.$$

$$\text{Phasenindex } \frac{0{,}313''}{0{,}408''} = \frac{1}{1{,}3}.$$

Die Herztöne unter verschiedenen physiologischen Bedingungen.

Die Dauer des II. Tones ist ebenso wie seine Frequenz veränderlicher als die des I. Tones. Wird die gleiche Person zu verschiedenen Zeiten bei verschiedener Pulszahl untersucht, so findet man, daß bei der höheren Pulsfrequenz (Verkürzung der Diastole) die Dauer des II. Tones ab- und seine Frequenz zunimmt, wie folgendes Beispiel (Tabelle 3) zeigt.

Tabelle 3.
Verhalten des II. Herztones bei verschiedener Herzperiode.

Dauer der Herzperiode	II. Ton	
	mittlere Dauer	mittlere Frequenz
0,588''	0,042''	72
0,566''	0,040''	71
0,536''	0,032''	81

Diese Differenzen stehen in nächster Beziehung zur Arbeitsleistung des Herzens. Es ist seit langem bekannt, daß Muskelarbeit zur Verkürzung der Herzperiode und hauptsächlich der Diastole führt, auch (seit Donders), daß es dabei zu einer Verkürzung der Systole kommen kann. Das hat sich auch am Elektrokardiogramm gezeigt. Müller und Nicolai (l. c. 83) stellten in weiterer Vervollständigung einiger Beobachtungen von Einthoven fest, daß unter dem Einfluß energischer Arbeitsleistung die Systole, d. h. das Intervall vom Beginn der

Vorhofzacke bis zum Ende der Nachschwankung des Elektrokardiogramms kleiner wird, die „Überleitungsperiode" vom Beginn der Vorhoferhebung bis zum Beginn der Kammerzacke keine konstante Veränderung erleidet, ferner die Höhe der Ventrikelzacke ab-, die der Nachschwankung aber zunimmt. Ich selbst habe an einem älteren Manne, der angestrengt gearbeitet hatte, die gleichen Erfahrungen gemacht, wie aus den Angaben der Tabelle 4, die das Mittel zahlreicher Aufnahmen repräsentiert, hervorgeht.

Tabelle 4.
Verhalten des Elektrokardiogramms bei Muskelarbeit.

	Herzperiode	Dauer der Vorhoferhebung	Periode vom Ende der Vorhoferhebung bis zum Beginn der Ventrikelzacke	Dauer der Ventrikelzacke	Periode vom Ende der Ventrikelzacke bis zum Anfang der Finalschwankung	Dauer der Finalschwankung	Periode vom Ende der Finalschwankung bis zum Beginn der Vorhoferhebung	Gesamtsystole
Vor der Arbeit	0,665″	0,100″	0,057″	0,087″	0,117″	0,117″	0,187″	0,478″
Sogleich nach der Arbeit	0,531″	0,086″	0,057″	0,089″	0,093″	0,132″	0,074″	0,457″

Auf der Abszisse verhielt sich
der 1. Abschnitt der Vorhofzacke zum 2. wie 53,5 % : 46,5 %;
„ 1. „ „ Kammerzacke „ 2. „ 28 % : 72 %
„ 1. „ „ Nachschwankg. „ 2. „ 46 % : 54 %.

Es ist wichtig zu wissen, daß diese Beobachtungen bis ins einzelne mit den Veränderungen des Elektrokardiogramms, die Rothberger und Winterberg (l. c. 92) nach beiderseitiger Reizung der N. accelerantes sahen, übereinstimmen.

Bei der eben erwähnten Person wurden gleichzeitig bezüglich der Herztöne folgende Beobachtungen (Tabelle 5) gemacht:

Tabelle 5.
Verhalten der Herztöne bei Muskelarbeit.

	I. Herzspitzenton		II. Herzspitzenton	
	Dauer	Schwingung. pro Sekunde	Dauer	Schwingung. pro Sekunde
Vor der Arbeit	0,115″	48,7	0,064″	60,1
Sogleich nach der Arbeit . .	0,132″	46,7	0,057″	75,5

Hiernach nahm die Dauer des I. Tones etwas zu, die des II. ab. Die Frequenz des I. Tones blieb auf gleicher Höhe, die des II. dagegen stieg an, woraus hervorgeht, daß der II. Ton unter dem Einfluß der Arbeit ebenso erhebliche Veränderungen durchmacht wie die Diastole überhaupt. Er wird kürzer, höher und stärker, scheint also von der Geschwindigkeit, mit der sich die Oszillationen des schwingungsfähigen elastischen Systems des Anfangsteiles der Aorta vollziehen, abhängig zu sein. Die Ursache der Divergenz, die in dem Verhalten des I. und II. Tones unter diesen Verhältnissen beobachtet wird, ist ohne Zweifel in der wesentlich verschiedenen Entstehungsart der beiderlei Schallerscheinungen zu suchen.

Superponierte Herztonfiguren.

Die Luft-Schallschwingungen des Herzschalles, die wir mit dem Ohr wahrnehmen, haben ihre Quelle in Organvibrationen von derselben Frequenz und von demselben Charakter, aber von größerer Amplitude. Die letzteren werden an die Oberfläche der Brustwand fortgepflanzt und können hier, wenn sie — wie es bei manchen Kranken der Fall ist — sehr intensiv sind, sogar gefühlt werden. Sie teilen sich auch der die Brustwand umgebenden Luft mit und addieren sich zu den eigentlichen Schallschwingungen.

Ein Beispiel möge das erläutern. Wird eine Stimmgabel angeschlagen, so führt sie eine Reihe von Schwingungen aus, die ihrer Schwingungszahl entsprechen. Verbindet man diese Gabel mit einem Schreibstift, so zeichnet bei geeigneter bekannter Vorrichtung der Stift die Gabelvibrationen ohne Schwierigkeit auf. Das ist das älteste primitive Modell eines Schallschreibers. Die Luftamplituden haben hier auf die Bewegungen des Schreibstiftes keinen Einfluß; denn sie sind zu schwach, um ihn in Bewegung zu setzen. Würden sie es tun, so würde man Oszillationen erhalten, die, obwohl an Amplitude geringer, durchaus Frequenz und Charakter der Stimmgabelschwingungen besäßen. So ist es auch, um ein weiteres Beispiel zu nennen, verschieden, ob man die beim Sprechen oder Singen erfolgenden Vibrationen des Kehlkopfes schreibt oder ihren Effekt, Sprache und Gesang. Das letztere ist viel schwieriger, da hier die Amplituden bedeutend kleiner sind.

Ähnlich ist es beim Herzschall. Werden hier die primären Schwingungen, die sich an die Brustwand fortgepflanzt haben, in ein Rohr aufgefangen und darin einer geeigneten Registriervorrichtung zugeführt, so wird diese viel größere Impulse empfangen, als wenn nur die sekundären, allerdings günstigeren Fortpflanzungsgesetzen gehorchenden Schallschwingungen der Luft nach der oben beschriebenen Methode zu ihr geleitet sind. Dies zumal, da in diesem Falle der dämpfende Einfluß der zwischengeschalteten Membran, die die Schallwellen immerhin mit Verlust, die fortgepflanzten primären Schwingungen nur mit völliger Absorption passieren können, wegfällt.

Bei der direkten, ungehinderten Zuführung der Schwingungen von der vorderen Brustwand nach dem Registrierapparat werden aber nicht nur die dem Herzschall entsprechenden primären und sekundären Schwingungen auf die Registriervorrichtung übertragen, sondern außerdem noch Luftbewegungen von verschiedener Frequenz und von relativ großer Amplitude, die der rhythmischen Bewegung des Herzens ihre Entstehung verdanken. Es wird also ein Komplex von Schwingungen aufgezeichnet, der sich sowohl aus dem auf einer Form- und Ortsveränderung des Herzens beruhenden „Herzstoß" wie aus dem „Herzschall" zusammensetzt. Dieses Kompositum muß analysiert werden.

In der Regel gelingt dies leicht, wenn die den Schall registrierende Schreibvorrichtung auch den Herzstoß in der bekannten Form aufzuzeichnen vermag, also z. B. dann, wenn die Membran des Registrierapparates sehr stark durchgedrückt werden kann. Dies ist bei vielen der angegebenen Einrichtungen der Fall. So zeigt Fig. 61 mit der Frankschen Methode auf den Herzstoß superponierte frequentere Schwingungen. Figur 62 zeigt mit meiner Methode auf die gewöhnliche Trapezform der Herzstoßkurve aufgezeichnete Schalloszillationen des I. Spitzentones (Herzperiode 0,833″, Frequenz 57 Schwingungen pro Sekunde). Der II. Ton ist hier nicht sichtbar. Fig. 63 zeigt ein ähnliches

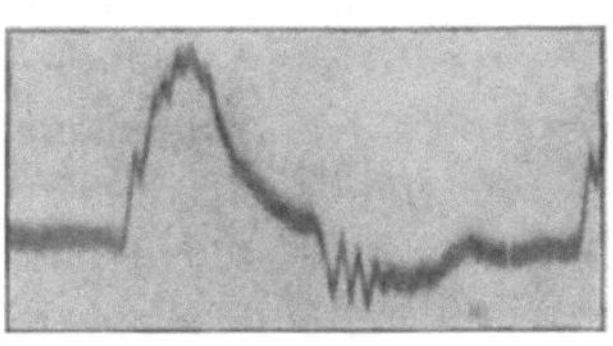

Fig. 61.
Gemischte Kurve,
mit O. Franks Methode von
Edens (l. c. 18) aufgenommen.

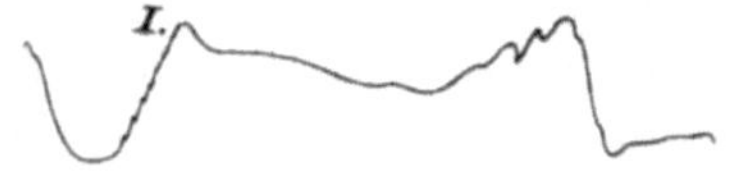

Fig. 62.
Gemischte Spitzenstoß-Schallkurve.

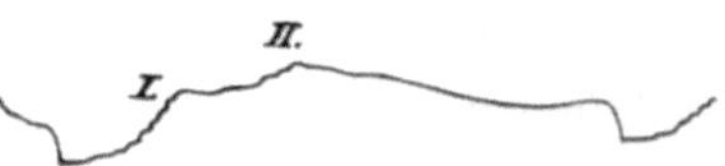

Fig. 63.
Gemischte Spitzenstoß-Schallkurve.

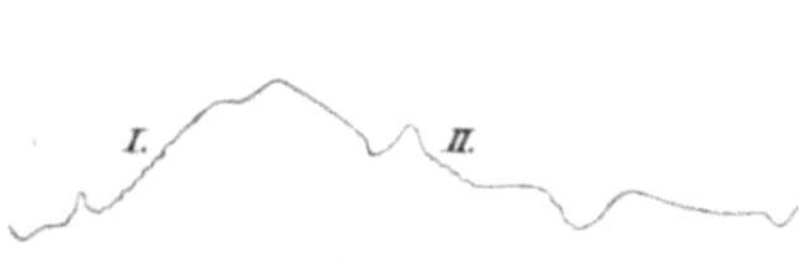

Fig. 64.
Gemischte Herzstoß-Schallkurve.

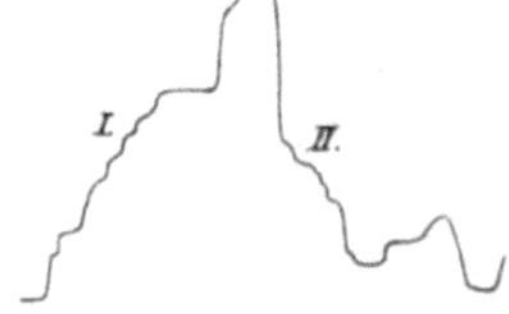

Fig. 65.
Gemischte Herzstoß-Schallkurve.

Bild. Hier sind ebenfalls die 7 Oszillationen des I. Tones, auf die Spitzenstoßkurve aufgesetzt, infolge ihrer höheren Frequenz ohne weiteres erkennbar, ferner auch noch 3 Schwingungen des kürzeren II. Tones zu sehen. Die Fig. 64 und 65 bringen ein Bild der beiden auf die Dreieckform der Herzstoßkurve superponierten Töne.

In allen diesen letzteren Fällen stehen der Erkennung der Schallschwingungen, die bezüglich Dauer und Anzahl der Oszillationen
den schon oben beschriebenen Charakter besitzen, keine Schwierigkeiten entgegen.

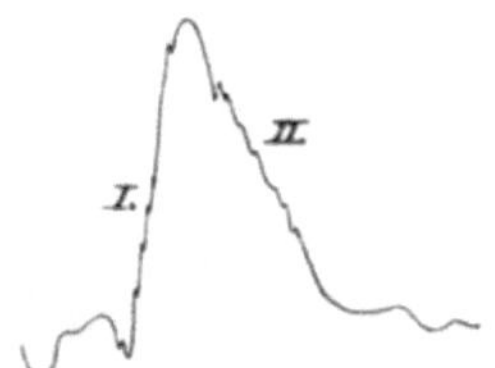

Fig. 66.
Gemischte Puls-Schallkurve.
(2. linker Interkostalraum.)

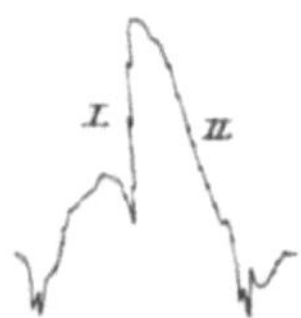

Fig. 67.
Gemischte Carotispuls-Schallkurve.

Wie auf den Spitzenstoß, so können sich die Schallschwingungen
der Herztöne auch auf die übrigen Pulserscheinungen auflagern.
Fig. 66 ist eine Kurve, die von der Auskultationsstelle der Arteria pulmonalis im 2. linken Interkostalraum aufgenommen wurde. Der
I. Ton beginnt hier nicht erst im Beginn der systolischen Erhebung
wie vorhin, sondern schon kurz vor ihrem
Anstieg und endet nach 6 Oszillationen ungefähr in halber Höhe des anakroten Schenkels.
Der II. Ton ist hier deutlicher markiert als der I.
Er beginnt am Ende des ersten Drittels des
absteigenden Schenkels und endet gegen Schluß
des zweiten Drittels nach 6 Schwingungen, von
denen die letzten drei nur äußerst niedrig und
eng zusammen sind.

Die Carotiskurve, Fig. 67, zeigt ähn-
liche Verhältnisse. Der I. Ton beginnt, entsprechend dem späteren Auftreten des Carotispulses, von dessen häufigster Figur die Abbildung
68 eine Darstellung gibt, kurz nach dem Beginn der Vorerhebung und findet vor Beginn
der steilen Zacke schon sein Ende. Der II. Ton
nimmt kurz nach der Höhe des absteigenden

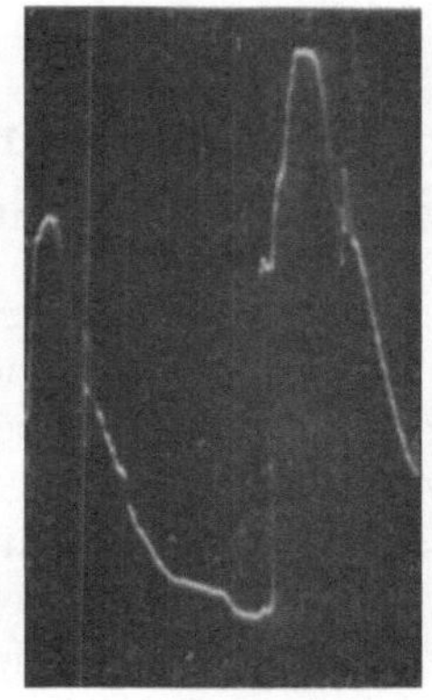

Fig. 68.
Carotispulskurve.

Schenkels seinen Anfang. Er besitzt auch hier, wie es schon bei der an
der Pulmonalis-Auskultationsstelle geschriebenen Kurve der Fall war,
mehr Oszillationen als der II. Ton der über dem Spitzenstoß mit dem
Membranaufnahmetrichter aufgezeichneten reinen Schallkurve, 6—7,
von denen ebenfalls die letzten 3—4 eng zusammen stehen und eine
sehr geringe Amplitude besitzen.

Es ergibt sich also hier an beiden Kurven, daß die Lage der als Schalloszillationen angesprochenen Erhebungen der Kurven nicht von den Pulsationsbewegungen abhängt, was nur bei Oszillationen anderer Genese, also z. B. Schallschwingungen, möglich ist. Diese Schwingungen entsprechen ferner, soweit das so ohne weiteres zu beurteilen ist, durchaus hinsichtlich ihrer Lage und ihres akustischen Charakters dem Auskultationsbefund. Es verdient auch Beachtung, daß die superponierten Schwingungen oft länger andauern und besonders die Amplituden der Schallschwingungen der gemischten Stoß-Schallkurve größer sind als die der reinen Schallkurve, somit die Methode der Schall-Pulsschrift die ergiebigere ist.

Die Deutung der Stoßfiguren der Herzbasis macht noch größere Schwierigkeiten als die des Herzspitzen- oder Herzkammerstoßes, weil hier die Ortsveränderungen der Abnahmestellen sehr komplizieren. In der Austreibungszeit wird das Blut in die Aorta und in die Pulmonalis getrieben. Diese Gefäße werden hierdurch gestreckt und drücken die Atrioventrikulargrenze nach unten. Ferner erfolgt zu derselben Zeit mit gleicher Wirkung der ballistische Rückstoß und die Erweiterung der Vorkammern durch die Füllung der Kranzgefäße der Vorhöfe, durch das Heruntersteigen der Kammerbasis und durch den eventuellen Druckrest in der Arteria pulmonalis.

Über die durch Öffnung des schallzuleitenden Systems reduzierte gemischte Stoß-Schallkurve des gesunden Menschen.

Wird die Aufzeichnung von Schwingungen mit Membranen vorgenommen, welche relativ starr sind und sich nur wenig durchzubiegen vermögen, wie z. B. eine Eisenmembran, so äußert sich diese Eigenschaft der Membran in einer Dämpfung der empfangenen Schwingungen. Wie diese die Herzstoßkurve modifiziert, ist aus der Fig. 69 zu ersehen. Die Kurve stellt eine Aufnahme Einthovens dar, für die ich den genannten Entstehungsmodus bereits früher nachgewiesen habe. Ein weiteres eigenes Beispiel einer solchen reduzierten gemischten Spitzenstoß-Schallkurve bringt Fig. 70. Diese Kurve wurde vermittels eines Telephons, in dessen Stromkreis wie bei Einthovens Verfahren ein Saitengalvanometer eingeschaltet war, aufgezeichnet.

Es gibt noch andere erwiesene Möglichkeiten, den Stoß der Pulskurve zu dämpfen, so die Zwischenlagerung von stoßhemmenden dünnen Platten zwischen Aufnahmetrichter und Brustwand, oder die Belastung der schwingenden Membran durch Übertragungsvorrichtungen von größerem Gewicht.

Am häufigsten angewandt wurde seit Einthovens Vorgang die Herstellung einer Kommunikation der im Zuleitungsrohr eingeschlossenen Luft mit der äußeren, die eines „offenen Zuleitungssystems", wie ich es kurz nennen will, und wie es bereits oben in der technischen Einleitung (S. 45 Fig. 47) beschrieben wurde. Diese Methodik wurde

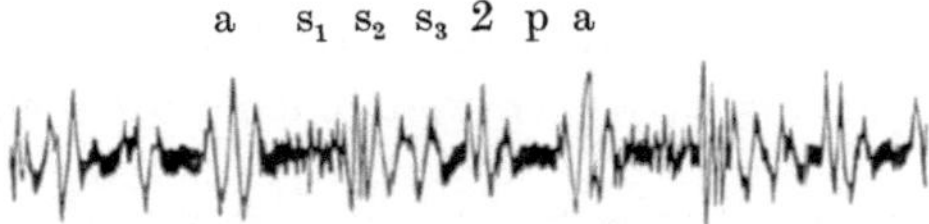

Fig. 69.
Gemischte Stoß-Schallkurve von Einthoven (l. c. 24, Fig. 10).
a, s₃ und p = Spitzenstoßerhebungen. s₁ und s₂ = systolisches Geräusch.
2 = II. Herzton.

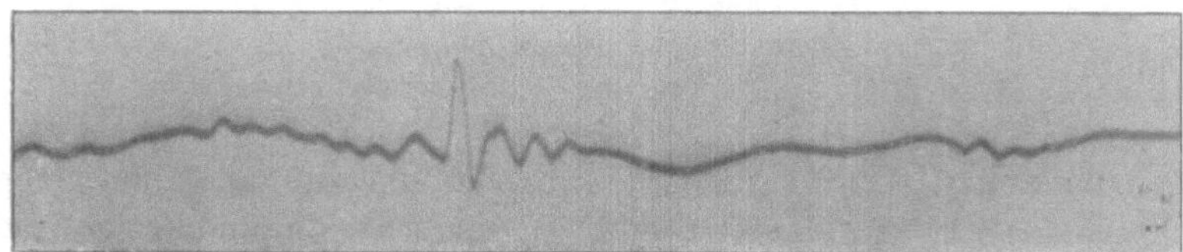

Fig. 70.
Telephonaufnahme bei Mitralstenose.

zu dem Zweck erfunden, die Spitzenstoßelemente vollständig aus den Kurven zu entfernen, um auf diesem Wege reine Schallkurven zu gewinnen. Daß dieser Zweck so nicht erreicht wird, und das Verfahren kein zuverlässiges Mittel zur Entfernung der Stoßbewegungen darstellt, insofern in manchen auf solche Weise gewonnenen veröffentlichten Kurven noch zu Irrtümern in der Deutung Anlaß gebende Reste des Herzstoßes vorhanden sind, habe ich schon früher gezeigt. Es ist aber schon deshalb notwendig, noch weiteres Material zu dieser Frage beizubringen, weil fast alle Autoren (Einthoven, Frank, Weiß und ihre Anhänger, Ohm), wie sich an manchen ihrer Kurven, auch wo es nicht direkt angegeben wurde, erkennen läßt, sich dieser Methodik bedient haben, und nur die genaue Kenntnis der Wirkungsweise der Öffnung des Zuleitungssystems über den Wert der meisten veröffentlichten Kurven Aufklärung bringen kann. Ich werde deshalb im speziellen in den folgenden Mitteilungen hierauf eingehen und an der Hand solcher Aufnahmen zeigen, daß die Entfernung der Spitzenstoßelemente der Pulsationskurve dem Grade der Öffnung entspricht und auch diese Methode im Prinzip auf Dämpfung beruht.

Figur 71 zeigt eine solche Kurve, die der Form der normalen Spitzenstoßkurve noch sehr nahe steht. Es ist aber hier schon deutlich zu erkennen, daß die Ordinaten der Exkursionen relativ gering sind. Figur 72 ist die Kurve derselben Person, unter denselben Bedingungen aufgenommen, nur stärker gedämpft und zwar wiederum, wie an den oben gebrachten Beispielen schon erkannt werden konnte, in der Weise, daß die primär großen Exkursionen unverhältnismäßig stärker verkleinert sind als die an und für sich schon kleineren Amplituden. Den weiteren Fortschritt stellt Figur 73 dar, in der sich die in der ersten Kurve vorhandenen frequenteren Schwin-

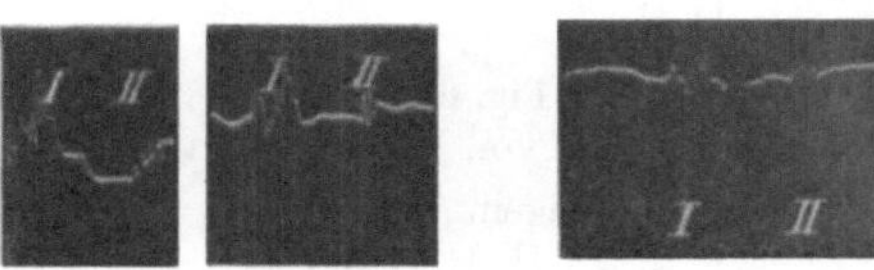

Fig. 71.   Fig. 72.   Fig. 73.
Transformation der Herzstoßkurve.
1. Grad.   2. Grad.   3. Grad.

gungen zu zwei Gruppen gesammelt haben, die auf eine nur wenig wellig gebogene Linie aufgesetzt sind. So bildet sich allmählich sowohl bei Gesunden wie bei Kranken eine Kurve aus, die aus zwei Gruppen von Oszillationen, die auf eine völlig gerade verlaufende Linie interponiert sind, besteht. Kurven, die nachweislich den bei offenem

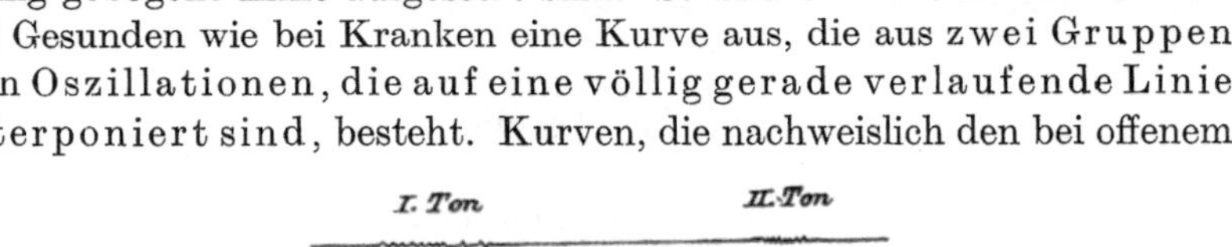

Fig. 74.
Herzspitzentöne (offenes Zuleitungssystem).

Fig. 75.   Fig. 76.
Herzschall eines Kindes, im 2. linken   Herzschall eines Kindes, im 2. linken
Interkostalraum, bei offenem Zuleitungs-   Interkostalraum, bei offenem Zuleitungs-
system aufgenommen.   system aufgenommen.

System geschriebenen Herzschall wiedergeben, wie z. B. Figur 74 es für die Spitzentöne einer erwachsenen Person, Figur 75 und 76 für die Pulmonaltöne eines Kindes tun, sind dann im Aussehen nicht von solchen Kurven zu unterscheiden.

Hierzu kommt, daß die erste und zweite Schwingungsgruppe der Stoßkurve mannigfache Veränderungen eingehen kann. Die Figuren 77—80 zeigen vier Modifikationen der ersteren, die alle von derselben Person herrühren, und bei denen es sich nicht um das Abbild des I. Tones handelt. Besondere Formen entstehen namentlich dann, wenn die

Dämpfung des aufzeichnenden Registrierapparates herabgesetzt wird,
wie die Fig. 81, die über der Herzspitze aufgencmmen wurde, zeigt,

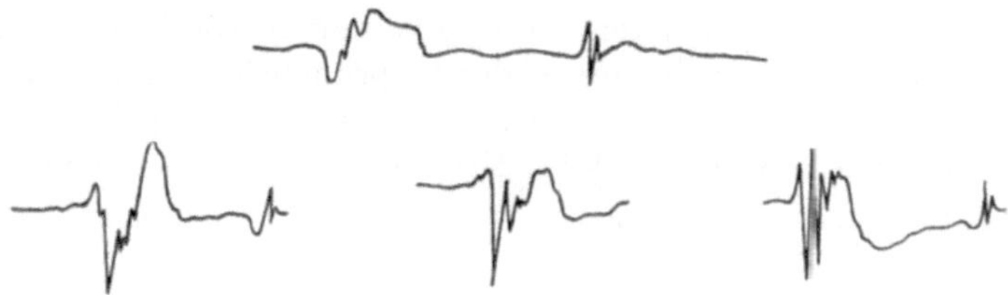

Fig. 77—80.
Transformation der ersten Schwingungsgruppe der Herzstoßkurve.

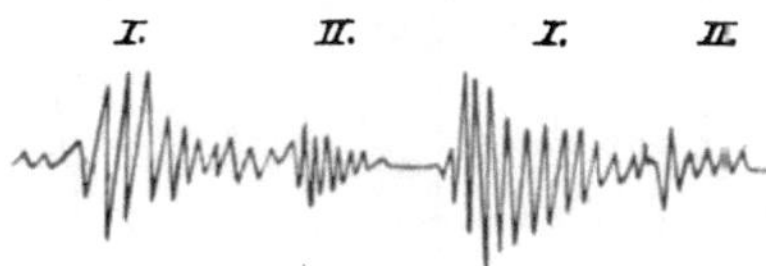

Fig. 81.
Erste Schwingungsgruppe der Herzstoßkurve bei vermindertem Dämpfungsgrad
der Membran und offenem Zuleitungssystem.

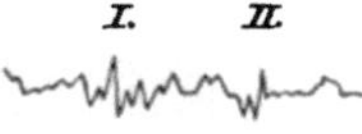

Fig. 82.
Gemischte Herzstoß-Schallkurve, im 2. linken Interkostalraum, bei offenem Zuleitungssystem aufgenommen.

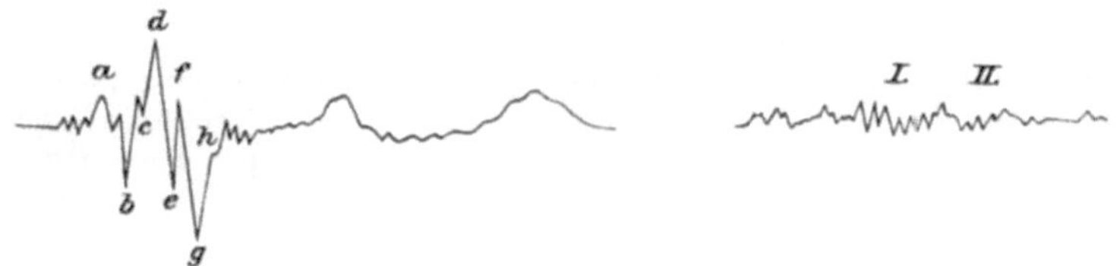

Fig. 83.   Fig. 84.
Gemischte Spitzenstoß-Schallkurve (offenes Zuleitungssystem).

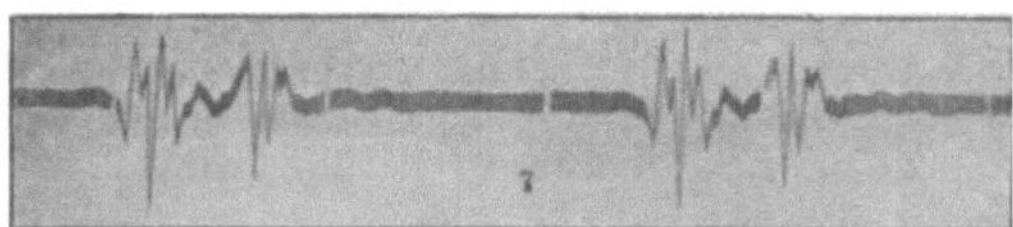

Fig. 85.
Herztöne nach Frank (l. c. 28, S. 524, Fig. 30).

ferner bei einer Mischung von Schalloszillationen mit Spitzenstoß-
elementen von geringer Amplitude, wofür die Abbildungen 82 (Pulmonalis), 83 und 84 (Spitzenstoß) Beispiele sind.

Es sind hiernach unschwer in den Kurven anderer Autoren die
hier besprochenen Typen wieder zu erkennen. So sind z. B. Fig. 85 und
(z. T.) 86, die von Frank stammen, ferner die entsprechende Fig. 87,
reduzierte Kurven. Es gehören ferner alle Kurven von Weiß hierhin,
in denen auch mitunter die Reste der ursprünglichen Herzstoßkurve
noch nachgewiesen werden können, so besonders deutlich in Fig. 7
der im Deutschen Archiv f. klin. Medizin Band 98 veröffentlichten
Arbeit.

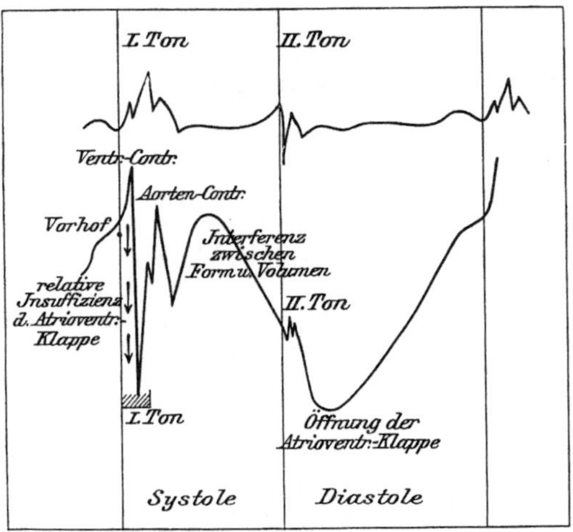

Fig. 86.
Herztöne nach Frank (l. c. 29, S. 289).
Oben: „Herzton“-Kurve, mittels Phonendoskop mit seitlicher Öffnung (offenes
Zuleitungssystem) registriert. — Unten: Cardiogramm mit „Herztönen“ (ge-
schlossenes Zuleitungssystem), von der Thoraxwand der 4. Rippe beim Hund
aufgenommen.

Die Gefahren der Aufzeichnung mit offenem Zuleitungssystem.

Werden die Herztöne auf einige Distanz hin gehört, und ist dabei
die Spitzenstoßpulsation von der gewöhnlichen Stärke, so garantiert
die Methode, das Zuleitungsrohr 1—2 cm von der Membran ab zu halten
und nach allen Seiten hin freie Kommunikation mit der äußeren Luft
zu schaffen, vollkommen die Gewinnung einer reinen Schallkurve. Beim
gesunden Menschen habe ich selbst ein solches Phänomen noch nicht
beobachtet, wohl einmal bei einer Kranken, die an Mitralinsuffizienz litt.
Ich werde später die betreffende Kurve bringen (Fig. 115, S. 102). In der

Regel muß, um eine Aufzeichnung von befriedigender Amplitude zu
erhalten, das Zuleitungsrohr nahe an die Schreibvorrichtung heran-
gebracht werden, so daß mehr oder weniger die eben beschriebenen
Verhältnisse sich vorfinden. Es fragt sich also, ob die Scheidung der
Herzstoß- und Schallanteile auch in solchen Kurven zuverlässig genug
geschehen kann.

Dies ist nun nicht immer der Fall; denn werden die oben gebrachten
Bilder der Herzstoßtransformation (Fig. 77—80) mit der abgebildeten
Frankschen (Fig. 85) oder mit der mittels Franks Methode von
Edens aufgenommenen Kurve 87 zusammengehalten, so springt die
auffallende Ähnlichkeit zwischen ihnen ohne weiteres in die Augen.
Die von mir aufgenommene Kurve ist aber sicherlich keine Schallkurve; denn die Herztöne waren bei der betreffenden Person infolge
reichlichen Fettpolsters so leise, daß hier
von einer Registrierung keine Rede sein konnte.
Trotzdem waren die Schwingungszahlen beider
Gruppen (38,3 Schwingungen pro Sekunde für
die I., 47,8 für die II.) und die Dauer (0,131″
für die I. und 0,042″ für die II. Gruppe) durchaus noch solche, wie sie gelegentlich wohl auch
den Herztönen zukommen können. In anderen
ähnlichen Fällen lagen die Frequenzen noch
beträchtlich höher, in wieder anderen aber so
niedrig, daß eine Korrespondenz mit dem Herzschall, wie der Vergleich am Musikinstrument
ergab, ausgeschlossen war.

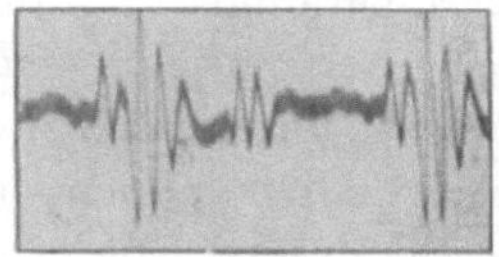

Fig. 87.
Herztonkurve von Edens
(Frank's Methode, l. c.
18, Taf. II, Fig. 4).

Es spricht auch folgende eigene Erfahrung dafür, daß eine Täuschung
in der Deutung solcher Kurven nur zu leicht eintreten kann. Ich habe
einmal den Spitzenstoß in der Weise aufgenommen, daß ein Aufnahmetrichter mittels T-Stück die Erschütterungen in zwei Zuleitungsrohren
den beiden verschieden stark gedämpften Membranen meines Apparates
zuführte. Das Bild einer Gruppe der erhaltenen Kurven nun besaß vollkommen das Aussehen der „I. Ton"-Gruppe der Frankschen Kurve (Figur
85). Die Frequenz der ersten Schwingungsgruppe (54 Schwingungen pro
Sekunde) stimmte mit der des I. Herztones der jungen weiblichen
Person, von der die Aufnahmen gemacht wurden, überein. Somit
lag es nahe, in der Kurve eine recht schöne Schallkurve zu sehen.
Es mußte aber stutzig machen, daß die Frequenz der zweiten
Oszillationsgruppe mit 50 Schwingungen pro Sekunde niedriger
als die der ersten war. Das Rätsel löste sich, als ich in derselben
Weise bei größerer Herzperiode Kurven aufnahm. Jetzt nahm die
„Ton"dauer ebenfalls zu, die Schwingungszahl aber ab, und zwar unter
einen annehmbaren Wert, wobei Dauer und Schwingungszahl umgekehrt

proportional gingen. Das heißt also, daß die erste Schwingungsgruppe
bei der Verlängerung der Herzperiode unter Wahrung der Anzahl
der Einzelexkursionen und des sonstigen Charakters einfach auseinander-
gezogen wurde. Es konnte sich somit hier keinesfalls um interponierte
Schallschwingungen handeln, sondern die zuerst registrierte Schwingungsgruppe bestand aus Spitzenstoßanteilen, die Schalloszillationen
täuschend imitierten.

Die zeitlichen Beziehungen der Herztöne zum Herzstoß.

Die Beziehung der Herztöne zum Kardiogramm ist, seit überhaupt
von einer Registrierung der Herztöne die Rede ist, die gesuchteste
gewesen. Ihr Wert wird aber sowohl durch die Variabilität der Herzstoßkurve wie durch die Unsicherheit in der Deutung der einzelnen Teile des
Kardiogramms geschmälert. Die ersteren Schwierigkeiten liegen auch
bei guter Methodik der Aufzeichnung darin begründet, daß die Bedingungen, unter denen die Aufnahmen geschehen, allzu sehr wechseln. Es
ist deshalb vor allem bei Herzkranken notwendig, sich zuerst durch die
physikalische Untersuchung der Herzlage (Röntgendurchleuchtung)
darüber zu vergewissern, welcher Punkt der Vorderfläche des Herzens
im gegebenen Falle die Kurve schreibt und den Spitzenstoß erzeugt.
Eine weitere Schwierigkeit wird dadurch in die Kardiographie eingeführt, daß die Veränderung der Form des tätigen Herzens mit einer
Ortsveränderung der den Herzstoß bildenden Teile sich verbindet
und diese letztere an verschiedenen Stellen eine andere ist. Ferner
modifiziert auch die Atmung mitunter erheblich die Stoßkurve.

Wie große Schwierigkeiten mitunter die Polymorphie der Herzstoßkurve der Deutung des Kardiogramms bereiten kann, mag aus
folgendem entnommen werden, wobei ich eine Reihe von Kardio-
grammen, die alle von derselben Kranken, die an Stenose und Insuffizienz der Aortenklappe litt, herrühren, zugrunde lege. Diese Herz-
stoßfiguren sind aus einer Serie von ungefähr 50 Aufnahmen, die alle
hintereinander in einem Zuge registriert wurden, herausgenommen
und hier ihrer genetischen Zusammengehörigkeit nach zusammengestellt
worden. Ich bemerke noch, daß hier keine durch die Atmung eventuell
verursachte Wellenbewegung der Kurven vorhanden war. Die meisten
Einzelheiten weist in dieser Serie die Fig. 88 auf, von der deshalb am
besten ausgegangen wird. Es sind hier 6 gut ausgebildete Erhebungen
sichtbar. Mit dem Anstieg der Kurve beginnt die präsphygmische
Periode; b gehört der Austreibungsperiode an. Zwischen e und f liegt
der Anfang der Diastole; f entspricht etwa dem Beginn des II. Herztones.

In Figur 89 ist die Einsenkung bei c tiefer geworden; a ist nicht
sichtbar. In der 2. Periode dieser Figur ist die systolische Ver-
tiefung noch stärker ausgeprägt, desgleichen in Figur 90. In der Fig. 91
tritt die erste Erhebung a wieder stärker hervor, so daß a—b fast ein
Plateau bildet. In der 2. Periode derselben Kurve fällt die Senkung c
fast fort, so daß, wenn der Zusammenhang mit der ersten Periode
fehlen würde, große Schwierigkeiten für die Analyse entstehen müßten.
In der Figur 92 hinwiederum bilden die beiden Wellen d und e ein

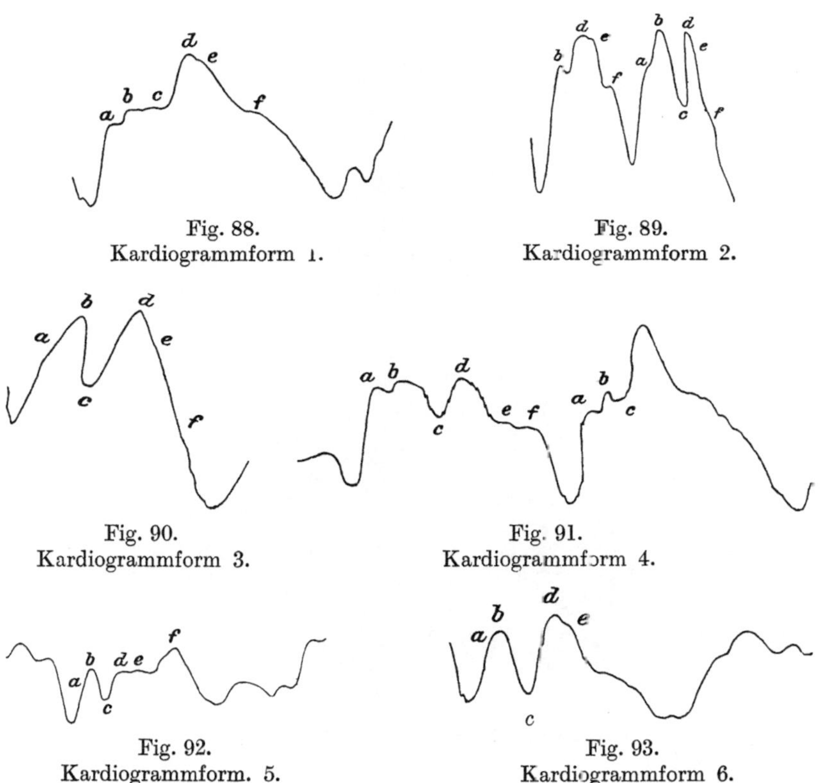

Fig. 88.
Kardiogrammform 1.

Fig. 89.
Kardiogrammform 2.

Fig. 90.
Kardiogrammform 3.

Fig. 91.
Kardiogrammform 4.

Fig. 92.
Kardiogrammform. 5.

Fig. 93.
Kardiogrammform 6.

Plateau, und die in den übrigen Kurven fast verschwindende Welle f
tritt besonders stark auf. In der Figur 93 vollends hat die zweite Senkung c eine solche Tiefe erlangt, daß ein Zusammenhang mit der folgenden Welle kaum möglich erscheint. Es ist offenkundig, daß hier, wenn
z. B. in dem einen Falle Kurven des Typus 2 (Fig. 89), in einem späteren
solche des Typus 6 (Fig. 93) geschrieben werden, die größten Schwierigkeiten entstehen können, und z. B. leicht die Frage auftreten kann,
ob nicht etwa in der Fig. 93 mit c eine Herzperiode mit mangelhafter
Ausbildung der Erhebungen a, b, e und f — was leicht vorkommen kann

— endet, und der Kurvenzug c—d—e—f einen Typus der Fig. 89 repräsentiert. Die Schwierigkeiten werden noch größer, wenn die Respirationsbewegung des Thorax und die Einschiebung der Lungen zwischen Herz und Brustwand die Kurvenzüge in eine Wellenform zwingt und verzerrt.

Nun wäre es aber falsch, daraufhin die Kardiographie zu verwerfen, sondern im Gegenteil muß es das nächste Ziel sein, die doch sicherlich hinsichtlich ihres Ursprunges ergründbaren Variationen der Herzstoß

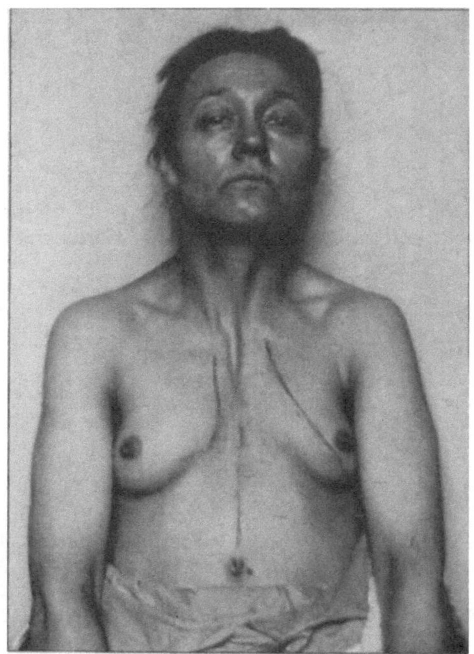

Fig. 94.
Kranke mit Fissura sterni.   Ruhestellung.

figuren zu erklären und damit eine physiologische und klinische Verwertbarkeit des Kardiogramms anzubahnen. Dazu ist es vor allem notwendig, sich über die allen Kurven gemeinsamen Haupterhebungen des Kardiogramms zu orientieren. Am zweckmäßigsten geschieht dies durch die gleichzeitigen Aufzeichnungen des Gefäßpulses, besonders aber durch die des Elektrokardiogramms.

Die Herzstoßkurve wird in der Hauptsache durch die niedrige „Vorhofwelle", die große systolische Erhebung und eine dem Anfang der Diastole zugerechnete Welle charakterisiert. Diesen Wellen können sich andere, sowohl systolische wie diastolische, hinzugesellen.

Die sogenannte „Vorhofzacke" der Spitzenstoßkurve ist recht
wenig konstant und wechselt mitunter auch in derselben Aufnahmeserie
an derselben Person ihre zeitlichen und gestaltlichen Beziehungen zur
Kammererhebung ganz außerordentlich. Diese präsphygmische Welle
hängt wahrscheinlich mit der durch das Einströmen des Blutes herbeigeführten Ausdehnung der Herzkammern zusammen, wie namentlich
durch die Erfahrungen über die Beziehung dieser Erhebung zur Druckkurve und zum Elektrokardiogramm sehr wahrscheinlich gemacht ist.

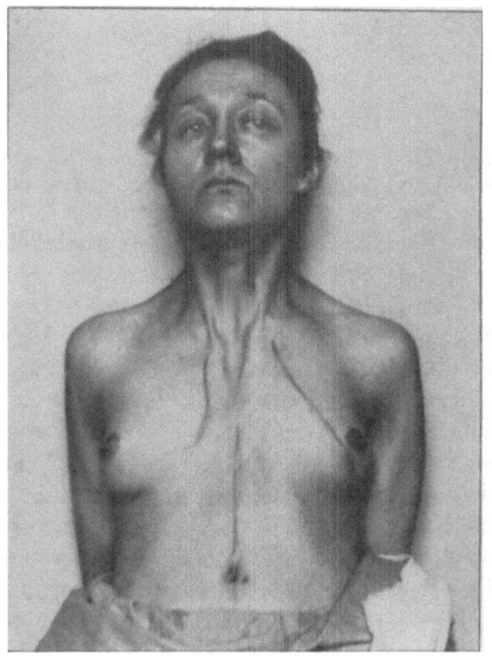

Fig. 95.
Kranke mit Fissura sterni.   Maximale inspiratorische Thoraxdehnung.

Außerdem aber geht aus folgender Beobachtung die enge Beziehung dieser Welle zur Vorhofarbeit hervor. Bei einer Kranken,
die ich zusammen mit A. Loewy zu untersuchen Gelegenheit hatte,
war es möglich, Kurven vom rechten Vorhof und rechten Ventrikel
gleichzeitig zu registrieren, da das Brustbein der Kranken gespalten
war. Die Figuren 94 und 95 geben eine Ansicht dieser angeborenen
Mißbildung. Die erste (94) stellt die Person bei ruhiger Atmung dar.
Auf die Brust waren mit dem Orthodiagraphen die Herzgrenzen aufgezeichnet worden. Die Figur 95 gibt eine Vorstellung von der Dehnung,
die die Fissur des Sternums bei maximaler Einatmung erfuhr; denn

hier ist sowohl eine beträchtliche Vergrößerung des Spaltes selbst
mit Vorwölbung der ihn bedeckenden Haut, wie ein Auseinander-
weichen der in der Ruhe aufgezeichneten Herzgrenzenlinien infolge
der Thoraxdehnung zu sehen.

Aus den Kurven, die bei der Kranken aufgenommen wurden,
sind einige wichtige Beziehungen abzulesen (Fig. 96). Dabei ist zu

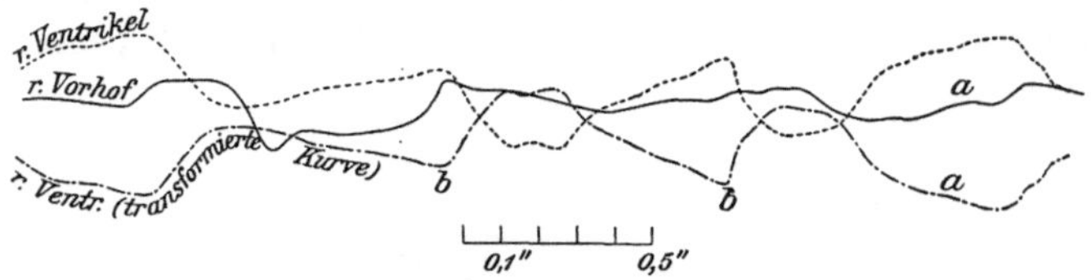

Fig. 96.
Kurven des rechten Vorhofs und der rechten Kammer, bei einer Kranken mit
Fissura sterni aufgenommen. Umgeschriebene Ventrikelkurve.

beachten, daß die Ventrikelkurve infolge des Abrückens der rechten
Kammer während der Systole einer invertierten Spitzenstoßkurve
(linker Ventrikel) entspricht, daß also, was hier aufsteigend, in dem
gewöhnlichen Kardiogramm absteigend ist. Wird die Kammerkurve
zum besseren Verständnis hiernach umgeschrieben, so zeigt sich zunächst,
daß die Vorhofkurve vor der Ventrikelkurve sich erhebt (a), und zwar
fällt dieser Moment des Beginnes der Vorhoferhebung dort, wo in der
transformierten Kammerkurve eine „Vorhofwelle" ausgebildet ist,
mit dieser zeitlich zusammen. Die rekonstruierte Kammerwelle steigt
in dem Augenblicke systolisch an, in dem die Vorhofkurve wieder absinkt
oder ein Plateau zu bilden beginnt. Aus diesen Kurven erhellt, daß die
Vorhofsarbeit entsprechend der üblichen Auffassung an der Erzeugung der „Vorhofswelle" des Kardiogramms beteiligt ist
(vgl. weiter unten S. 87).

Für die wichtigste, mit der Kammerzusammenziehung ein-
hergehende Erhebung ist schon von Chauveau und Marey sowie
Hürthle festgestellt worden, daß sie, wenn sie von der Herzspitze
veranlaßt wurde, im Moment des Anstieges des Kammerdruckes erfolgt.
Ein weiterer Beweis hierfür läßt sich aus folgender Erfahrung herleiten.
Nach Kahn [l. c. 59] beginnt der Anstieg des Kammerdruckes beim
Hund 0,045'' nach dem Anfang der Ventrikelzacke des Elektrokardiogramms, beim Menschen also wahrscheinlich etwas später. Meine eigenen
Beobachtungen gehen dahin, daß der Spitzenstoß beim Menschen
0,049'' nach dem Auftreten derselben Erhebung des Elektrokardiogramms
erfolgt, also in demselben Zeitpunkte, in dem der Druck in der Kammer
zu steigen beginnt. Ein drittes beweisendes Moment ist der direkten
Feststellung am Menschen zu entnehmen, d. i. die Koinzidenz des Be-

ginnes des systolischen Geräusches der Mitralinsuffizienz, das den Blutdurchfluß durch die Kammerklappenöffnung markiert, mit dem Auftreten des Spitzenstoßes. Somit kann nur der Beginn der systolischen Formänderung der gegen die Brustwand andrängenden, systolisch gestreckten rigiden Herzkammer unter günstigen Aufnahmebedingungen die erste systolische Erhebung des Spitzenstoßes erzeugen.

Diese Welle ist fast immer, und zwar am leichtesten zu finden, kann aber unter ungünstigen Umständen auch nur unter Zuhilfenahme der Pulsschrift oder des Elektrokardiogramms mit Sicherheit aufgefunden werden. Hat man dann den Fußpunkt dieser Zacke festgelegt, so gelingt es relativ leicht, die übrigen markanten Stellen der Spitzenstoßkurve aufzufinden und zu deuten, da deren gegenseitige Beziehung stets charakteristische Werte besitzt. Allerdings stehen auch unter — soweit das zu übersehen ist — genau denselben Verhältnissen die einzelnen Abschnitte der Spitzenstoßkurve nicht in so konstanter Beziehung zueinander, wie das bei denjenigen der Elektrokardiogramme einer und derselben Aufnahmeserie der Fall ist. Es sind deshalb immer sehr zahlreiche Aufnahmen notwendig, wenn die Herzstoß- oder speziell die Spitzenstoßkurve mit einigem Gewinn untersucht werden soll.

Mitunter enthält der systolische Abschnitt der Herzstoßkurve zwei große Erhebungen (C. Gerhardt, Fr. Müller), die nach meinen eigenen Beobachtungen nie vom aufzeichnenden Instrument, sondern sicher vom Herzen veranlaßt werden. Nach C. Gerhardt ist diese Doppelzackenbildung, die besonders häufig, wie schon Fr. Müller [82] bemerkt hat, bei starker Hypertrophie des rechten Ventrikels auftritt, auf eine in zwei Absätzen erfolgende Kammerkontraktion zu beziehen. Es wird sich später noch Gelegenheit finden, an Kurven von Kranken zu zeigen, daß diese Anschauung nicht zutrifft, sondern daß diese Erscheinung, wie ich in Übereinstimmung mit Mackenzie (l. c. 72, S. 79) annehmen muß, durch die systolische Ortsveränderung der rechten Kammer herbeigeführt wird. In solchen Fällen entsprach nach meiner Erfahrung die zweite systolische Höhe der einzigen systolischen Welle der häufigeren Form des Spitzenstoßes.

Da der normale I. Herzton in seiner Entstehung an die Kontraktion des Herzmuskels gebunden ist, verdient seine zeitliche Beziehung zu der systolischen Spitzenstoßerhebung vor allem Beachtung. Schon seit langem weiß man, daß er ungefähr mit dem Fußpunkt des anakroten systolischen Schenkels zusammenfällt. Diese Koinzidenz hat ja gerade zu vielen Irrtümern bei den ersten Versuchen, den I. Herzton zu schreiben, Anlaß gegeben. In meinen eigenen Kurven beginnt der I. Herzton im Zeitpunkt des systolischen Anstiegs der Spitzenstoßkurve bzw. 0,01 bis 0,02″ später. Er hört gewöhnlich kurz vor dem Moment, in dem die Kurvenlinie des Spitzen-

stoßes vom systolischen Plateau absinkt, meist im Beginn
oder nach dem Anstieg des Pulses der Arteria carotis, auf.
Da nun in der Regel der Moment des Beginnes des katakroten
systolischen Spitzenstoß-Kurvenschenkels mit dem Einsetzen der
Kammerentleerung in ursächlichen Zusammenhang gebracht wird,
liegt es nahe, die zeitliche Beziehung des I. Herzspitzentones zum
Beginn der Austreibungszeit zu untersuchen.

Über den letzteren Moment der Semilunarklappenöffnung
kann man sich nun in der Weise orientieren, daß man die Verzögerung,
die das Auftreten der Pulswelle in der Karotis gegenüber dem Pulsbeginn
an der Aortenklappe erleidet, berechnet. Der Puls legte z. B. bei einer
Person (l. c. 40, Fig. 12, S. 562, Fall A), für die ich diese Rechnung hier
durchführen will, weil über sie schon in meiner früheren Arbeit die voll-
ständigsten Angaben gemacht wurden, von der Aorta bis zu der Stelle

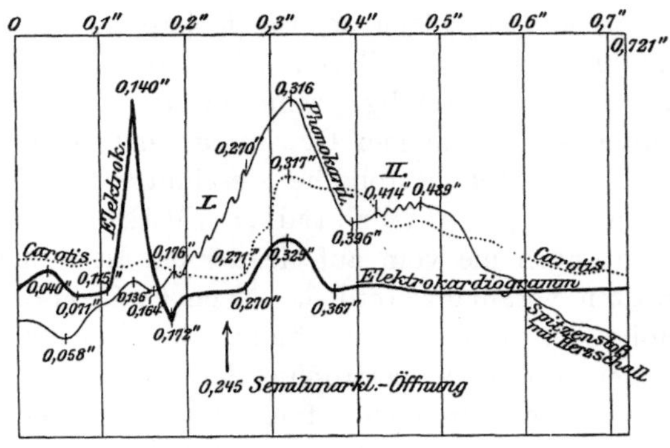

Fig. 97.
Zeitliche Beziehung zwischen Herzschall-, Spitzenstoß-, Karotiskurve und
Elektrokardiogramm (Nach eigenen Untersuchungen an einem 30 jährigen
gesunden Mann).

der Art. carotis, an der die Aufnahmen gemacht wurden, eine Strecke
von etwa 20 cm zurück. Wird mit Edgren [19] angenommen, daß
die Fortpflanzungszeit des Pulses bis zur Arteria carotis im Mittel
0,026″ beträgt[1]), so fällt der Aortendruckbeginn, von der Karotiserhebung
zurückgerechnet, auf den Zeitpunkt 0,245″. (Vergleiche das Schema
Fig. 97). Damit würde der Moment der Semilunarklappenöffnung
genau kurz nach dem ersten Drittel des I. Tones fallen. Die Anspannungszeit beträgt dabei 0,081″. Das ist ein Zeitwert, der mit dem Mittelwert aller bei Tigerstedt [99] namhaft gemachten Untersucher über-
einstimmt.

---

[1]) Nach Hilger 0,02—0,03″

Diese Zeitangabe läßt sich auch noch auf anderem Wege stützen. Wir wissen, daß die Druckkurve der Kammer in ihrem ersten Abschnitte dem systolischen anakroten Schenkel der Spitzenstoßkurve entspricht. Mittels der Druckkurven von Kammer und Aorta des Hundes zusammen läßt sich aber der Zeitpunkt auffinden, in dem die Semilunarklappen sich öffnen müssen; denn dies geschieht in dem Augenblick, in dem der Kammerdruck den Aortendruck eben übertrifft. In diesem Momente nimmt die Anspannungszeit ihr Ende. Nach der Hürthleschen Druckkurven [l. c. 55] kommt nun (vgl. Fig. 98) die Öffnung der Semi-

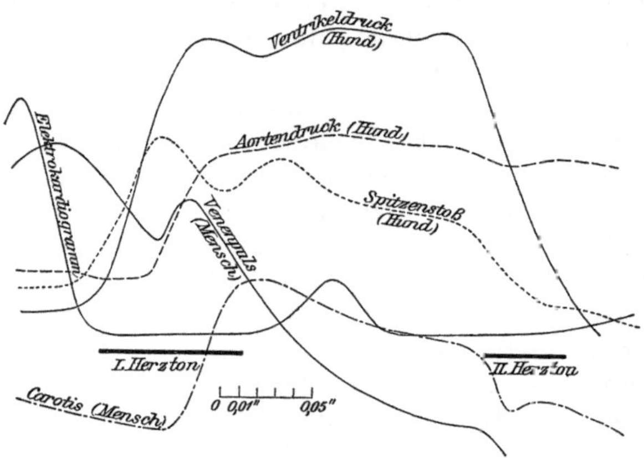

Fig. 98.
Vergleich von Vorhof- und Kammerdruck, Aortendruck, Herzstoß, Karotis- und Venenpuls, Herztönen und Elektrokardiogramm. [1])

lunarklappen kurz nach der Mitte des aufsteigenden Schenkels der Kammerdruck- und Spitzenstoßkurve zu liegen, fällt also in der Spitzenstoßkurve auf den oben schon berechneten Punkt des anakroten Schenkels.

Der Beginn der Austreibungszeit ist also in der Herzstoßkurve durchaus nicht immer durch den Abfall der Kurvenlinie markiert. Gelegentlich steigt der anakrote Schenkel weiter an, obwohl die Austreibung des Blutes aus der Kammer schon erfolgt ist; in anderen Fällen hinwiederum sinkt er vor diesem Zeitpunkt schon ab. Es ist deshalb im allgemeinen unzulässig, das Absinken der Herzstoßkurve mit der genannten Veränderung der Kammerarbeit in Zusammenhang zu bringen, wenn schon für einzelne Fälle eine solche Beziehung evident ist. Nur auf den Anstieg der Kammererhebung als eine den Beginn

---

[1]) Kombiniert nach Hürthle, l. c. 57, S. 279, Fig. 8; Edens, l. c. 18, Fig. 15, S. 236; Kahn, l. c. 59 und 60, S. 324 und eigenen Beobachtungen.]

der Kammerkontraktion anzeigende Marke des Spitzenstoßes ist einigermaßen sicher Verlaß. Über den weiteren Ablauf der systolischen Herzformänderungen wird dagegen kein genügender Aufschluß aus der Herzstoßkurve erhalten.

Der Beginn der Diastole ist im allgemeinen in der Herzstoßkurve nicht mit Sicherheit zu erkennen, obwohl er recht brüsk erfolgt; überhaupt wird über die Verhältnisse der Diastole des Herzens durch die Herzstoßkurve wenig ausgesagt. Sicherlich hängt es mit der Schwierigkeit der Analysierung dieses Abschnittes der Kurve zusammen, daß die Lokalisation des II. Tones auf dem Kardiogramm in den Kurven aus der Zeit vor der Einführung der Herzschallregistrierung ein so vielgestaltiges Bild angenommen hat. Vielleicht trägt aber auch der Umstand, daß das Kardiogramm einmal von der linken, ein andermal von der rechten Kammer aus geschrieben wurde, mit die Schuld.

In der Regel ist in die von der systolischen Höhe zur Abszisse absteigende Abfalllinie der Spitzenstoßkurve gegen das Ende des katakroten Abschnittes hin ein Knick eingeschaltet, nach dem dieser katakrote Kurventeil meist eine andere Richtung erhält. Die übliche Auffassung, daß diese Veränderung der Kurve mit der Erschlaffung der Kammermuskulatur, die erste dikrote Welle mit dem Schluß der Semilunarklappen und den sie begleitenden Umständen, also dem Beginn der Diastole des Herzens, in nahem Zusammenhang steht, ist gut begründet. Hürthle [55] fand z. B. mittels der vergleichenden Messung von Kammer- und Aortendruck den Moment des Semilunarklappenschlusses kurz vor dem Auftreten der dikroten Welle.

Damit steht auch in guter Übereinstimmung, daß der durch die Spannung der Aortenklappen erzeugte II. Ton in den Kurven, in denen eine deutliche Einknickung vorhanden ist, kurze Zeit nach der Basis dieser „Inzisur“ — 0,02″ bis 0,03″ später — einsetzt. Er endet in der Regel zwischen der Mitte und dem Ende der ersten diastolischen Welle des Kardiogramms.

Diese Inzisur der Kurve ist von großer Bedeutung für die Öffnung des Schallzuleitungssystems; denn dabei wächst diese Welle zu einer die erste, systolische an Größe erreichenden Erhebung, wie schon oben gezeigt wurde. Es ist daraus leicht zu verstehen, daß für die Korrektheit der Kurven und besonders für die Sicherung vor Eigenschwingungen die Superposition der Schallschwingungen auf die normale Herzstoßkurve vor der Reduktion der Spitzenstoßerhebungen durch die mehr oder minder große Öffnung des Zuleitungssystems entschieden den Vorzug verdienen muß.

Herztöne und Elektrokardiogramm.

Wichtiger als die zur Herzstoßkurve ist die zeitliche Beziehung der normalen Herztöne zur Aktionsstromkurve des Herzens, weil diese letztere den korrektesten Wegweiser für den Ablauf der Herzarbeit abgibt. Die beiden Kurven wurden von mir mittels Einschaltung der Zeitmarkierungsvorrichtung des Schallregistrierapparates in den Stromkreis der elektromagnetisch betriebenen Elektrokardiogramm-Zeitschreibung in Koinzidenz gebracht. Auf diese Weise wurde zuerst an einer korrekten Schallkurve der zeitliche Zusammenhang zwischen den Herztönen und dem Elektrokardiogramm ermittelt. Ich hatte mich schon früher davon überzeugt, daß es auch keine besonderen Schwierigkeiten macht, den Fadenbehälter des Saitengalvanometers so an dem Schallregistrierapparat unter Entfernung der einen Aufnahmevorrichtung anzubringen, daß der von einer zweiten Lichtquelle belichtete Saitengalvanometerfaden seine Kurven auf denselben Film schreibt. Dadurch wird eine bequemere Berechnung der Kurven ermöglicht, aber die Vielseitigkeit der Verwendung des Apparates beeinträchtigt. Weiß und Joachim [110] haben in jüngster Zeit folgende Methodik angegeben: „Das Saitengalvanometer wird in gewöhnlicher Weise durch Bogenlicht beleuchtet. Das aus dem Projektionsmikroskop austretende Licht wird durch eine Sammellinse auf das Beleuchtungsobjektiv des Phonoskopes geworfen. Auf diese Weise enthält das Licht, das den Hebel des Phonoskopes beleuchtet, das Bild der Saite. Durch geeignete Einstellung der Objektive gelingt es leicht, in einem Gesichtsfelde das Bild der Saite und des Phonoskophebels abzubilden.‘‘

Bei der Einthovenschen Methode werden zur direkten Registrierung entweder 2 Saitengalvanometer, die beide auf eine empfindliche Platte aufzeichnen (siehe die Anordnung von Edelmann, Fig. 32 S. 32), benutzt, oder es werden (Kahn [l. c. 60, S. 321 und 62, S. 607]) Elektrokardiogramm und Herztöne mit derselben Saite aufgezeichnet, wobei die Herztöne der zu untersuchenden Person einem Mikrophon zugeleitet werden und zugleich aber der Aktionsstrom von den Extremitäten abgeleitet wird.

Bezüglich der Resultate der kombinierten Herzton-Elektrokardiogramm-Registrierungen ist nun vor allem zu beachten, daß auch diejenigen Untersucher, welche in lediglich durch den Spitzenstoß ausgelösten Eigenschwingungen Herztöne sehen, zu fast den gleichen Ergebnissen kommen müssen wie diejenigen, welche sich einer völlig korrekten Methodik hinsichtlich der Herzschallaufzeichnung bedienen. Das geht ja aus dem, was oben über die Beziehung des I. Herztones zum systolischen aufsteigenden Schenkel der Spitzenstoßkurve und des II. zur dikroten Welle gesagt wurde,

ohne weiteres hervor. Daher stimmen die bisher von Anderen gebrachten
Angaben, die zum Teil aus offenkundig unkorrekten Kurven abgelesen
sind, teils von solchen herrühren, die wegen der Außerachtlassung
der unten für die Durchprüfung von Herzschallkurven als notwendig
erwiesenen Maßnahmen vorderhand nicht verwendbar erscheinen, mit
den meinigen überein.

Ich selbst habe gefunden, daß der I. Herzspitzenton beim
normalen Menschen 0,06″ nach dem Beginn der Ventrikelzacke laut wird. Er endet mit dem Beginn der Finalschwankung. Der II. Ton beginnt 0,048″ nach dem Ende
der letzteren. Die übrigen Beziehungen veranschaulichen die
Fig. 97 auf S. 82 und Fig. 98.

Weiß und Joachim [l. c. 110] finden ein Zeitintervall von 0,05″
bis 0,07″ zwischen dem Anstieg der Ventrikelzacke und dem Auftreten
des I. Tones, eine Differenz von 0,02″ für die Zeit zwischen dem Ende
der Finalschwankung und dem Anfang des II. Tones.

Aus Einthovens Veröffentlichung läßt sich berechnen, daß der
„I. Ton“ 0,03″ nach dem Ventrikelzackenanfang anzusetzen ist (vgl.
m. frühere Arbeit [l. c. 40, S. 527]). Kahn, [l. c. 62], der mit gleicher
Methode arbeitete, setzt den Beginn des „I. Tones“ ebenfalls 0,028″
nach dem Beginn der Ventrikelzacke, sein Ende auf den Anfang der
Finalschwankung an. Der „II. Ton“ beginnt nach ihm 0,031″ nach dem
Ende der Finalschwankung.

Hinsichtlich der Beziehung der Basistöne zum Elektrokardiogramm sei auf das oben über die zeitliche Koinzidenz zwischen
diesen und den Spitzentönen Gesagte verwiesen, da sie sich daraus
ablesen läßt.

Über den zeitlichen Zusammenhang zwischen Elektrokardiogramm und Spitzenstoß liegen folgende direkte Angaben
vor. Nach Einthoven und de Lint [21] beginnt der Spitzenstoß
0,03″ nach dem Auftreten der Ventrikelzacke (Kapillarelektrometer).
Dieser Zeitbetrag ist von ihnen aus naheliegenden Gründen mit dem
Namen „Latenz“ belegt worden. Es muß aber wohl Kahn darin
durchaus recht gegeben werden, daß er zu Mißdeutungen Anlaß
geben kann. Kahn selbst fand, daß beim Hunde der Druckanstieg
in der Kammer, dessen Beginn dem Auftreten des systolischen Spitzen-
stoßkurvenschenkels synchron ist (Marey, Hürthle), auf das Ende
der Ventrikelzacke, also 0,045″ nach dem Einsetzen der Ventrikelzacke, fällt. Ich selbst fand ebenfalls einen etwas größeren Wert
als Einthoven, 0,049″, und zwar fiel hier der Beginn des
kammersystolischen Anteiles der Spitzenstoßkurve vor das
Ende der Ventrikelzacke.

Da also die systolische, die Kammertätigkeit anzeigende Erhebung

der Spitzenstoßkurve vor dem Ende der Ventrikelzacke liegen kann,
so kann sie — wenn man sich die jetzt wohl allgemein geltende Auffassung, die Kraus und Nicolai [67] über die Deutung des Elektrokardiogramms entwickelt haben, zu eigen macht — nicht wohl ein
Produkt der Arbeit der Treibwerkmuskulatur des Herzens sein; denn die
findet erst nach dem Ende der Ventrikelzacke im Elektrokardiogramm
ihren Ausdruck. Es würde hiernach dieser anakrote Kurventeil noch
während der Papillarmuskelarbeit beginnen und dann im weiteren
Verlauf mit der Treibwerkarbeit zeitlich zusammenfallen. Wird nun
mit Kahn die eigentliche Herzmuskellatenz zu 0,002″ angesetzt,
so würde unter der Voraussetzung, daß die Ventrikelzacke die
Papillarmuskelkontraktion einleitet, der Beginn der Papillarmuskelkontraktion in meiner Mittelkurve (Fig. 97 auf S. 82) kurz vor
die Höhe der der kammersystolischen Erhebung im Spitzenstoß
vorausgehenden Welle (0,117″ nach dem Auftreten der Vorhofzacke des Elektrokardiogramms) fallen. Hiernach wird es sehr
wahrscheinlich, daß die Kontraktion der Papillarmuskeln sich
eben in dieser präsystolischen Erhebung, deren Höhe hier 0,028″
vor dem Beginn der Kammerwelle liegt — nach Fr. Müllers [l. c. 126]
großen Erfahrungen beträgt diese Distanz 0,025″ bis 0,05″ —, markiert.
An und für sich ist es ja auch sehr plausibel, daß das Herz sich durch
die Kontraktion der in vertikaler Richtung verlaufenden Papillarmuskeln
vorbuchten wird (Braun, Albrecht) und dadurch eine Welle auf der
Kurve erzeugt. Es erscheint mir aber unmöglich, die der Kammererhebung im Spitzenstoß vorangehende „Vorhofswelle“ ausschließlich
aus der Papillarmuskelarbeit zu erklären. Wie bereits früher erwähnt
wurde, beginnt das erste Ansteigen der Spitzenstoßkurve schon 0,057″
vor dem Auftreten der Ventrikelzacke. Da die „Vorhoferhebung“ des
Spitzenstoßes erst 0,058″ nach dem Beginn der Vorhofzacke des Elektrokardiogramms einsetzt, kann sie aber auch unmöglich im Beginn der
Vorhofkontraktion stattfinden. Es wird also hauptsächlich wohl der
Eintritt des Blutes in die Herzkammer und die damit und besonders (vgl. oben S. 79) mit der Vorhofkontraktion einhergehende
starke Dilatation der Kammer die Erhebung veranlassen.

Die auf die Papillarmuskelarbeit folgende Zeit gehört der Tätigkeit
in der Treibwerkmuskulatur und in den Spiralmuskelfasern an. Daraus
ergibt sich, daß der I. Herzton, der in die Zeit zwischen der Ventrikelzacke und der Finalschwankung des Elektrokardiogramms fällt, in
dem Moment erschallt, in dem die größere Muskelmasse des Herzens
in Tätigkeit ist und das Kammerblut plötzlich durch die Auswringung
des Herzens eine größere Geschwindigkeit erlangt. Gleichzeitig hiermit
wird die Entfaltung der Klappenzipfel der Vorkammer-Kammerklappen
erleichtert (Albrecht) und dadurch, daß diese von der Kammerwand

abgedrängt werden, der Klappenschluß befördert. Der I. Ton wird aber schon im ersten Beginn der Kontraktion der intramuralen Muskeln laut, also schon vor dem Schluß der Atrioventrikularklappen. Die zeitlichen Verhältnisse sind demnach einer Erklärung des I. Spitzentones sowohl aus der Kontraktion der Muskulatur an sich wie einer solchen aus Wirbelbewegungen, die im Herzen dabei auftreten, durchaus günstig.

B. Gespaltene und verdoppelte Herztöne.

Über die Spaltung und Verdoppelung der Herztöne des gesunden Menschen besitze ich keine ausreichende Registriererfahrung. Gelegentlich habe ich solche Schallerscheinungen wohl bei Kranken aufgezeichnet. Über diese wird später bei der Besprechung dieser Fälle (S. 116) berichtet werden.

Es ist wohl kaum zweifelhaft, daß die Schallregistrierung, namentlich mit der Aufzeichnung des Elektrokardiogramms kombiniert, in dieses bisher noch sehr dunkle, aber interessante Gebiet einiges Licht bringen wird; denn es darf erwartet werden, daß die neu aufgetretenen Töne, wo sie einer mangelhaften Koinzidenz der den normalen I. oder II. Ton bildenden Komponenten ihre Entstehung verdanken, ihren ursächlichen Zusammenhang mit diesen nicht verleugnen werden; im übrigen aber können wiederum die Beziehungen, in denen die akzessorischen Herztöne zu den Phasen der Herzarbeit stehen, lehrreich werden.

In der Literatur liegen sowohl von Weiß und Joachim wie von v. Wyss Mitteilungen über registrierte gespaltene bzw. verdoppelte Herztöne vor. v. Wyss arbeitete mit der Einthovenschen Methodik. Seine Kurven sind wenig überzeugend. Weiß und Joachim geben ebenfalls an, daß sie in einigen Fällen den gespaltenen I. und II. Herzton aufgezeichnet haben, und kommen auch auf die Deutung dieser Phänomene zu sprechen. Was die wichtigere Spaltung des I. Tones betrifft, so war Weiß zuerst im Anschlusse an Hürthles Auffassung geneigt, denjenigen Anteil der ersten Oszillationsgruppe, der weiter als 0,08″ vor dem Anstieg des Karotispulses zurückliegt, als nicht mehr zum I. Herzton gehörig anzusehen. Seine eigenen Erfahrungen bei der kombinierten Schall-Elektrokardiogramm-Registrierung erwiesen aber später diese Annahme als irrig, nachdem schon vorher Kahn mittels desselben Argumentes die Unmöglichkeit der betreffenden Auffassung dargetan hatte.

C. Die Herztöne bei der Unregelmäßigkeit der Herztätigkeit.

In dem Herztöne enthaltenden Phonokardiogramm ist lediglich für die Beurteilung der Kammerarbeit ein Anhalt geboten. Infolgedessen kann die Schallkurve für das Studium der Unregelmäßigkeit des Herzschlages in allen den Fällen Interesse beanspruchen, wo die Tätigkeit der Ventrikel in zeitlicher oder qualitativer Beziehung von der Norm abweicht.

Bei der häufigsten Form, der Sinusirregularität (Vagus), besteht die Unregelmäßigkeit des Herzschlages in einer wechselnden Dauer der Diastole, da die Affektion, die ihr zugrunde liegt, sich auf Vorhof und Kammer gleichmäßig erstreckt. Die Schallphase entspricht also der Norm, wie das in dem nebenstehenden Schema Figur 99 zur Darstellung gekommen ist. Da noch keine Registriererfahrungen über diese Form der Arhythmie vorhanden sind, läßt sich nicht mit Bestimmtheit darüber aussagen, ob nicht etwa der II. Herzton Veränderungen erleidet, und welcher Art diese sind.

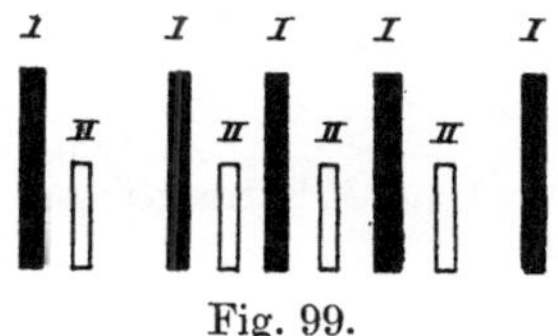

Fig. 99.

Schema
der Sinusirregularität.

Extrasystolen sind, im Sinne Mackenzies [l. c. A. 72, S. 133] definiert, „vorzeitige Kontraktionen des Vorhofes oder der Kammer, welche infolge eines von einem anderen als üblichen Punkt des Herzens ausgehenden Reizes entstehen, bei welchen aber sonst der fundamentale Rhythmus, d. h. der Sinus-Rhythmus des Herzens, erhalten bleibt.“ Die verfrühten Kammerkontraktionen kommen, mögen sie nun ventrikulär sein oder durch eine aus der Reihe fallende Vorhofkontraktion ausgelöst werden, in der Einschaltung einer vorzeitigen Schallphase zwischen zwei normale Perioden im Phonokardiogramm zum Ausdruck. Die Töne dieser interponierten Schallphase sind — weil von schwächeren Kammerkontraktionen hervorgerufen — kurz, scharf und leiser als die normalen Töne; ja sie werden mitunter unhörbar.

Ich führe hierzu ein Beispiel an aus den Aufzeichnungen, die ich von einem 70 jährigen Manne, der eine hochgradige Arteriosklerose besaß, und bei dem zeitweise Herzblock beobachtet wurde, erhalten habe. Zur Zeit der Aufnahmen wurden an den peripherischen Arterien infolge ungenügender Kammerkontraktionen nur 32 Pulse in der Minute gezählt. Ab und zu, meistens nach jedem 3. und 4. Herzschlag, wurde die regelmäßige Folge durch das vorzeitige Auftreten zweier kürzerer und schwächerer Herztöne gestört. Die extrasystolische Schallphase war mitunter von einer größeren kompensatorischen

Pause gefolgt.   Der I. Herzton war durch ein systolisches Geräusch ersetzt.

Die Kurve Fig. 100 zeigt eine normale Herzperiode dieses Kranken. In Fig. 101 folgt einer normalen Periode eine extrasystolische, dieser wieder fast ohne Pause eine neue Schallphase.

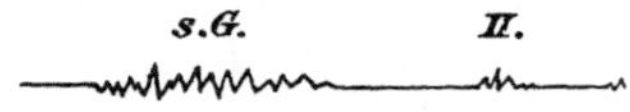

Fig. 100.
Systolisches Geräusch und normaler II. Ton.

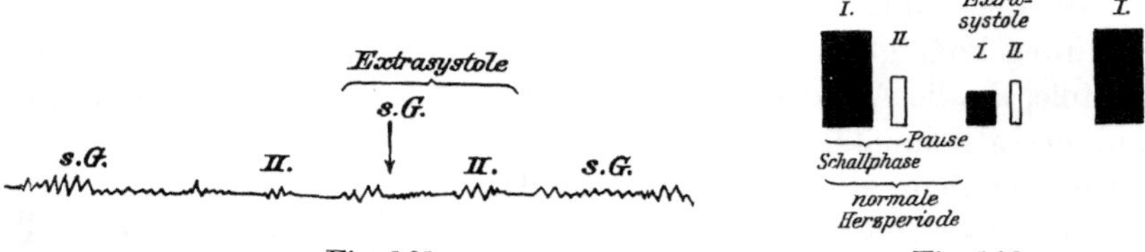

Fig. 101.   Fig. 102.
Extrasystolische Schallphase.   Schema der extra-
                                         systolischen Periode.

Bei der Ausrechnung zahlreicher von diesem Kranken stammender Kurven wurden folgende zeitliche Verhältnisse festgestellt (vgl. das Schema Fig. 102):

Das systolische Geräusch der normalen Herzperioden dauerte 0,461'', das der extrasystolischen 0,257''.   Der II. Ton hatte in den normalen Perioden eine Dauer von 0,138'', in den extrasystolischen eine solche von nur 0,095''.   Das Intervall betrug normal 0,187'', in den extrasystolischen Perioden 0,160'' [1]).

Das systolische Geräusch der normalen wie das der extrasystolischen Perioden hatte gleiche Schwingungszahl.   Dagegen war die Amplitude der geschriebenen Oszillationen bei dem extrasystolischen Geräusch 35 % niedriger als diejenige der normalen Perioden.   Aus den Zahlen ließ sich berechnen [vgl. S. 511 der früheren Arbeit (A 40)], daß der extrasystolische Schall eine 8mal geringere Intensität als der andere hatte. Der II. Ton der extrasystolischen Herzperiode hatte eine etwas höhere Schwingungszahl als der der normalen Herzperioden; ferner war seine Amplitude um 10 % der des normalen II. Tones geringer.   Die hieraus

---

[1]) Beim experimentellen Alternans (intravenöse Injektion von Glyoxyl-säure) fand Kahn (l. c. 138) die Zeit zwischen dem Beginne der beiden „Töne" beim kleinen Herzschlag regelmäßig kleiner als beim großen. Der I. und II. „Herzton" dauerten beim großen und kleinen Herzschlag gleich lange.   Gegenüber der Norm wurde der „I. Herzton" beim großen Herzschlag verkürzt, der II. gleichlang, u. U. verlängert gefunden.   Die Zeit zwischen dem Beginne der beiden „Herztöne" war vergrößert.

sich ableitenden Zahlen für das Intensitätsverhältnis besagen nun, daß der II. Ton der extrasystolischen Schallphase dieselbe Intensität wie der der normalen Perioden besaß. Dies dürfte darauf beruhen, daß im Momente der Bildung des vorzeitigen II. Tones ein höherer Druck in der Aorta herrscht als sonst.

Das systolische Geräusch begann in der Regel leise, stieg kurz nach der Mitte seiner Dauer oder gegen Ende derselben zum Maximum der Amplitude an oder aber besaß am Anfang und Ende ein Maximum der Intensität, setzte sich also hier aus zwei mit Crescendo beginnenden und decrescendo abfallenden Teilen zusammen. Der II. Ton besaß seine maximale Amplitude in der Regel gegen Ende des zweiten Drittels seiner Dauer.

Es ist leicht einzusehen, daß an der extrasystolischen Schallphase nicht zu erkennen ist, welchen Ursprung sie genommen hat, da ja die Schallkurve, wenn nicht gerade ein präsystolisches Geräusch vorhanden ist, über die Tätigkeit des Vorhofes keinen Aufschluß geben kann. Dieser Nachteil tritt noch stärker bei der nodalen Arhythmie hervor, wo wohl die Herztöne ebenfalls den abnormen Rhythmus mitmachen und ihre Qualität dem Tempo und der Kraft der Kammeraktion entsprechend modifiziert wird, aber die Schallkurve im Gegensatze zum Venenpuls und zum Elektrokardiogramm für die wichtigere Analyse der Vorhof-Kammerrelation nichts bietet.

Literatur.

A. Normale Herztöne, Spitzenstoß, Elektrokardiogramm.

1. E. Albrecht, Der Herzmuskel und seine Bedeutung für Physiologie, Pathologie und Klinik des Herzens. Mit 7 Taf. 1903.
2. M. Benedict, Ein Fall von Herzverdehnung nach Trauma. 4. Biomechan. Epikrise. Zeitschr. f. klin. Med., Bd. 50, S. 494—500; 1903.
3. *H. Bock, Vorlesungen über Herzkrankheiten I, 1908.
4. Derselbe, Die Messung der Stärke der Herztöne, ein diagnostisches Mittel. Berl. klin. Wochenschr., Jahrg. 37, S. 502—506; 1900.
5. Derselbe, Universal-Registrier-Apparat Modell Bock-Thoma. Münch. med. Wochenschr., Jahrg. 57, S. 526—528; 1910.
6. Registrierapparat zur gleichzeitigen Aufnahme des Elektrokardiogrammes, der Herztöne und von Arterienbewegungen. Mediz.-techn. Rundschau, Jahrg. 4, S. 25—27; 1910.
7. L. Braun, Die Anwendung des Kinematographen für das Studium und die objektive Darstellung der Herzbewegung. Wien. med. Wochenschr., Jahrg. 47, S. 2025—2028; 1897.
8. Derselbe, Über Herzbewegung und Herzstoß. Jena 1898.
9. Derselbe, Die Entstehung des I. Tones an der Herzbasis. Zentralbl. f. innere Med., Jahrg. 22, S. 1063—1067; 1910.
10. *Caccianiga, Über den Herzspitzenstoß. Gazzetta degli osped. 1909. Ref. Münch. med. Wochenschr., Jahrg. 56, S. 2546; 1909.

11. A. Chauveau et J. Marey, Détermination graphique des rapports du choc du coeur avec les mouvements des oreillettes et des ventricules. Compt. rend., T. 32, p. 32—35; 1862.
12. A. Chauveau, Inscription électrique des mouvements valvulaires. Journ. de physiol. et de pathol. gén., T. I, p. 377—398; 1899.
13. Derselbe, L'occlusion des orifices cardiaques etc. Journ. de physiol. et de path. gén., T. 1, p. 712—723; 1899.
14. Derselbe, La pulsation cardiaque extérieure et ses rapports avec les autres phénomènes du mécanisme du coeur. Journ. de physiol. et de path. gén., T. I, 785—805; 1899.
15. H. Dietlen, Über Größe und Lage des normalen Herzens und ihre Abhängigkeit von physiologischen Bedingungen. Deutsch. Arch. f. klin. Med., Bd. 88, S. 55—122; 1907.
16. K. Doll, Weiteres zur Lehre vom echten doppelten Herzstoß. Berl. klin. Wochenschr., Jahrg. 42, S. 1440—1445; 1905.
17. F. C. Donders, On the rhythm of the sounds of the heart. Dublin quaterly journ. of med. science, Vol. 45, p. 225—242; 1868.
18. E. Edens, Pulsstudien. I. Deutsch. Arch. f. klin. Medizin, Bd. 100, S. 221 bis 286; 1910. II. Ebenda, Bd. 103, S. 245—253; 1911.
19. Edgren, Kardiographische und sphygmographische Studien. Skandin. Archiv f. Physiol., Bd. 1, S. 67—152; 1889.
20. W. Einthoven u. M. A. J. Geluk, Die Registrierung der Herztöne. Pflüg. Archiv, Bd. 57, S. 617—639; 1894.
21. W. Einthoven u. K. de Lint, Über das normale menschliche Elektrokardiogramm und über die kapillarelektrometrische Untersuchung einiger Herzkranken. Pflüg. Archiv, Bd. 80, S. 139—160; 1900.
22. *Einthoven, Flohit und Battaerd, Registrieren der menschl. Herztöne. Tijdschr. voor Geneesk. 1906, Nr. 12.
23. W. Einthoven, Die Registrierung der menschlichen Herztöne vermittelst des Saitengalvanometers. Pflüg. Arch., Bd. 117, S. 461—472; 1907.
24. Derselbe, Ein dritter Herzton. Pflüg. Arch., Bd. 120, S. 33—34; 1907.
25. Derselbe, Weiteres über das Elektrokardiogramm. Pflüg. Arch., Bd. 122, S. 517—585; 1908.
26. G. van Eysselsteyn, Die Koronargefäße und ihr Einfluß auf die Dilatation der Herzhöhlen in Diastole. Zeitschr. f. klin. Med., Bd. 70, S. 73—86; 1910.
27. O. Frank, Die unmittelbare Registrierung der Herztöne. Münch. med. Wochenschr., Bd. 51, S. 953—954; 1904.
28. Derselbe, Der Puls in den Arterien. Zeitschr. f. Biologie, Bd. 46, S. 524; 1905
29. O. Frank und O. Hess, Über das Kardiogramm und den ersten Herzton. Verh. des 25. Kongr. f. inn. Medizin. Wiesbaden 1908. S. 285.
30. Léon Fredericq, Die Deutung des menschlichen Kardiogramms und Sphygmogramms. Zentralbl. f. Physiol., Bd. 5, S. 582—589; 1891.
31. Derselbe, Über die Zeit der Öffnung und Schließung der Semilunarklappen. Zentralbl. f. Physiol., Bd. 6, S. 257—260; 1892.
32. Derselbe, Herzstoßkurven und endokardiale Druckkurve des Hundes. Zentralbl. f. Physiol., Bd. 6, S. 260; 1892.
33. Derselbe, Sur la signification du trace du choc du coeur. Bull. de l'acad. de méd. de Belg., Vol. 8, p. 34; 1894.
34. Derselbe, Vergleich der Stoß- und Druckkurven der rechten Herzkammer des Hundes. Zentralbl. f. Physiol., Bd. 7, S. 764—770; 1894.
35. Derselbe, Historisch-kritische Bemerkungen über die von klinischer Seite neuerdings anerkannte Identität der Venen- und Oesophaguspulsbilder mit den Vorkammerdruckkurven. Zentralbl. f. Physiol., Bd. 22, S. 297—305; 1909.

36. M. v. Frey, Die Untersuchung des Pulses. Berlin 1892.
37. Derselbe, Einige Bemerkungen über den Herzstoß. Münch. med. Wochenschrift, Jahrg. 40, S. 865—868; 1893.
38. M. v. Frey und L. Krehl, Untersuchungen über den Puls. Arch. f. (Anat. u.)
Physiol. 1890, S. 31—88.
39. D. Gerhardt, Über einige pathologische Formen des Spitzenstoßes, nebst
Bemerkungen über Entstehung des gespaltenen ersten Herztones. Arch. f.
exp. Path. u. Pharm., Bd. 34, S. 359—367; 1894.
40. H. Gerhartz, Herzschallstudien. Pflüg. Arch., Bd. 131, S. 509—567; 1910.
41. Derselbe, Diskussionsbemerkungen zum Vortrag von Bock. Sitz. d.
Vereins f. inn. Med. und Kinderheilk. Berlin. Deutsche med. Wochenschr.,
Jahrg. 36, S. 635; 1910.
42. Derselbe, Die Aufzeichnung des Atmungsgeräusches. Berl. klin. Wochenschrift, Jahrg. 48, S. 1080—1082; 1911.
43. H. Gerhartz sen., Die Aufzeichnung des Atmungsgeräusches. Dem.-Vortr. i. d.
Sitzg. der Niederrhein. Ges. f. Nat.- und Heilk. (Med. Abt.) zu Bonn am
15. Mai 1911. (Sitz-.Ber.)
44. R. Geigel, Der erste Herzton. Münch. med. Wochenschr., Jahrg. 53, S. 817
bis 819; 1906.
45. H. Goldschmidt, Über die Messungen der Intensität des Herzschalles.
Leipziger Inaug.-Diss. Berlin 1911. — Med. Klinik 1911, S. 1265—1267.
46. *S. E. Henschen, Die Deutung des Kardiogramms. (Abdr. a. „Mitteilungen
a. d. med. Klinik zu Upsala", 2. Bd. Jena 1899.
47. Hering, Über den Beginn der Papillarmuskelaktion und seine Beziehung
zum Atrioventrikularbündel. Pflüg. Arch., Bd. 126, S. 225—239; 1909.
48. O. Hilbert, Beitrag zur Deutung der Herzstoßkurve. Zeitschr. f. klin. Med.,
Bd. 19, Suppl.-Heft, S. 153—170; 1891.
49. J. Hofbauer und O. Weiß, Photographische Registrierung der fötalen
Herztöne. Zentralbl. f. Gyn., Bd. 32, S. 429—431; 1908.
50. A. Hoffmann, Funktionelle Diagnostik und Therapie der Erkrankungen
des Herzens und der Gefäße. Wiesbaden 1911.
51. F. A. Hoffmann, Über Herzuntersuchung. Deutsche med. Wochenschr.,
Jahrg. 30, S. 612—615; 1904.
52. v. Hoffmann, Über die Behandlung Herzkranker in Bad Meinberg sowie
Demonstration einer neuen Untersuchungsmethode des Herzens. Die ärztl.
Praxis 1904, Nr. 9. S.-A.
53. A. de Holowinski, Physiologische und klinische Anwendungen eines neuen
Mikrophons usw. Zeitschr. f. klin. Med., Bd. 23, S. 333.; 1893.
54. Derselbe, Sur la photographie des bruits du cœur. Arch. de physiol
norm. et path. T. 5, p. 893—897; 1896.
55. K. Hürthle, Beiträge zur Hämodynamik. Pflüg. Arch., Bd. 49, S. 29—105;
1891.
56. Derselbe, Über die Erklärung des Kardiogramms mit Hilfe der Herztonmarkierung und über eine Methode zur mechanischen Registrierung der Töne.
Deutsche med. Wochenschr., Jahrg. 19, S. 77—81; 1893.
57. Derselbe, Beiträge zur Hämodynamik. 10. Abhandl. Über die mechanische
Registrierung der Herztöne. Pflüg. Arch., Bd. 60, S. 263—291; 1895.
58. Derselbe, Über die Verbesserung der Methode zur mechanischen Registrierung der Herztöne und ihre Ergebnisse. 73. Jahresber. d. schles. Ges. f. vaterl.
Kultur für 1895. (Med. Abt.). S. 81. Breslau 1896.
59. R. H. Kahn, Beiträge zur Kenntnis des Elektrokardiogramms. Pflügers
Arch., Bd. 126, S. 197—225; 1909.

60. Derselbe, Weitere Beiträge zur Kenntnis des Elektrokardiogramms. Ebenda, Bd. 129, S. 291—328; 1909.
61. Derselbe, Zeitmessende Versuche am Elektrokardiogramme. Ebenda, Bd. 132, S. 209 bis 232; 1910.
62. Derselbe, Die Lage der Herztöne im Elektrokardiogramme. Ebenda, Bd. 133, S. 597—613; 1910.
63. Derselbe, Studien am Phonokardiogramme. Ebenda, Bd. 140, S. 471—491: 1911.
64. Derselbe, Elektrokardiogrammstudien. Ebenda, Bd. 140, S. 627—649; 1911 (nicht mehr benutzt).
65. Arth. Keith, The evolution and action of certain muscular structures of the heart. Lancet, Vol. 82, S. 555—559; 1904.
66. W. Klump, Die Bewegung des Herzens und der großen Gefäße. Inaug.-Diss. Giessen; (München) 1910.
67. Fr. Kraus und E. F. Nicolai, Das Elektrokardiogramm. Leipzig 1910.
68. v. Kries, Studien zur Pulslehre. Freiburg i. B. 1892.
69. L. Kürt, Zur praktischen Grenzbestimmung des normalen Herzens. Wien. klin. Wochenschr., Jahrg. 19, S. 1084—1090; 1906.
70. Landois, Graphische Untersuchungen über den Herzschlag. Berlin 1876.
71. J. Mackenzie, Die Lehre vom Puls. Aus dem Englischen von Ad. Deutsch. Frankfurt a. M. 1904.
72. Derselbe, Lehrbuch der Herzkrankheiten. Berlin 1910.
73. M. Marey, Mémoire sur la pulsation du coeur. Traveaux du Laborat. de Marey, T. 1, p. 19; 1875.
74. Derselbe, La circulation du sang à l'état physiologique et dans les maladies. Paris 1881.
75. Martius, Über normale und pathologische Herzstoßformen. Deutsche med. Wochenschr., Jahrg. 14, S. 241—245 und 359—361; 1888.
76. Derselbe, Graphische Untersuchungen über die Herzbewegung. I. Zeitschr. f. klin. Med., Bd. 13, S. 327—350; 1888.
77. Derselbe, Weitere Untersuchungen zur Lehre von der Herzbewegung. I. Über die Herztonregistrierung. Zeitschr. f. klin. Medizin, Bd. 15, S. 536—560; 1889.
78. Derselbe, Epikritische Beiträge zur Lehre von der Herzbewegung. Zeitschr. f. klin. Med., Bd. 19, S. 109—164; 1891.
79. Derselbe, Kardiogramm und Herzstoßproblem. Deutsche med. Wochenschrift, Jahrg. 19, S. 685—688; 1893.
80. Derselbe, Der Herzstoß des gesunden und kranken Menschen. Sammlung klin. Vortr., N. F., Nr. 113.
81. *J. de Meyer, Photographie der Herztöne. Journ. de Bruxelles, Nr. 36, 1908.
82. Fr. v. Müller, Einige Beobachtungen aus dem Perkussionskurs. II. Teil. Berl. klin. Wochenschr., Jahrg. 32, S. 757—759 und 783—786; 1895.
83. Fr. Müller und Nicolai, Über den Einfluß der Arbeit auf das Elektrokardiogramm des Menschen. Verh. d. physiol. Ges. zu Berlin. Zentralbl. f. Physiol., Bd. 22, S. 5; 1908.
84. E. F. Nicolai, Die Mechanik des Kreislaufes. In W. Nagels Handb. d. Physiol., Bd. I, S. 801 ff; 1909.
85. R. Oestreich, Zur Perkussion des Herzens. Virch. Arch., Bd. 160, S. 475 bis 504; 1900.
86. R. Ohm, Zur Lehre vom Venenpuls. Zeitschr. f. exper. Path. u. Ther., Bd. 9, S. 443—449; 1911.
87. G. Rapp, Beiträge zur Diagnostik der Klappenaffektionen des Herzens. Würzburg 1850.

88. G. C. Robinson und G. Draper, Über die Anspannungszeit des Herzens. D. Arch. f. klin. Med., Bd. 100, S. 347—369; 1910.

89. Dieselben, A study of the presphygmic period of the heart. The Archives of internal Medicine, Vol. 5, p. 168—217; 1910.

90. E. Romberg, Lehrbuch der Krankheiten des Herzens und der Blutgefäße. 2. Auflage. Stuttgart 1909.

91. E. Roos, Über objektive Aufzeichnung der Schallerscheinungen des Herzens. Deutsches Arch. f. klin. Mediz., Bd. 92, S. 314—335; 1908 und Verh. d. Kongr. f. inn. Med., Bd. 25, S. 643—652; 1908.

92. J. Rothberger und H. Winterberg, Über die Beziehungen der Herznerven zur Form des Elektrokardiogramms. Pflüg. Arch., Bd. 135, S. 506—558 (534); 1910.

93. C. S. Roy und J. G. Adami, Heart-beat and pulse-wave. The Practitioner 1, p. 81—94, 161—177, 241—253, 347—361, 412—425; 1890.

94. H. Sahli, Lehrbuch der klinischen Untersuchungsmethoden, 4. Aufl., S. 247. Leipzig und Wien 1905.

95. A. Schmidt, Über die Grundlagen der Martiusschen Herzspitzenstoß-theorie. Deutsche med. Wochenschr., Jahrg. 20, S. 76—79; 1894.

96. A. Samojloff, Praktische Notizen zur Handhabung des Saitengalvanometers und zur photographischen Registration seiner Ausschläge. Arch. f. (Anat. u.) Physiol. 1910, S. 477.

97. H. Sewall, A common modification of the first sound of the normal heart simulating that heart with mitral stenosis. Americ. journ. of med. sciences, Vol. 138, p. 10—16; 1909.

98. J. Skoda, Abhandlung über Perkussion und Auskultation. 6. Aufl. Wien 1864, S. 150 ff.

99. R. Tigerstedt, Lehrbuch der Physiologie des Kreislaufes. Leipzig 1893. § 8, S. 108—127.

100. Derselbe, Intrakardialer Druck und Herzstoß. Ergebn. d. Physiol., Jg. I, 2, S. 234—363; 1902.

101. Derselbe, Der Arterienpuls. Ergebnisse d. Physiol., Bd. 8, S. 593—656; 1909.

102. Trautwein, Über den Zusammenhang der sekundären Pulswellen mit dem Herzstoß und den beiden Herztönen. Pflüg. Arch., Bd. 104, S. 293; 1904.

103. P. Ussoff, Klinische Beobachtungen über die Ursachen der Veränderungen der Form des Elektrokardiogramms. Zentralbl. f. Herz- und Gefäßkrankh., 3. Jahrg., S. 65—75; 1911.

104. K. v. Vierordt, Die Schall- und Tonstärke und das Schallleitungsvermögen der Körper. Tübingen 1885.

105. Derselbe, Die Messung der Intensität der Herztöne. Jena 1885.

106. K. F. Wenckebach, Beiträge zur Kenntnis der menschlichen Herztätigkeit. Arch. f. (Anat. u.) Physiol. I, 1906, S. 297—354; II, 1907, S. 1—25; III, 1908, Suppl.-Bd., S. 53—86.

107. O. Weiß und G. Joachim, Registrierung und Reproduktion menschlicher Herztöne und Herzgeräusche. Pflüg. Arch., Bd. 123, S. 341—386; 1908.

108. Dieselben, Registrierung und Synthese menschlicher Herztöne und Geräusche. Verh. d. 25. Kongr. f. inn. Med. 1908, S. 656.

109. Dieselben, Registrierungen von Herztönen und Herzgeräuschen beim Menschen. Deutsch. Arch. f. klin. Med., Bd. 98, S. 513—519; 1910.

110. Dieselben, Die Beziehungen der Herztöne und Herzgeräusche zum Elektrokardiogramm. Deutsche med. Wochenschr., Jahrg. 36, S. 2187—2189; 1910.

111. O. Weiß, Phonokardiogramme. Jena 1909.

112. R. Wiesel, Zur Kenntnis des II. Herztones. Deutsch. Arch. f. klin. Med., Bd. 102, S. 552—559; 1911.

113. W. v. Wyss, Aufzeichnung von Herztönen mit dem Einthovenschen Saitengalvanometer und Untersuchungen über Galopprhythmus. Deutsches Arch. f. klin. Med., Bd. 101, S. 1—20; 1910.
14. N. Zuntz und Schumburg, Studien zu einer Physiologie des Marsches. Berlin 1901. (Bibl. v. Coler, Bd. 9.) S. 34—76.

B. Spaltung und Verdoppelung der Herztöne.

115. L. Bard, Du bruit de galop de l'hypertrophie du coeur gauche; son mécanisme et sa signification clinique. La semaine médicale, T. 26, p. 229—231; 1906.
116. Derselbe, De la multiplicité anormale des bruits du coeur. Ebenda, T. 28, p. 3—5; 1908.
117. L. Brauer, Untersuchungen am Herzen. Verhandl. des 21. Kongr. f. innere Mediz. Wiesbaden 1904. S. 187—207.
118. K. Dehio, Die Entstehung und Bedeutung des gespaltenen II. Herztones. St. Petersb. med. Wochenschr., Jahrg. 16, S. 279—285; 1891.
119. Derselbe, Ein fühlbarer Puls auf zwei Herzkontraktionen. Deutsch. Arch. f. klin. Med., Bd. 47, S. 307—318; 1891.
120. W. Einthoven, siehe vorhin Nr. 24.
121. R. Geigel, Akustisch erkennbare kurze Zeitintervalle. Deutsches Archiv f. klin. Med., Bd. 100, S. 24 ff.; 1910.
122. D. Gerhardt, Über Entstehung und diagnostische Bedeutung der Herztöne. Sammlung klin. Vortr. Nr. 214. Leipzig 1898. — Siehe vorhin Nr. 39.
123. A. Hoffmann, siehe vorhin Nr. 50.
124. K. Hürthle, siehe vorhin Nr. 55.
125. R. H. Kahn, siehe vorhin Nr. 62.
126. Fr. Müller, Über Galopprhythmus des Herzens. Münch. med. Wochenschr., Jahrg. 53, S. 785—791; 1906.
127. W. P. Obrastzow, Über die verdoppelten und akzessorischen Herztöne bei unmittelbarer Auskultation des Herzens. Zeitschr. f. klin. Med., Bd. 57, S. 70—91; 1905.
128. Roos, l. c. 91. Verh. d. 25. Kongr. f. inn. Med. 1908 [Arhythmie S. 648 und 651—652].
129. J. Pawinski, Die Entstehung und klinische Bedeutung des Galopprhythmus des Herzens. Zeitschr. f. klin. Med., Bd. 64, S. 70—95; 1907. Dort weitere Literatur.
130. Thayer, On the early diastolic heart sound. Boston med. Journ. 1908, S. 713.
131. Derselbe, Quelques remarques sur le troisième bruit du coeur. Arch. des maladies de coeur, T. 3, p. 145—152; 1910. (Ref. Centr.-Bl. f. Biophysik u. Biochem., Bd. 11, S. 177; 1911.)
132. O. Weiß und G. Joachim, siehe vorhin l. c. Nr. 110, S. 2189 und Nr. 109, S. 534—539.
133. O. Weiß, siehe vorhin l. c. Nr. 111.
134. W. v. Wyss, siehe vorhin l. c. Nr. 113, S. 6—18.

C. Arhythmie des Herzens.

135. L. Aschoff und H. E. Hering, Die Herzstörungen in ihrer Beziehung zu den spezifischen Muskelsystemen des Herzens. Referate der 14. Tagung der Deutschen Pathologischen Gesellschaft zu Erlangen 1910. Zentralbl. f. Herzkrankheiten und die Erkrankungen der Gefäße. 1910, S. 300—304.

136. E. Edens, siehe vorhin l. c. Nr. 18.
137. L. Braun, siehe vorhin l. c. Nr. 9.
138. R. H. Kahn, siehe vorhin l. c. Nr. 63.
    Siehe die weitere Literatur bei
139. K. F. Wenckebach, Die Arhythmie als Ausdruck bestimmter Funktionsstörungen, Leipzig 1903, und an den unter Nr. 106 zitierten Stellen bei diesem Autor und bei J. Mackenzie, l. c. Nr. 72.

III. Die Herzgeräusche.

Die „Geräusche" des kranken Herzens sind akustische Erscheinungen, die vor allem durch ihre längere Dauer sich von den „Herztönen", die ebenfalls im physikalischen Sinne Geräusche sind, unterscheiden. Ihre zeitlichen Verhältnisse sind es überhaupt, welche den klinischen Wert bedingen, und zwar wird, da die Herzgeräusche über die Veränderung des Blutstromes und seiner Bahn aussagen, der wichtigste Gegenstand unserer graphischen Untersuchungen die Feststellung der Beziehung der Herzgeräusche zur Systole und Diastole sein.

Die für das Ohr als Geräusch wahrnehmbaren Vibrationen der Herzmasse sind, weil sie eine größere Intensität besitzen als die der Herztöne, oft deutlich zu fühlen; denn sie fallen sowohl in den Bereich der tastbaren Frequenzen, die von 3 bis zu 2048 Schwingungen pro Sekunde gehen (Bryant)[4], als überschreiten in der Regel das Minimum der mit dem Tastsinn wahrnehmbaren Bewegungsexkursionen von 0,02 mm und mehr (Basler). Daraus läßt sich entnehmen, daß es nicht allzu schwierig sein kann, ein fühlbares Frémissement, das sich ja in Frequenz und Qualität mit seinem Effekt, dem Gehörseindruck, deckt, zu registrieren.

Bei der Besprechung der aufgezeichneten Herzgeräusche dürfte es der Vielgestaltigkeit der klinischen Bilder wegen nicht zweckmäßig sein, das sehr ungleichartige Material zu mitteln und summarisch zu behandeln. Es sollen deshalb einzelne geeignete Krankheitsfälle herausgegriffen und eingehend besprochen werden.

A. Mitralinsuffizienz.

Bei der Aufhebung des Verschlusses der Mitralklappe fließt das systolisch ausgetriebene Blut zum Teil in den linken Vorhof zurück und erzeugt infolge der dabei zustande kommenden Schwingungen der Klappen und ihrer Umgebung ein zeitlich von der Systole der linken Kammer abhängiges „systolisches" Geräusch mit der Fort-

pflanzungsrichtung nach dem linken Vorhof und dem linken Herzohr
hin. Deshalb ist das Geräusch im Gebiete von der Spitze bis zur Auskultationsstelle der Arteria pulmonalis hin am lautesten und demnach
am besten zu registrieren.

Es geht ferner aus dem Gesagten hervor, daß das systolische Geräusch der Mitralinsuffizienz genau im Beginne der systolischen Kammerkontraktion beginnen muß, da das ausgetriebene Blut ohne Schwierigkeit den Vorhofdruck überwinden wird. Mitunter leitet der noch durch-
zuhörende I. Mitralton das Geräusch ein.

Die Intensität des meist rauhen, scharfen oder blasenden Mitral-
insuffizienzgeräusches wechselt mit dem systolischen Druck. Sie ist
also sowohl zu verschiedenen Zeiten wie innerhalb des Geräusches
selbst verschieden. Zu Anfang ist das Geräusch meist lauter als gegen
Ende; es trägt also Decrescendo-Charakter.

Leiten sich die starken geräuscherzeugenden Schwingungen so
gut fort, daß sie als tastbares Schwirren wahrgenommen werden können,
so ist dieses längs dem linken Herzrande lokalisiert. Dieses Frémissement
ist nach Rombergs [20] Erfahrungen in etwa $^1/_5$ der Fälle, und zwar
gegenüber der Herzspitze am deutlichsten, vorhanden.

Der II. Pulmonalton wird, da er ein Klappenton ist, infolge des
meist vorhandenen stärkeren Druckes in den mit Blut überfüllten
Lungengefäßen lauter, „akzentuiert".

Die graphische Darstellung
des systolischen Geräusches der Mitralinsuffizienz
unter verschiedenen Aufnahmebedingungen.

Ebenso wechselnd wie der Gehörseindruck des systolischen Geräusches bezüglich Dauer, Intensität und Klangfarbe bei diesem Herzfehler sein kann, ebenso mannigfaltige Figuren werden auch bei der
Registrierung erhalten. Es soll dieser Punkt deshalb an der Hand
von Aufnahmen, die von einer Kranken mit dekompensierter Mitralinsuffizienz erhalten wurden, und bei der diese Variationen in sehr
instruktiver Weise zu beobachten waren, besprochen werden. Im Anschlusse daran wird die Kongruenz der bei den verschiedenen Aufnahmeverfahren zu erhaltenden Kurvenbilder zu untersuchen sein.

Auskultatorisch wurde bei dieser Kranken, deren übriger klinischer
Befund im Anhang nachzulesen ist (Fall I), jedesmal ein „blasendes"
systolisches Geräusch gehört, das seine größte Intensität in der Gegend
des Herzspitzenstoßes besaß, aber auch an den übrigen typischen
Auskultationsstellen fortgeleitet gehört wurde. Es war meist laut,
im Liegen besser als im Stehen oder Sitzen zu hören und wurde mit

fortschreitender Dekompensation leiser. Außer dem verstärkten II. Ton war mitunter noch ein akzessorischer Ton zu hören. Ab und zu traten auch Extrasystolen auf.

Von dieser Kranken wurden zu verschiedenen Zeiten sehr zahlreiche Aufnahmen gemacht, und zwar 1. mit einem in halber Höhe mit einer dicken Holzmembran versehenen Trichter (vgl. S. 46); 2. mit gewöhnlichen Aufnahmetrichtern vom Sternum aus; 3. bei Wegfall irgend einer Verbindung zwischen der Kranken und dem Registrierapparat; 4. bei fast vollkommen offenem Seitenloch des Zuleitungsrohres; 5. bei mäßig und 6. bei völlig geschlossener Seitenöffnung des Zuleitungsrohres, und zwar von den verschiedensten Auskultationsstellen aus.

Mit dem erstgenannten Membrantrichter wurden Aufnahmen von der Herzspitze aus vorgenommen. Außer gewöhnlichen Herzperioden kamen auch solche mit Extrasystolen zur Aufzeichnung. Die Figuren 103, 104, 105 und 106 sind einige Beispiele für in dieser Weise

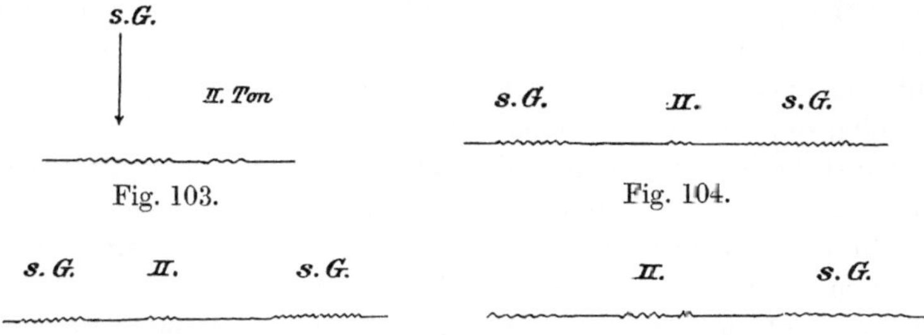

Fig. 103.　　　　　　　　　　　　Fig. 104.

Fig. 105.　　　　　　　　　　　Fig. 106.

Mitralinsuffizienz-Schallkurven, mit dem Membrantrichter aufgenommen.

gewonnene Kurven. Meistens bestand in ihnen das systolische Geräusch aus 13, der ihm folgende kurze Ton aus 4, der letzte aus 8 Schwingungen. In diesen und den folgenden Aufnahmen wurden nun immer wieder einzelne Typen gefunden. Entweder begann das systolische Geräusch mit allmählich zu einem Maximum der Amplitude ansteigenden Oszillationen und fiel ebenso gegen Ende wieder etwas an Intensität ab — sprachlich wurde vor den Aufnahmen das Geräusch durch dschuu wiedergegeben —, oder aber es besaß nur einen kurzen Crescendo-Vorschlag vor dem Maximum der Ausschläge und fiel von da an decrescendo ab („tuu"). Hier bei den Membrantrichteraufnahmen sind diese Verhältnisse weniger ausgesprochen gewesen als in den übrigen Kurven, augenscheinlich weil ein solcher mit einer 4 mm dicken Holzwand verschlossener Trichter, wenn auch in sehr geringem Grade — wovon man sich leicht zu überzeugen vermag — Resonanzwirkung ausübt.

Nachdem durch diese Methodik Kurven erhalten worden waren, gegen deren Schallcharakter wohl kaum noch ein Einwand erdenkbar ist, wurde doch noch dieses Verfahren überprüft, und zwar indem ein Schlauch in der Weise als Zuleitung diente, daß er sich bei jedem Herzstoß ausbog. Damit wurde also offenbar die größtmögliche Gelegenheit zur Auslösung von Apparatvibrationen gegeben. Mit dieser Technik sind die Wellen der Kurven Fig. 107 und 108 zustande gekommen. An allen so

Fig. 107. Fig. 108.

Mitralinsuffizienz-Schallkurven, mit dem Membrantrichter aufgenommen.

erhaltenen Kurven konnte erstens festgestellt werden, daß die Geräuschoszillationen nicht, wie es bei der letztgenannten artifiziellen Entstehungsart der Fall sein müßte, in irgendwelchem ersichtlichen Zusammenhange mit den Hebungen und Senkungen der Kurvengrundlinie stehen, sondern unabhängig davon sich lediglich in der bei der Auskultation gehörten Ordnung folgen. Zweitens steht die Größe der Amplituden der frequenten Schwingungen in keinem bestimmten Verhältnis zur Höhe der langsamen Wellen. Drittens tragen die superponierten Oszillationen nicht den Charakter von Eigenschwingungen, sondern können ihrem Aussehen nach nur erzwungene Schwingungen sein. Viertens traten beim Heranrücken des den Film abrollenden Uhrwerks, bei Verstellung der Dämpfungsintensität des den Spiegel haltenden Magneten, bei Verlängerung und sonstiger Veränderung des Zuleitungsschlauches keine Veränderungen im Charakter der aufgezeichneten Schwingungen auf, so daß also alle irgendwie möglichen akzidentellen Ursachen, auch wenn sie künstlich gesteigert, ja fast wachgerufen wurden, keinen ersichtlichen Einfluß auf den Typus der Figur gewonnen hatten. Fünftens wechselten, entsprechend den gehörten Geräuschen, auch die Schwingungsfrequenzen und Dauerwerte der Geräusche der Aufnahmen in charakteristischer Weise. Die mit dem Membrantrichter aufgezeichneten Kurven korrespondierten übrigens auch durchaus mit den auf andere Weise registrierten.

Bei der Ausrechnung dieser Art von Aufnahmen wurden folgende zeitliche Verhältnisse aufgefunden: Die Dauer des systolischen Geräusches betrug 0,239″, die der zweiten Schallerscheinung 0,070″, die der dritten 0,135″. Die Herzperiode dauerte 0,575″. Das systolische Geräusch besaß eine Schwingungszahl von 54 Schwingungen pro Sekunde, der folgende Ton eine solche von 57,5, der letzte von 64 Schwingungen.

Es ist nun recht lehrreich, an diesen Kurven, deren absolute Freiheit von irgendwelchen Einwänden wohl offensichtlich ist, die unter weniger strengen Aufnahmebedingungen registrierten Kurven zu prüfen. Am nächsten dürften der ersteren Methodik diejenigen Kurven, die von der Mitte des Sternums aus aufgezeichnet wurden, wo also das Sternum selbst der starren Trichterwand entspricht, stehen. Auch bei ihnen, von denen die Figuren 109, 110, 111, 112, 113 und 114 eine Anschauung geben, waren die gleichen Befunde zu erheben, und durch die Ausrechnung der Kurven konnte diese erfreuliche Erfahrung durchaus bestätigt werden.

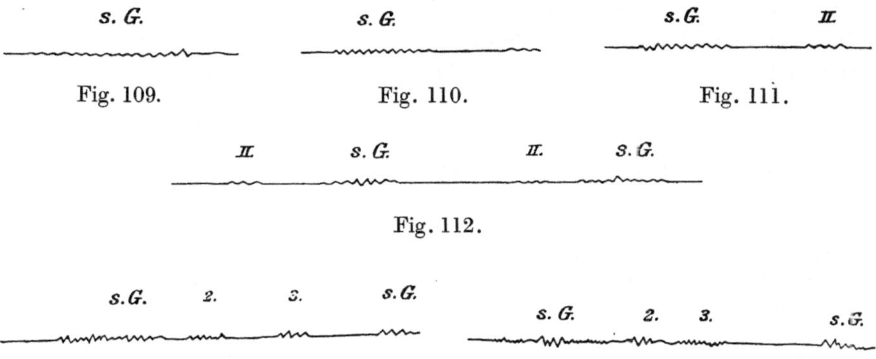

Fig. 109.　　　　Fig. 110.　　　　Fig. 111.

Fig. 112.

Fig. 113.　　　　　　　　　Fig. 114.

Mitralinsuffizienz-Schallkurven, von der Mitte des Sternums aus aufgenommen.

Ferner fanden sich in den mit freiem, ohne Membran versehenen Trichter von den übrigen Auskultationsstellen aus aufgenommenen Kurven wieder die gleichen Charakteristika wieder. Nur wird hier die Ausbeute an Feinheiten der Kurven infolge des Wegfalls des nivellierenden und die Intensität stark abschwächenden Einflußes der abgeschlossenen Aufnahmevorrichtung noch größer. Dies gilt zunächst in besonderem Grade für die 3. Art der Aufnahmen, die so hergestellt wurden, daß das Anschlußrohr des den Schall zuführenden Schlauches mehrere Millimeter weit vor das Zuleitungsrohr des Apparates gehalten wurde, wo also gar keine Verbindung zwischen der Kranken und dem Registrierapparat bestand, und wobei auch nicht, wie das bei der Technik von Weiß zu geschehen pflegt, das weitere Rohr in das andere und parallel zu ihm gehalten wurde. Leider ist die Intensität der Töne und Geräusche des Herzens nur selten so stark, daß sie auf so weite Distanz — ohne daß ihre allseitige Ausbreitung in die Atmosphäre gehindert wird — den Apparat in zur Registrierung ausreichender Stärke erreichen. Fig. 115 ist eine in dieser Weise zustande gekommene Kurve. Die größere Anzahl der das systolische Geräusch zusammensetzenden Oszillationen erklärt sich

hier daraus, daß die Aufnahme zu anderer Zeit wie die früheren statt-
gefunden hatte. Die Kurve hat Crescendo-Charakter mit drei interponierten, allmählich größer werdenden Maximis der Amplitude.

In der Fig. 116 bringe ich ein Beispiel aus einer Reihe von Aufnahmen, die so von der Herzspitzengegend aus aufgenommen wurden,
daß die rechte Grenze des Aufnahmetrichters eben in die linke Mammillarlinie hineinreichte, in den Kurven 117 und 118 Aufnahmen, die im 3. linken
Interkostalraum, in der Mitte zwischen dem linken Sternalrand und der
linken Mammillarlinie geschrieben wurden. Das bisher Gesagte gilt
nun auch für die ebenfalls bei teilweise geschlossenem Zuleitungsrohr geschriebenen Kurven der Figuren 119 und 120, in
denen noch Reste der Spitzenstoßkurve verblieben sind.

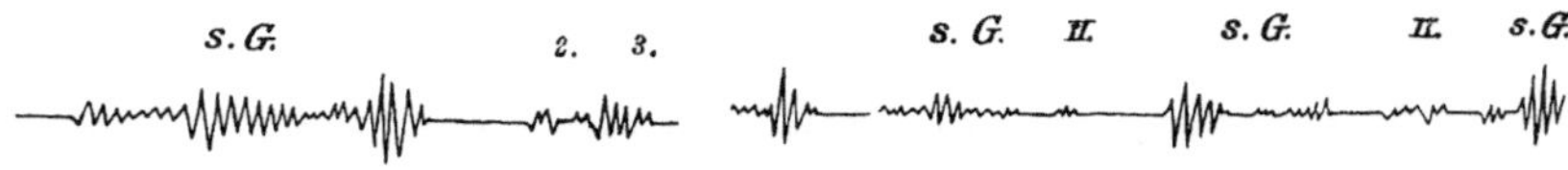

<table>
<tr><td>Fig. 115.</td><td>Fig. 116.</td></tr>
</table>

Fig. 115.	Fig. 116.
Mitralinsuffizienz-Schallkurve, ohne feste Verbindung mit dem Registrier-apparat aufgenommen.	Mitralinsuffizienz-Schallkurve bei relativ offenem Zuleitungssystem von der Herz-spitze aus registriert.

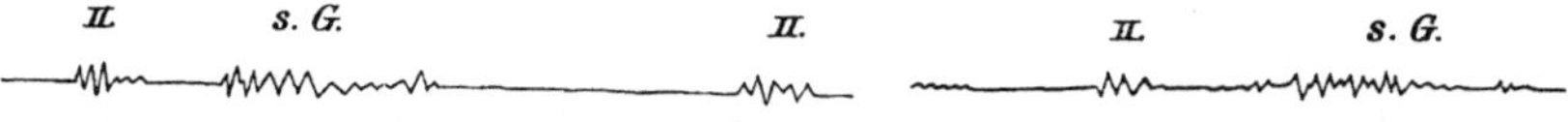

Fig. 117.	Fig. 118.
Mitralinsuffizienz-Schallkurve, vom 3. linken Interkostalraum bei relativ offenem Zu-leitungssystem registriert.	Mitralinsuffizienz-Schallkurve, vom 3. linken Interkostalraum bei relativ offenem Zuleitungs-system aufgezeichnet.

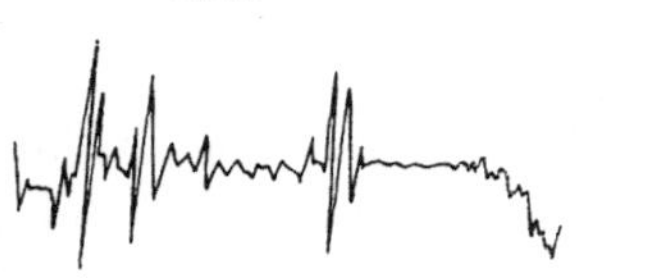

Fig. 119.	Fig. 120.
Kombinierte Schall- und Herzstoßkurven.	Mitralinsuffizienz.

Nachdem so die äußerliche Übereinstimmung der auf die
verschiedenste Weise gewonnenen Kurven dargetan und ihre Korrektheit an der Hand der Membrantrichteraufnahmen geprüft wurde,
fragt es sich, ob auch die genauere Ausrechnung mit unseren Schluß-
folgerungen harmoniert.

Die mit dem Membrantrichter aufgenommenen Kurven wiesen
für das systolische Geräusch eine Schwingungszahl von 54 Schwingungen

pro Sekunde nach. Genau denselben Betrag machte die Schwingungszahl der vom Sternum und vom linken Ventrikel aus aufgenommenen systolischen Geräusche aus. Auch für die zweite Schallerscheinung ergab sich Identität: 57,5 Schwingungen bei den ersteren, 58 Schwingungen in den übrigen Kurven. Für den dritten Ton aber gehen die Werte der Frequenz auseinander. Während bei den Membrantrichteraufnahmen 64 Schwingungen pro Sekunde gefunden wurden, lag die Schwingungszahl der 3. Schallerscheinung bei den vom Sternum und von der Aorta geschriebenen Kurven etwas tiefer, bei 55 Schwingungen pro Sekunde. Die wahrscheinlichste Erklärung ist wohl die, daß hier eine Divergenz der Schwingungszahlen der vom Aorten- und Pulmonalisostium aus aufgenommenen Töne vorliegt; d. h. es ist bei den Membrantrichteraufnahmen der II. Pulmonalton, bei den übrigen der II. Aortenton geschrieben worden, entsprechend dem geänderten Aufnahmeverfahren.

Bezüglich des Vergleichs der zeitlichen Verhältnisse ist vor allem auch zu berücksichtigen, daß die verschiedenen Kurven nicht zu gleicher Zeit, weder bei gleicher Herzperiodengröße noch bei gleichem Befinden der Kranken, aufgenommen wurden. Aus den in der untenstehenden Tabelle 6 zusammengestellten Daten geht aber m. E. unzweifelhaft hervor, daß im wesentlichen Verhältnisse obwalten, die nur den Schluß auf eine weitgehende innere Übereinstimmung der Kurven gestatten.

Tabelle 6.
Daten der Schallkurven von Fall I.

Dauer der	Aufnahmen		
	mit dem Membrantrichter von der Herzspitze aus	vom Sternum aus	von der linken Kammer aus
Herzperiode	0,575″	0,685″	0,619″
des systolischen Geräusches . . .	0,239″	0,277″	0,234″
des 1. Intervalls	0,062″	0,068″	0,059″
des II. Tones	0,070″	0,061″	0,057″
des 2. Intervalls	0,057″	0,061″	0,036″
des III. Tones	0,135″	0,127″	0,110″
des Intervalls in Kurven ohne akzessorischen Ton	0,130″	0,181″	0,181″

Bei derselben Kranken wurden noch Aufnahmen von der Aorta-Auskultationsstelle aus vorgenommen, wohin ebenfalls das systolische Geräusch hingeleitet wurde. Die Figuren 121 und 122 repräsentieren solche Aufnahmen. Hier ist zu beachten: 1. daß das systolische Geräusch kürzer ist als bei den übrigen Aufnahmen; 2. die Oszillationen des II. Tones relativ stärker hervortreten, entsprechend der größeren

Nähe seines Entstehungsortes und der Verstärkung des II. Pulmonaltones. Auch die Dauer des II. Tones ist um einen kleinen Betrag
vergrößert. Diese letztere Beobachtung wurde auch an Kurven gemacht,
die (vgl. die früheren Fig. 117 und 118, S. 102) im 3. linken Interkostalraum, in der Mitte zwischen linkem Sternalrand und linker
Mammillarlinie mit offener Zuleitung aufgenommen worden waren.

s.G.   *2.*   *3.*   *s.G.*   *II.*

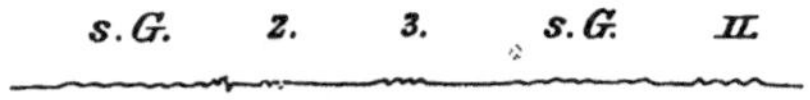

Fig. 121.
Mitralinsuffizienz-Schallkurve, von der Aorta-Auskultationsstelle aus aufgezeichnet.

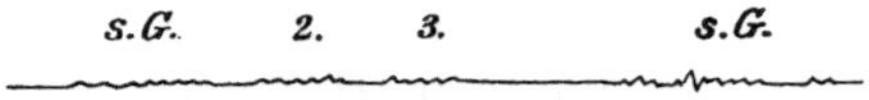

s.G.   *2.*   *3.*   *s.G.*

Fig. 122.
Mitralinsuffizienz-Schallkurve, vom 2. rechten Interkostalraum aus aufgenommen.

Es mögen nun noch an einigen weiteren Fällen von Insuffizienz
der Mitralis Beispiele für das eben Gesagte gebracht werden.

In einem II. Falle (siehe den klinischen Befund weiter unten
S. 144 Nr. II) wurde das systolische Geräusch von der Stelle des
Spitzenstoßes einmal bei geschlossenem, ein andermal bei offenem Zuleitungssystem registriert. Im ersteren Falle wurden 67 Schwingungen
pro Sekunde (12 Oszillationen absolut) für das systolische Geräusch
gefunden, bei offenem System zu anderer Zeit und bei etwas anderer
Herzperiode 73 Schwingungen, also dieselbe Anzahl.

Bei einer dritten Kranken mit typischer Mitralinsuffizienz (vgl.
S. 144, Nr. III) wurden die Schallschwingungen sowohl von der Gegend
des Spitzenstoßes wie vom 3. linken Interkostalraum (dicht am Sternum)
aus bei geschlossenem Zuleitungssystem aufgenommen. Die Auszählung
ergab für das systolische Geräusch an der Spitzenstoßkurve 80, an der
anderen 73 Schwingungen pro Sekunde. Die Anzahl der Oszillationen
war im ersten Falle 13 beim systolischen Geräusch, 4,5 bei dem II. Ton;
im zweiten Falle wurden im systolischen Geräusch 12, im II. Ton
4 Schwingungen gezählt. Da diese Kurven ebenfalls nicht an demselben
Tage aufgenommen worden waren und die Herzperiode bei der ersteren
Registrierung 0,625″, bei der zweiten aber 0,790″ betrug, sind die
minimalen Unterschiede der Schwingungszahlen ohne Bedeutung, und
es geht auch hier wieder durchaus hervor, daß die beiden Verfahren zu
den gleichen Ergebnissen geführt haben. Die bei offenem Zuleitungssystem vorgenommenen Aufnahmen hatten aber ein ungenügendes
Resultat (Fig. 123). Hier betrug bei fast gleicher Dauer des systolischen
Geräusches die Schwingungszahl nur 48 Schwingungen pro Sekunde,
und die Anzahl der das systolische Geräusch bildenden Oszillationen

war von 12—13 auf 7,5 herabgesunken. Es kann wohl nur der Widerstand, der den Schwingungen durch die Öffnung des Zuleitungssystems
bereitet wird, hier den Wegfall der frequenten Oszillationen des systolischen Geräusches veranlaßt haben. Wir lernen jedenfalls hier, daß
mitunter die Superposition der Schwingungen auf die
Herzstoßkurve die wesentlich bessere Methode ist.

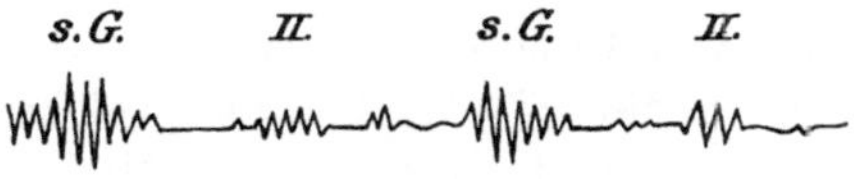

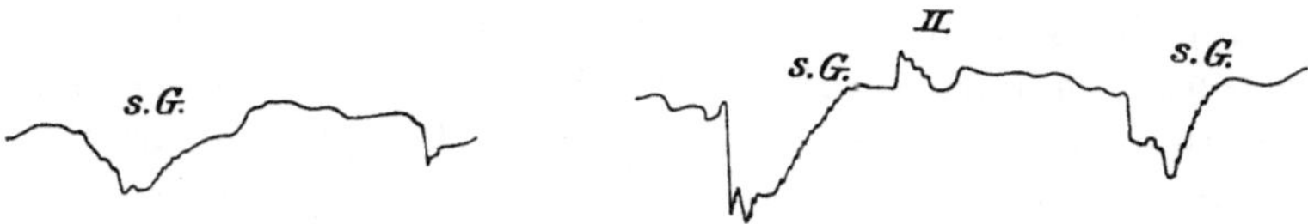

Fig. 123.
Unkorrekte Mitralinsuffizienz-Schallkurve, bei offenem Zuleitungssystem
geschrieben.

Die Beziehung des systolischen Geräusches der Mitralinsuffizienz zur Herzstoßkurve.

Die Superposition der Schallschwingungen auf die Herzstoßkurve
hat, wie sich schon aus den oben gebrachten Kurven Fig. 119 und 120
(S. 102) ersehen ließ, den außerordentlichen Vorteil, daß der systolische
oder diastolische Charakter der Schallkurve ohne weiteres erkannt
werden kann; denn ist das geschriebene Geräusch ein systolisches,
so beginnt es naturgemäß im Moment der fast immer markanten
systolischen Erhebung der Herzstoßkurve. Dabei erübrigt sich also die
gleichzeitige Registrierung des peripheren Pulses oder des Elektrokardiogramms zur allgemeinen Orientierung über den zeitlichen Charakter des geschriebenen Geräusches.

<table>
<tr><td>

Fig. 124.
Mitralinsuffizienz-Herzstoß-Schallkurve
(systolisches Geräusch).

</td><td>

Fig. 125.
Mitralinsuffizienz-Herzstoß-Schallkurve
(systolisches Geräusch, II. Ton).

</td></tr>
</table>

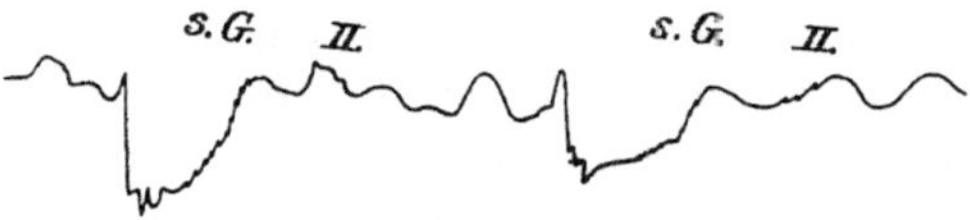

Fig. 126.
Mitralinsuffizienz-Herzstoß-Schallkurve (systolisches Geräusch, II. Ton).

Auch wo nicht gerade der Spitzenstoß des Herzens mit registriert
wurde, ist die Aufzeichnung des Herzstoßes von Wert. Die Kurven der

Fig. 124, 125 und 126 (Fall III) sind z. B. vom 3. linken Interkostalraum aus geschrieben. Hier setzt auch, wie in den bereits besprochenen
Fällen, das systolische Geräusch mit dem anakroten Schenkel der Kurve
ein und dauert teils bis zum Ende dieses Kurventeiles, teils bis kurz
vor dem Wendepunkte der Kurve. Der II. Ton — er fehlt in Kurve 124
— beginnt gleich nach dem Beginn des diastolischen Stoßkurvenab-
schnittes und endet, wie in der Norm, nach nur wenigen Schwingungen.
An diesen Aufnahmen war beiläufig für das systolische Geräusch eine
Schwingungszahl von 73, für den II. Ton eine solche von 52 Schwingungen pro Sekunde berechnet worden. Im Mittel sehr zahlreicher
und unter denselben Bedingungen gemachter Aufnahmen besaß das
systolische Geräusch 0,164″ Dauer. Das Intervall währte ebenso lange
(0,168″). Der II. Ton besaß mit 0,071″ eine etwas kürzere Dauer,
als der normale II. Ton zu haben pflegt.

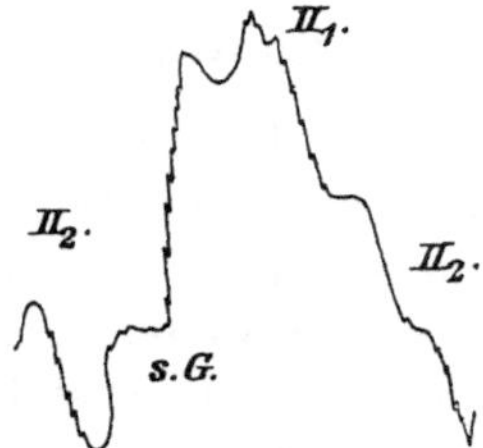

Fig. 127.
Mitralinsuffizienz-Herzstoß-Schallkurve
(systolisches Geräusch, akzessorischer
Ton).

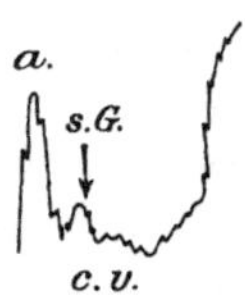

Fig. 128.
Venenpulskurve mit superponiertem
systolischen Druckgeräusch.

Eine Kurve vom 4. linken Interkostalraum demonstriert die Fig. 127,
die von einem anderen Kranken (Fall IV) stammt, und an der auch ohne
weiteres die zeitliche Beziehung der Schallschwingungen zum Herzstoß
abzulesen ist. Das Geräusch beginnt kurz bevor der anakrote Kurvenschenkel durch die systolische Einsenkung unterbrochen wird. Das
Geräusch endet auf der ersten Höhe der Stoßkurve. Die Aufnahme
enthält außerdem noch die Schallfigur zweier kurzer Töne. Der erste
von ihnen beginnt vor dem Gipfel der zweiten großen Welle,
die hier in diesen Kurven zwischen die beiden meist allein vorhandenen
höchsten Kurvenzacken eingeschaltet ist, und endet vor der letzten,
ebenfalls hier noch zur Systole zu rechnenden dritten hohen Erhebung.
Der eigentliche II. Ton beginnt mit der Inzisur, die sich kurz nach der
letztgenannten Welle angedeutet findet.

    Das systolische Geräusch beginnt also in dem Augen-
blicke, in dem auch der normale I. Herzton in den Kurven
auftritt. Die Geräuschschwingungen setzen sich aber über

einen weit größeren Abschnitt der Kurve hin fort als die wenigen Oszillationen des I. Tones. Mitunter überdauert das Geräusch sogar, wie sich hier zeigte, die zweite systolische Erhebung der Spitzenstoß- bzw. Herzstoßkurve. Am stärksten waren die Schwingungen fast immer im ersten Teil des Geräusches, also in der ersten Hälfte des ersten aufsteigenden systolischen Herzstoßschenkels. Der II. Ton hatte in den Kurven der an Mitralinsuffizienz leidenden Kranken dieselbe Lage wie in der Norm.

Von dem letztgenannten Kranken wurde eine teilweise als Fig. 128 reproduzierte Kurve erhalten, die dadurch interessant ist, daß sie über die Beziehungen der Systole zum Venenpuls Aufschluß gibt. Es sind hier zunächst die typischen Erhebungen der Venenpulskurve sichtbar. Die erste entspricht der Vorhofwelle, die zweite — ebenfalls nach der herrschenden Interpretation — der Karotiszacke (vgl. z. B. Kurve 44 in Mackenzies Lehrbuch [l. c. 19] S. 100). Daß es sich in der Tat so verhält, geht aus der Art der Superposition der Schallschwingungen hervor. Denn auf der Höhe der Erhebung c beginnen die Oszillationen eines Geräusches, das durch den Druck des Aufnahmetrichters auf die Karotis hervorgerufen wurde. Es setzt sich mit relativ sehr gleichmäßigen Schwingungen bis in den ersten Beginn des stark aufsteigenden Schenkels der Kurve hin fort.

Die Beziehung des systolischen Geräusches der Mitralinsuffizienz zum Karotispuls.

Aus der zeitlichen Koinzidenz zwischen dem Beginn des systolischen Geräusches und dem I. Herzton ergibt sich schon ohne weiteres, daß auch das Zeitintervall zwischen dem Auftreten des systolischen Geräusches und dem des Pulses der Arteria carotis der Norm entsprechen wird. Hauptsächlich veranlaßt durch die mit meinen früheren in Widerspruch stehenden Befunde von Weiß und Joachim, habe ich meine Kurven auf die Größe der betreffenden Zeitspanne hin nochmals durchgesehen. Weiß und Joachim schreiben bezüglich der zeitlichen Beziehung des I. Herztones zum Karotispuls [l. c. 30, S. 26]: „Sehr konstant zeigten sich aber die Beziehungen zwischen Karotispuls und Herztönen. In den Fällen, bei denen es sich um normale reine Herztöne handelte, betrug die zeitliche Distanz zwischen dem Beginn des I. Herztones und des Anstieges des Karotispulses 6,75—7,75 hundertstel Sekunden." Ferner sagen sie von der Mitralinsuffizienz (S. 29): „Die Distanz des Karotispulsanstieges und des Geräuschbeginnes ist in der Regel beträchtlich größer als der zeitliche Abstand zwischen erstem Herzton und Pulsanstieg. Auf diesen Abstand scheint eine ganze Reihe von Faktoren Einfluß zu haben. So zeigte sich in einem Falle von Arhythmie die Distanz nach einem kurzen Pulsintervall größer als nach einem langen. Interessant ist, daß man bei gut kompensiertem Fehler die zeitliche Distanz zwischen Geräusch und Karotispuls nicht vergrößert findet. Ihre Erklärung finden diese Beobachtungen wohl darin, daß die Ventrikelkontraktion bei offener Mitralklappe längere Zeit braucht, um den Aortendruck zu überwinden, als im normalen Zustande. Hierzu würde auch der Befund stimmen, daß die Distanz bei schneller Pulsfolge größer wird; denn je schneller der neue Herzschlag dem voraufgegangenen folgt, um so höher ist auch der Blutdruck am Aortenostium."

Ich selbst finde bei der Insuffizienz der Mitralklappe Zeitwerte, nach denen das Intervall lediglich proportional der Dauer der Herzperiode wächst (vgl. Tabelle 7). Ich finde ferner den Zeitwert des genannten Intervalls vollkommen im Bereich des normalen Abstandes,

Tabelle 7.

Intervall zwischen dem Auftreten des Mitralinsuffizienz-Geräusches und des Carotispulses bei verschieden großer Herzperiode.

	Dauer der Herzperiode Sek.	Distanz zwischen systolischem Geräusch- und Karotispuls-Beginn Sek.
Fall I	1,000	0,158
Fall V	0,652	0,104
Fall IV	0,652	0,099
Fall VI	0,566	0,084
Fall III	0,555	0,057
Mittelwert	0,685	0,100

der nach meinen Erfahrungen von 0,095″—0,133″ geht. Wie erklärt sich nun die vollständige Divergenz zwischen den Befunden von Weiß und Joachim einerseits und mir andererseits? Es können da wohl nur noch Differenzen in der Deutung der Kurven verantwortlich sein. Mir fällt es auf, daß Weiß und Joachim so außerordentlich oft auf Vorschwingungen, die dem I. Ton vorangehen, zu sprechen kommen, „sehr niedrige Schwingungen vor dem Einsetzen der größeren". Sie sind geneigt, alle Oszillationen, die dem Karotispuls um mehr als 7,75 hundertstel Sekunden vorausgehen, als Vorschwingungen anzusehen und von dem I. Herzton abzutrennen. Die spätere Analyse mittels des Elektrokardiogramms hat aber ergeben, daß das, was sie als Vorhofsanteil angesehen haben, noch zum Ventrikel gehört, die frühere Deutung also wohl unrichtig war. Vielleicht war in ihren Mitralinsuffizienz-Fällen oft ein solcher „Vorton" vorhanden. Man kann sich ja denken, daß bei Verkürzung der Herzperiode, wobei die Herztätigkeit intensiver zu werden pflegt, solche Vorschwingungen deutlicher werden, oder aber gar, daß die Vorhofzacke des Spitzenstoßes solche auslöst. Haben W e i ß und J o a c h i m in solchen Fällen den „Vorton" mitgerechnet, so wurde das Intervall I. Ton-Karotis größer. Da es schwierig ist, die artifizielle Entstehung solcher Oszillationen zu erkennen, wenn der Spitzenstoß nicht mit registriert wird, scheint mir diese Erklärung immerhin plausibel. Zugleich aber tritt hier wieder zutage, daß d e r N u t z e n d e r S u p e r p o s i t i o n d e r S c h a l l s c h w i n g u n g e n a u f d i e H e r z stoßkurve über den Wert der allgemeinen zeitlichen Orientierung hinausgeht.

Die Annahme eines normalen Intervalls zwischen dem Beginn des systolischen Geräusches und des Karotispulses führt auch zu einem normalen Wert für die Anspannungszeit.

Die Schallkurve der Mitralinsuffizienz und das Elektrokardiogramm.

Das systolische Geräusch der Mitralinsuffizienz beginnt nach dem oben Gesagten — beurteilt nach seiner zeitlichen Beziehung zum Spitzenstoß und zum Karotispuls — genau in demselben Zeitpunkte, in dem normal der I. Ton erschallt. Der Beweis hierfür läßt sich auch mit Hilfe der gleichzeitigen Registrierung von Schallkurve und Elektrokardiogramm führen.

Fig. 129 zeigt u. a. die Geräuschkurve eines jungen Menschen

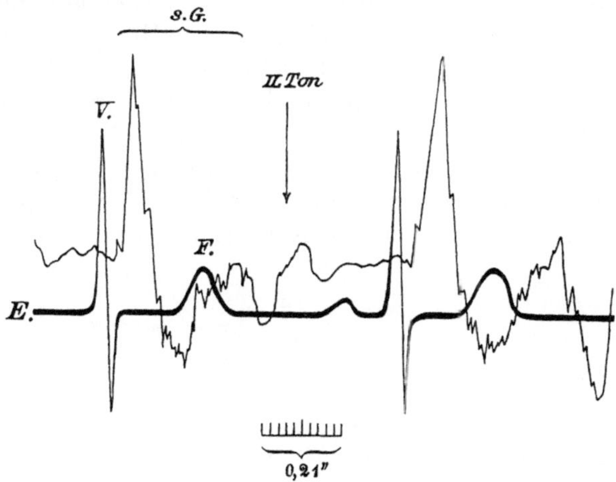

Fig. 129.

Darstellung der zeitlichen Beziehung zwischen Schallkurve, Spitzenstoß und Elektrokardiogramm bei Mitralinsuffizienz.

(Fall VII), der an einer typischen Mitralinsuffizienz litt. Die Schwingungen des systolischen Geräusches sind hier auf die systolischen Erhebungen der Stoßkurve des linken Herzens superponiert und dauern — im

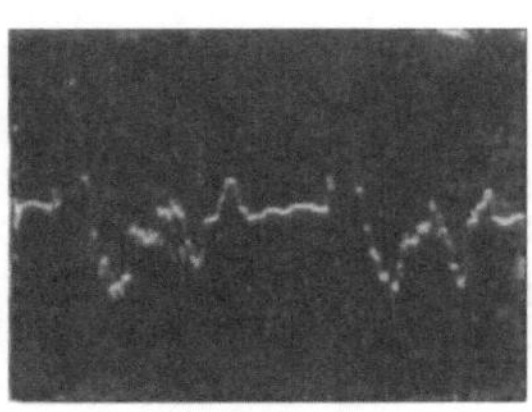

Fig. 130.
Original-Herzschall-
Spitzenstoßkurve zu
Figur 129.

einzelnen Falle wechselnd — bis kurz nach der zweiten systolischen Welle des Kardiogramms. Die stärksten Schwingungen sind im Beginn des Geräusches zu sehen, dann wieder in der Einsenkung zwischen den beiden systolischen Erhebungen und besonders von diesem Punkte an bis zur zweiten, niedrigeren Spitzenstoßerhebung. Das Geräusch endet decrescendo. Die Oszillationen des II. Tones, die viel niedriger sind als die des systolischen Geräusches, beginnen dicht hinter der Inzisur und dauern nur kurze Zeit.

Das Kardiogramm wurde von einer weit nach links hin gelegenen Stelle aus aufgenommen. Diese Kurve hat in ihren Grundzügen übrigens eine außerordentliche Ähnlichkeit mit einer Kurve, die Brauer [3] von einem Kranken, bei dem eine ausgedehnte Thoraxplastik ausgeführt worden war, von der Seitenbewegung des linken Ventrikels aufgenommen hat und kann deshalb ohne weiteres durch diese ergänzt werden. Brauer schrieb darüber: „Das unter dem dünnen Hautlappen in den mittleren Partien freiliegende Herz war nach außen verlagert und um seine Achse so gedreht, daß der linke Ventrikel nach vorn zu gewandt war. Deutlich konnte man bei seitlicher Inspektion die Kontraktion von Vorhof und Kammer unterscheiden." . . . . „Wir hatten also hier bei dem Patienten eine beträchtliche Lageveränderung des Herzens und der großen Gefäße vor uns, sowie geänderte Druckverhältnisse in der Umgebung des Herzens. Außerdem war eine respiratorische Verschieblichkeit des Herzens vorhanden, wenn auch durch die Narbenbildung im Operationsgebiete eingeschränkt." „Versucht man die Kurve dadurch zu analysieren, daß man sie vergleichend schreibt mit Karotis und Spitzenstoß (vgl. Fig. 131, in der Ventrikel- und Karotiskurve Brauers von mir zur

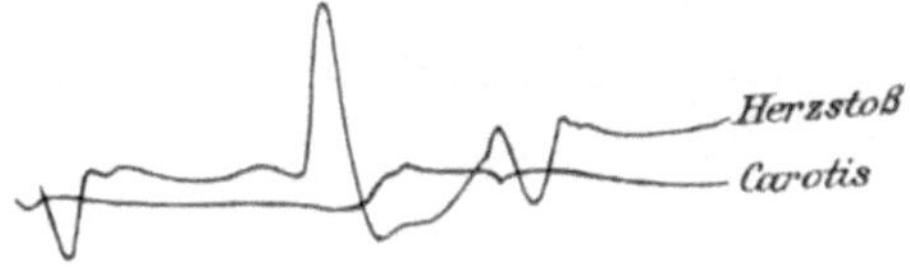

Fig. 131.
Beziehung zwischen Spitzenstoß und Karotispuls (nach Brauer [3]).

besseren Übersicht aufeinander gezeichnet wurden), so vermeint man eine Vorhofswelle deutlich abgrenzen zu können. Ebenso scheint es, als könne man die Verschlußzeit und den Beginn der Austreibungszeit an der Ventrikelkurve erkennen. Mit dem Einsetzen der Rückstoßelevation im Karotispuls findet man stets eine eigenartige Einsenkung und alsdann wieder ein Vorfedern der Ventrikelseitenwand, und man vermag diesen Teil, der doch wohl dem Beginn der Diastole angehören dürfte, sehr wohl von derjenigen Partie zu unterscheiden, die als Vorhofswelle imponiert."

Das Elektrokardiogramm wurde in meinem Falle von rechter und linker Hand abgeleitet. Es entsprach im übrigen dem normalen Typus. Nur war die Vorhoferhebung recht wenig ausgeprägt. Das war auch in der Spitzenstoßkurve der Fall. Die Ausrechnung des Elektrokardiogramms ergab folgende Werte:

Zeit vom Beginn der Ventrikelzacke bis zur Höhe derselben . . 0,026"

Dauer der ganzen Ventrikelzacke . . . . 0,052"

Zeit vom Ende der Ventrikelzacke bis zum Beginn der Finalschwankung . . . . 0,153"

Zeit vom Anfang der Finalschwankung bis zu ihrer Höhe . . 0,086"

Zeit vom Anfang der Finalschwankung bis zu ihrem Ende . . 0,168"

Zeit vom Ende der Finalschwankung bis zum Beginn der Ventrikelzacke . . . . 0,416"

Bei der Ausrechnung der Spitzenstoßkurve wurde folgendes gefunden:

Beginn der Vorhoferhebung bis zum systolischen Anstieg = 0,112"

Beginn der systolischen Erhebung bis zum 1. systolischen Höhepunkt der Kurve . . . . = 0,045"

Beginn der systolischen Erhebung bis zur 1. Einsenkung des systolischen Kurvenabschnittes . . . . = 0,208"

Beginn der systolischen Erhebung bis zur 2. Einsenkung des systolischen Kurvenabschnittes = Dauer des systolischen Geräusches . . . . = 0,450"

Zeit vom 2. systolischen Kurvental (Inzisur) bis zur Höhe der 1. diastolischen Welle . . . . = 0,082"

Zeit von der Höhe der 1. diastolischen Welle bis zu der ihr folgenden tiefsten Stelle der Kurve . . . . = 0,036"

Die Ausrechnung des Phonokardiogramms erwies für das systolische Geräusch eine sehr lange Dauer, von 0,450", für den II. Ton eine solche von 0,060". Der II. Ton war also etwas kürzer, als der Norm entspricht. Das Intervall dauerte nur 0,032", die Systole 0,482", die ganze Herzperiode 0,788".

Die Kombination aller vier besprochenen Kurven, der Schallkurve, des Kardiogramms, der Karotispulskurve — leider habe ich selbst die Aufnahme dieser letzteren Kurve hier versäumt — und des Elektrokardiogramms lehrt nun folgendes:

Das systolische Geräusch beginnt in dem Zeitintervall zwischen Anfang und Höhe der Ventrikelzacke des Elektrokardiogramms. Es überdauert die Finalschwankung um 0,127″. Das Ende der Finalschwankung zeigt also entgegen der bisherigen Annahme nicht notwendig das Ende der Systole an, sondern der Herzmuskel kann unzweifelhaft einige Zeit in kontrahiertem Zustande verharren, ohne daß elektrische Spannungsdifferenzen zum Ausdruck kommen. Die erste systolische Erhebung der Spitzenstoßkurve fällt erst nach dem völligen Ablauf der Ventrikelzacke ab. Die zweite systolische Welle des Spitzenstoßes koinzidiert zeitlich ungefähr mit der Finalschwankung des Elektrokardiogramms. Der II. Ton beginnt 0,159″ nach dem Abschluß der Finalschwankung. Unter Verwertung der Karotispulskurve Brauers zeigt sich, daß die diastolische Einsenkung der Karotiskurve mit der schallfreien dritten Höhe meiner Ventrikelpulskurve, in der die zweite systolische Welle stärker als in der Brauerschen Kurve ausgeprägt ist, zusammenfällt und kurz vor der Inzisur der Karotispulskurve der II. Herzton erschallt.

Hieraus ist eine vollkommene Übereinstimmung der prinzipiellen Daten mit den beim gesunden Menschen vorzufindenden Verhältnissen, wie aus einem Vergleich der Kurve 129 mit den früheren Angaben ohne weiteres hervorgeht, zu entnehmen. Auch dort überdauerte der anakrote Schenkel der ersten systolischen Erhebung der Spitzenstoßkurve, dessen Dauer mit der Anspannungszeit der Kammern identifiziert zu werden pflegt, die Ventrikelzacke. Die Finalschwankung war dort ebenfalls vor der Inzisur und vor dem Auftreten des II. Tones zu Ende. Die zweite systolische Erhebung der Spitzenstoßkurve entspricht auch hier augenscheinlich der Höhe der in vielen anderen Kurven vorhandenen einzigen systolischen Welle.

Weiß und Joachim [29] finden ebenfalls den Beginn des systolischen Geräusches da, wo beim normalen Menschen der I. Herzton beginnt (0,05—0,07″ nach dem Beginn der Ventrikelzacke).

Die allgemeine Zusammensetzung der Herzschallfigur der Mitralinsuffizienz.

Für die mittlere Zusammensetzung sehr zahlreicher Kurven, die ich bei verschiedener Pulsfrequenz an acht Kranken verschiedener Stadien aufnahm, fand ich folgende Zahlen:

Dauer des systolischen Geräusches 0,236″
„   „ Intervalls . . . . 0,144″
„   „ II. Tones . . . . 0,101″

bei einer mittleren Periode von 0,648″, die einer Pulsfrequenz von
92—93 Pulsen pro Minute entspricht. Das systolische Geräusch war
also im großen und ganzen doppelt so lang als der normale I. Herzton,
der II. Ton um ein Drittel verlängert. Eine Übersicht hierüber gibt
das Schema Fig. 132.

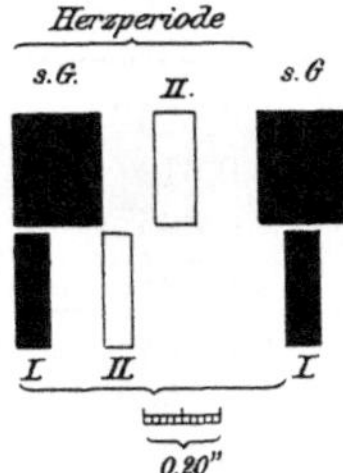

Fig. 132.

Übersicht über die zeitlichen Verhältnisse der Mitralinsuffizienz-Schallkurve.
Vergleich mit der mittleren normalen Herzperiode. (Die zeitliche Coincidenz
zwischen der oberen und unteren Figur bezieht sich nur auf deren Anfang.)

Über die Abhängigkeit der Dauer des Mitral-
insuffizienz-Herzschalles von der Herzperiode.

Bei Kranken, die an einer Insuffizienz der Mitralklappe leiden,
und bei denen die Krankheit noch keinen erheblichen Grad angenommen
hat, reguliert das Herz seine Tätigkeit bei Veränderung der Frequenz
wie in der Norm mit seiner Pause. Die Systole wird dabei, wie wir es
oben bei der Besprechung des Einflusses der Muskelarbeit auf die Dauer
und Frequenz des I. Tones (S. 66) erkannten, nur in der Weise beeinflußt, daß die systolische Kontraktion ergiebiger wird. Dies äußerte
sich dort in einer Verlängerung der Dauer des I. Herztones. Hier ist
es anders. Mit nur wenigen Ausnahmen, die ungefähr innerhalb der
Fehlergrenzen der Berechnung liegen, nimmt bei der Mitralinsuffizienz
bei der Verlängerung der Herzperiode die Dauer des systolischen Geräusches zu, wie die folgenden drei Beispiele (Tabelle 8)
zeigen.

Bezüglich der Schwingungszahl wurde festgestellt, daß diese —
allerdings nur wenig — mit der Verlängerung der Herzperiode abnimmt.
Das systolische Geräusch der Mitralinsuffizienz verhält sich also bei
dem Periodenwechsel nicht wie der I. Herzton, sondern wie der normale
II. Herzton. Um diese Verhältnisse verstehen zu können, ist es notwendig, daran zu erinnern, daß die Herzmuskulatur unserer Kranken,
weil die meisten von ihnen sich in einem fortgeschrittenen Zustande
ihres Leidens befanden (vgl. die klinischen Befunde S. 144 ff.), ge-

Tabelle 8.

Beziehung der Dauer des systolischen Geräusches (Mitralinsuffizienz)
zur Herzperiode.

	Dauer (Sekunden)	
	der Herzperiode	des systolischen Geräusches
Fall I	0,575″	0,239″
	0,619″	0,234″
	0,685″	0,277″
	0,751″	0,311″
Fall III	0,577″	0,155″
	0,625″	0,162″
	0,790″	0,164″
Fall VI	0,517″	0,184″
	0,574″	0,233″
	0,788″	0,450″

schädigt war. In solchen Fällen wechselt das Befinden der Kranken
sehr. Ist es schlecht, wie es oft durch das Aussetzen der Digitalismedikation herbeigeführt wurde, so ist die Periode klein und die systolische
Arbeit des Herzens, weil dies keine Reserven zur Verfügung hat, wenig
ergiebig und kurz. Das Geräusch muß, da es an dem nötigen Druck fehlt,
und das zur Geräuscherzeugung notwendige Minimum an Preßkraft
infolgedessen bald erreicht wird, leise und kürzer werden.

In ebenso hohem Grade wie das systolische Geräusch erwies sich der
II. Ton von der Herzarbeit abhängig. Er wurde ebenfalls bei größerer
Periode verlängert und tiefer. Der linke Vorhof kann bei unvollkommener Diastole und schlechterer Systole der beschleunigten Herztätigkeit nicht soviel leisten als bei großer Herzperiode. Infolgedessen staut
sich das Blut in der Arteria pulmonalis. Der Druck nimmt dort zu, und
es kommt zur Akzentuation des II. Pulmonaltones. Es sind nun also zwei
Momente auf die Dauer des II. Tones von Einfluß: 1. eins, welches die
Dauer des II. Tones zu verkürzen strebt, d. i., wie wir es am normalen,
arbeitenden Menschen sahen, die Verkürzung der Diastole; 2. eins,
welches die Tondauer verlängert, d. i. die Stauung im Pulmonalkreislauf.
Beide arbeiten sich also entgegen. Der Effekt ist, daß die Dauer des
II. Tones bei der Mitralinsuffizienz keine großen Differenzen aufweist.
Im allgemeinen verhält sich hier der II. Ton wie das systolische Geräusch und wie der II. Ton bei der Muskelarbeit; d. h. die Diastoleveränderung mit ihrem großen Einfluß auf die Schnelligkeit der Klappenund Gefäßschwingungen macht sich am meisten geltend.

Die Verkürzung und Akzentuation des II. Herztones bei der Mitralinsuffizienz.

Der II. Pulmonalton wird, wenn bei den an Mitralinsuffizienz Erkrankten die Kompensation durch den linken Vorhof versagt, infolge der Erhöhung der Spannung in der Arteria pulmonalis lauter und betonter, da die Geschwindigkeit und Intensität der Klappenschwingungen und der sie begleitenden schallerzeugenden Momente im wesentlichen von der Druckdifferenz zwischen den beiden Seiten der Klappen abhängt.

Der akzentuierte II. Pulmonalton beherrscht bei der Mitralinsuffizienz unter den genannten Umständen die Schallerscheinungen an der Herzbasis vollkommen, denn die Aorta pflegt hierbei infolge des systolischen Rückflusses eines Teiles der Blutmenge in den linken Vorhof nur eine geringere Quantität Blut zu empfangen. In Übereinstimmung damit wurde, wenn an verschiedenen Ostien Kurven aufgenommen worden waren, für den II. Ton überall die gleiche Schwingungszahl gefunden. Wo bei der Auskultation ein II. Ton vermißt wurde, fehlte er auch in den Kurven; gelegentlich aber war er, zumal in der Karotiskurve, angedeutet. Natürlich wurden in diesem Falle die Schwingungen des Gefäßes, die mit dem II. Ton harmonieren bzw. ihn zustande bringen, geschrieben, nicht der akustische Effekt dieser Schwingungen. In einem Falle, in dem bei der Auskultation hier nichts gehört wurde, wurde für die Dauer der superponierten Schwingungen des II. Tones an der Karotiskurve ein Betrag von 0,108″ festgestellt. Der II. Ton war damit eine Spur länger als der, der in der vom 4. linken Interkostalraum aus geschriebenen Kurve angedeutet war; denn dieser dauerte nur 0,084″. Die Schwingungsfrequenz lag in beiden Fällen bei 59 Schwingungen pro Sekunde.

Überhaupt entsprach die Schwingungszahl des akzentuierten II. Tones durchaus der Norm. Sie war in der Regel etwas niedriger als die des systolischen Geräusches. Wurde der II. Ton an der Herzspitze registriert, so war die Anzahl der Oszillationen dort oft um eine absolute Schwingung geringer; z. B. betrug ihre Zahl statt 4 Schwingungen an der Basis drei an der Spitze. Sie schwankte überhaupt von 2—8 Schwingungen. Veränderung der Herzperiode hatte im allgemeinen nur wenig Einfluß auf die absolute Anzahl der Oszillationen.

Was die Amplitude angeht, so begann der II. Ton crescendo und fiel decrescendo wieder ab.

Die Dauer des akzentuierten II. Tones war, wie ich schon oben erwähnte, im Mittel 0,101″. Der akzentuierte II. Ton dauerte also länger als der normale.

Mitunter gelingt die Registrierung des normalen I. Tones bei der

Mitralinsuffizienz, so z. B. über der Karotis. In einem solchen Falle
(Fall III) wurden für den I. Ton dort 56 Schwingungen bei einer Dauer
von 0,110″ (Periode 0,625″) gefunden. Das systolische Geräusch, über
dem 3. linken Interkostalraum registriert, hatte 73 Schwingungen
pro Sekunde und eine Dauer von 0,164″ bei einer Periode von 0,790″.
Der II. Ton währte, über der Karotis geschrieben, 0,071″, über dem
3. linken Interkostalraum bei längerer Herzperiode aufgenommen,
0,084″. Mit 0,11″ Dauer hatte der I. Aortenton die normale Dauer des
I. Spitzentones. Er besaß auch die gleiche Schwingungszahl wie der
normale I. Herzton. In einem anderen Falle (Fall V) wurden für den
I. Ton in der Karotis 63 Schwingungen gefunden. Die Dauer betrug
0,102″ (Periode 0,625″), also ebensoviel, wie sie der normale I. Ton
zu haben pflegt.

Über Doppeltöne bei Mitralinsuffizienz.

Bei der fortgeschrittenen Mitralinsuffizienz werden neben dem
systolischen Geräusch manchmal zwei kurze Herztöne gehört, die einander zeitlich näher liegen als dem systolischen Geräusch. Daraus ist
von den meisten Beobachtern auf einen engeren Zusammenhang
der neuen dritten Schallerscheinung zum normalen II. Herzton geschlossen worden.

Es ist mir wiederholt gelungen, solche Herzperioden zu registrieren.
Bei dem ersten Falle (I) hatte die mittlere Schallerscheinung, über-
einstimmend mit dem Auskultationsbefund, immer eine kürzere Dauer
als der letzte Ton. Er war ebenso lang oder kürzer als der normale
II. Herzton (vgl. die früheren Abbildungen 113, 114, 115, 121 und 122). Die
absolute Anzahl der Schwingungen betrug bei der ersten Komponente
im Durchschnitt 3, bei der zweiten 7 Schwingungen. Das erste Intervall
zwischen dem systolischen Geräusch (Dauer 0,277″) und dem primären
Ton betrug 0,068″ (Mittelwert); der mittlere Ton selbst dauerte 0,061″.
Das zweite, ihm folgende Intervall machte 0,061″ aus. Die letzte Schallerscheinung war doppelt so lang als die mittlere; sie dauerte 0,127″.
Von einem ähnlichen Falle (IV) war ebenfalls bereits oben die
Rede (siehe die Fig. 127, S. 106). Der mittlere Ton lag hier ebenfalls
dem Beginn der dritten Schallerscheinung näher als dem Ende des
systolischen Geräusches. Als Beispiel der dort erhobenen Befunde
mögen folgende Daten gelten: Herzperiode 0,625″. Dauer des systol-
schen Geräusches 0,161″. Erstes Intervall = 0,117″. Mittlere Schallerscheinung = 0,087″. Zweites Intervall = 0,096″. Letzter Ton
= 0,062″ (vgl. das Schema Fig. 133). Hier war also der mittlere Ton,
umgekehrt wie im ersten Falle, länger als der letzte.
Was ist nun sein Wesen?

Ich verfüge über aufgezeichnete Perioden gleicher Dauer bei den beiden genannten Kranken, die vielleicht für die Aufklärung der Natur der akzessorischen Schallerscheinung von Wert sind.

Im erstgenannten Falle betrug nämlich der Zeitabschnitt vom Beginn des systolischen Geräusches bis zum Beginn des letzten Tones 0,47″ bei einer Periode von 0,685″, im letzten Falle 0,46″ bei einer Periode von 0,625″. Bis zum Auftreten des mittleren Tones dauerte es aber im ersteren Falle (I) 0,34″, im letzten (IV) nur 0,28″. Die erstgenannte Distanz ist also recht konstant und hat damit eine sehr große Ähnlichkeit mit der Systole überhaupt, was wohl eine nähere Beziehung dieses Abschnittes zur eigentlichen Systole vermuten läßt. Ein zweites Moment, das für den mesosystolischen Charakter der mittleren Schallerscheinung spricht, ist der Umstand, daß die mittlere und letzte Schallerscheinung in der Dauer nicht einander parallel gehen.

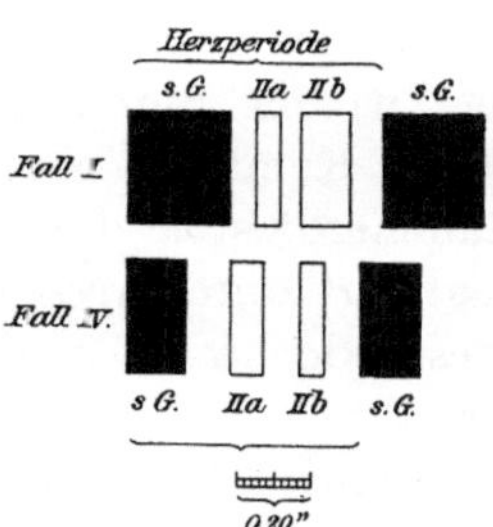

Fig. 133.
Schematische Darstellung von Doppeltonperioden bei Mitralinsuffizienz.

Für die Aufklärung der Entstehung des akzessorischen Tones ist besonders von Wert, daß in den Perioden, in denen er auftritt, das systolische Geräusch relativ kürzer ist als in anderen Perioden desselben Kranken. Daraus geht hervor, daß diese Erscheinung bei wenig ergiebigen Kammerkontraktionen auftritt. Dafür spricht auch die weitere Beobachtung, daß, wenn die Periode und die Systole zunehmen, der akzessorische Ton kürzer wird. Das läßt sich doch nur so erklären, daß hier die pathologischen Verhältnisse, die zu seiner Entstehung führen, in erster Reihe wohl die im Vordergrunde des pathologischen Bildes stehende Stauung im Pulmonalkreislauf, entfernt sind.

Volle Aufklärung scheint mir nun über den Charakter der mittleren Schallerscheinung die Spitzenstoßkurve geben zu können. In den diesbezüglichen Kurven beginnt der akzessorische, dem systolischen Geräusch folgende Ton kurz nachdem die Spitzenstoßkurve von der ersten systolischen Höhe abgefallen ist, also zwischen diesem Gipfel und dem darauf folgenden Kurvental. Er erstreckt sich noch etwas in den anakroten, zum zweiten systolischen Gipfel aufsteigenden Kurvenschenkel hinauf. Also fällt der akzessorische Ton in die Systole, und zwar kurze Zeit nach dem Beginn der Austreibungsperiode. Er ist also in der Tat ein mesosystolischer oder prädiastolischer Ton. Damit dürfte die nächstliegende Erklärung die sein, daß er mit der Blutwelle, die in diesem Momente in die Gefäße eindringt, ursächlich zusammenhängt, d. h. infolge der starken Drucksteigerung, die im Pulmonalkreislauf herrscht, entsteht, also ein systolischer Pulmonalton ist.

B. Mitralstenose.

Die Mitralstenose ist charakterisiert durch ein diastolisches Geräusch, das deshalb entsteht, weil das Blut des linken Vorhofs während der Diastole durch eine verengte Klappenöffnung hindurch in die linke Kammer einfließt. Da dieser Einstrom am Ende der Kammerdiastole durch die Vorhofsystole beschleunigt wird, steigt der das Blut durchpressende Druck allmählich an, so daß das Geräusch Crescendocharakter erhält, der nur beim Versagen der Vorhofsleistung fortfällt.

Seiner Entstehung im linken Ventrikel entsprechend, ist das Geräusch in der Nähe der Herzspitze am lautesten und wird am besten nach links hin fortgeleitet.

Ebenda sind auch die das Geräusch erzeugenden Schwingungen am besten zu fühlen; ja sie sind oft besser zu fühlen, als ihr akustischer Ausdruck zu hören ist. Daher kommt es, daß die Registrierung hier selten auf Schwierigkeiten stößt. Ist doch das Frémissement mitunter selbst sichtbar (Skoda [24], S. 235). Diese Fälle sind recht lehrreich, um zu erkennen, ob das Frémissement oder das Geräusch registriert wurde. Denn hier ist meistens gerade bei den größten Oszillationen der Kurve das Geräusch so leise, daß es kaum zu hören, also offensichtlich unter die Schwelle der Registrierbarkeit heruntergegangen ist. Ich vermute, daß das Schwirren der Herzmasse bei diesem Herzfehler deshalb so deutlich ist, weil hier durch die Bildung eines Trichters aus den Klappen dem Blutstrom eine relativ große und deshalb leicht in Oszillationen versetzbare Angriffsfläche dargeboten wird. Dazu kommt, daß die Schwingungen gut durch feste Masse bis zur vorderen Brustwand fortgeleitet werden und durch geeignete Verbesserung der Leitung, z. B. durch linke Seitenlage des Kranken, noch deutlicher gemacht werden können.

In Fig. 134 gebe ich ein Beispiel eigener Beobachtung für die Anordnung der Abnahmefläche, sowohl der akustischen, wie der Tastwahrnehmung, wobei der Bereich der letzteren der größere ist.

Für die Registrierung ist noch wissenswert, daß die Intensität des diastolischen Geräusches auch hier vom Druck abhängig ist. Stärkere Herzarbeit kann deshalb ein verschwundenes Mitralstenosengeräusch wieder zum Vorschein bringen.

Die Dauer des diastolischen Geräusches ändert sich mit verschiedener Periodenlänge und anderem Zustand der Kranken wie bei keinem anderen Herzfehler wegen des großen Wechsels von geräusch-

erzeugendem Blutquantum und Druck. Oft hält das Geräusch während
der ganzen, meistens verlängerten, Diastole an. Ist aber die Triebkraft
des Herzens gering, so wird das zur Erzeugung des Geräusches er-
forderliche Minimum von Druck und Masse erst gegen Ende der Diastole
erreicht, wenn die Systole des Vorhofes nebst den sie begleitenden
veränderten Volum- und Druckverhältnissen den Blutstrom be-

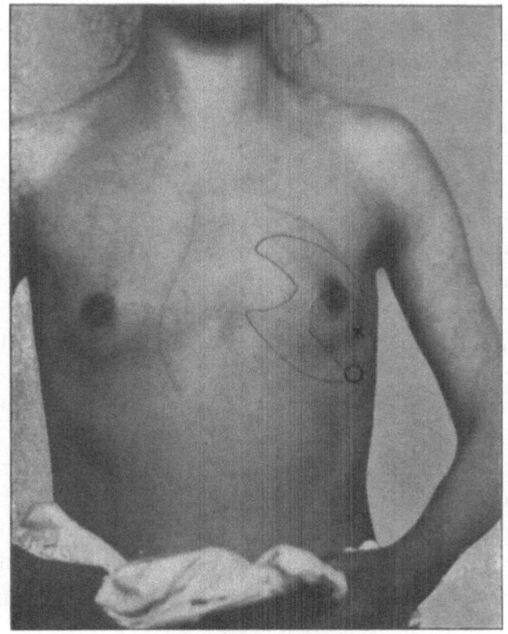

Fig. 134.
Darstellung des Bereichs der Geräusche und des Schwirrens in einem fortgeschrittenen Falle von Mitralstenose und -insuffizienz.
(Äußerste Zone = Orthodiagramm. Mittlere Zone = Bereich des fühlbaren
Schwirrens. Innere Zone = Bereich des hörbaren Geräusches. x = Maximum
des Frémissements (7. Interkostalraum, 1 cm nach rechts von der vord. Axillarlinie). o = Maximum des systolischen Geräusches (8. Rippe, 3 cm nach rechts von
der Mammilla).

schleunigt. Auch vom Grad der Verengerung ist die Dauer des Geräusches abhängig; denn je enger das Ostium ist, desto mehr wächst der
Widerstand, den der Blutstrom zu überwinden hat, und desto größer wird
der Zeitraum, der zum Einstrom erforderlich ist. Deshalb ist das Geräusch ceteris paribus um so länger, je stärker die Stenose ist. Dabei
wird es tiefer, sonorer, selbst summend („roulement"). Da dabei die

Amplituden des Frémissements größer werden, werden hier die günstigsten Bedingungen für die Aufzeichnung erreicht.

Wie man erkennt, erlauben Dauer und Charakter des diastolischen Geräusches ein Urteil über die Arbeit und den Zustand des Herzens insofern, als der Grad der Stenose und die Stromgeschwindigkeit die hauptsächlichen ursächlichen Faktoren sind. Bei demselben Grad der Stenose, also bei abgelaufenen entzündlichen und Vernarbungsprozessen ist daher die Dauer des Geräusches direkt abhängig von der Strömungsgeschwindigkeit.

Die Mitralstenose ist fast regelmäßig kompliziert durch eine gleichzeitige Insuffizienz der Mitralklappe. Infolgedessen ist in den meisten Fällen ein kombiniertes diastolisch-systolisches Geräusch vorhanden. Das systolische Geräusch folgt hierbei dem Verhalten der systolischen Geräusche der reinen Mitralinsuffizienz. Das systolische Geräusch — mag es an der Mitralis oder wegen sekundärer Trikuspidalinsuffizienz an dieser Klappe entstehen — ist am häufigsten kürzer und weniger intensiv als das diastolische Geräusch. Mitunter ist aber auch das Umgekehrte vorhanden. Im allgemeinen verhalten sich die beiden Klappenfehler umgekehrt, d. h. je größer die Stenose, desto kleiner ist die Insuffizienz (Rapp).

Auch das systolische Geräusch kann sich, sowohl über dem linken wie über dem rechten Ventrikel, als Schwirren äußern.

Da das diastolische Geräusch der Mitralstenose aus zwei Komponenten von verschiedener Intensität besteht, kann es bei geringem Druck vorkommen, daß diese Teile so kurz werden, daß sie als diastos lischer Doppelton in die Erscheinung treten. Bei beschleunigter Herzaktion kommt es dann wieder zu der akustischen Erscheinung eine· zusammenhängenden diastolischen Geräusches.

Es kommt auch vor, daß kurz hintereinander beide Phänomene, Doppelton und präsystolisches Geräusch, abwechseln. Ich habe das in einem Falle bei einem Kinde, bei dem ja Tonverdoppelungen recht häufig sind, deutlich beobachten können, konnte mich aber nicht davon überzeugen, daß hier das präsystolische Geräusch sich aufspaltete, sondern es war hier deutlich wahrzunehmen, daß der Doppelton systolisch war. In dem in Rede stehenden Falle wurde 3—4 Perioden hindurch das präsystolische Geräusch gehört, dann ein paarmal der Doppelton, dann wieder das Geräusch und so fort. Das Geräusch war immer sehr laut. Daraus ergibt sich, was schon oben zur Sprache kam, daß nämlich bei der Mitralstenose schon ein Minimum von Druck dazu gehört, ein lautes Geräusch zu erzeugen. Wären hier nicht die Bedingungen für die Entstehung von Geräuschen überhaupt so sehr günstig, so wäre es ja nicht zu verstehen, daß schon der gegenüber dem Kammerdruck sehr niedrige Vorhofdruck imstande ist, bei der Mitralstenose die stärksten Geräusche zu erzeugen.

Bei der Erlahmung des Herzens schwindet am ehesten der diastolische Geräuschanteil, erst später der systolische, weil schon ein sehr geringes Nachlassen des Vorhofdruckes genügt, um ein lautes präsystolisches Geräusch zum Wegfall zu bringen. Der protodiastolische Anteil ist aber, da er lediglich durch das Ansaugen des Ventrikels zustande kommt, noch labiler.

Der II. Aortenton ist bei der Mitralstenose infolge des niedrigen Aortendruckes schwach zu hören, der II. Pulmonalton wegen der starken Spannung in der Pulmonalarterie sehr verstärkt. Der II. Ton ist im dritten linken Interkostalraum in der Nähe des Sternums oft verdoppelt zu hören und als „gespaltene Vibration, die fast einem Frémissement gleicht" (Bard), zu fühlen.

Für die Superposition der Geräusche auf die Spitzenstoßkurve ist zu beachten, daß, wie wohl Rapp (S. 18) zuerst hervorgehoben hat, die Herzspitze in der Regel vom rechten Ventrikel gebildet wird, weil das kräftige rechte Herz den atrophischen linken Ventrikel dorsalwärts schiebt.

Die graphische Darstellung des diastolischen Geräusches der Mitralstenose unter verschiedenen Aufnahmebedingungen.

Das Geräusch der Mitralstenose kommt je nach dem zeitlichen Auftreten der Geräuschschwingungen innerhalb des diastolischen Abschnittes der Herzperiode in drei Typen von verschiedener klinischer Bedeutung vor, die als protodiastolisches, mesodiastolisches und präsystolisches Geräusch unterschieden wurden. Die Fig. 135, 136, 137 und 138 sind Kurven, in denen diese Typen zur graphischen Darstellung gekommen sind. Sie stammen von einer Kranken, bei der die Mitralstenose mit einer Insuffizienz der Mitralklappe verbunden war, und deren Klappenfehler im Beginne der Dekompensation stand. Es wurde deshalb neben dem diastolischen noch ein systolisches Geräusch gehört, das in der charakteristischen Akzentuierung endete (Fall VIII). In der Kurve Fig. 135 sind diese Geräusche auf die Spitzenstoßkurve aufgesetzt zu sehen. Das diastolische Geräusch beginnt mit kleinen Oszillationen, die allmählich nach dem systolischen Geräusch hin immer stärker werden und dann schnell wieder abfallen. Der II. Ton setzt sehr bald nach dem Ende des systolischen Geräusches ein und dauert nur sehr kurze Zeit. Da sich in solchen Kurven der präsystolische Anteil des Geräusches leicht vom systolischen unter scheiden läßt, ist es nicht schwierig, die Kurven zeitlich zu differenzieren. In diesem Beispiel wurden folgende mittlere Zeitwerte gefunden: mesodiastolisch - präsystolisches Geräusch 0,221″; systolisches Ge-

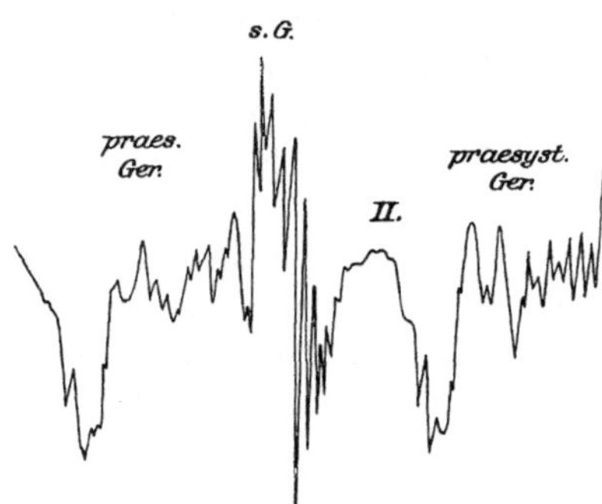

Fig. 135.
Mitralstenose-Schall- und Spitzenstoßkurve (diastolisch-systolisches Geräusch).

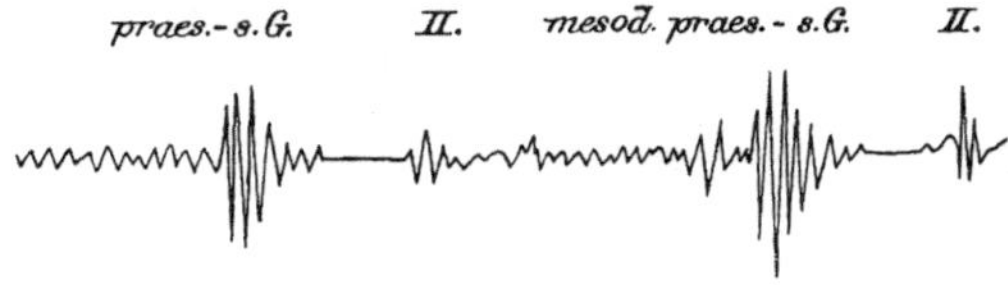

Fig. 136.
Mitralstenose-Schallkurve (diastolisch-systolisches Geräusch; offenes Zuleitungs system).

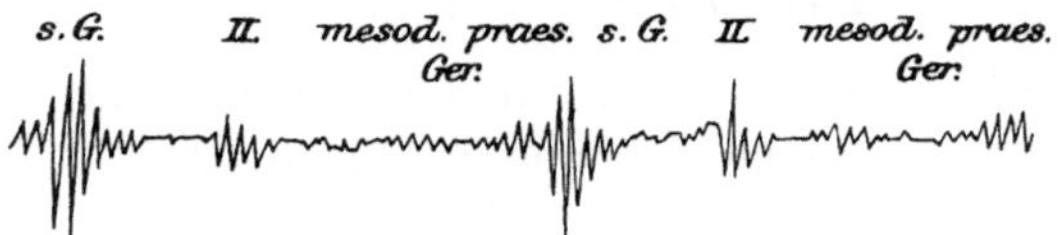

Fig. 137.
Mitralstenose-Schallkurve (diastolisch-systolisches Geräusch; offenes Zuleitungs-system).

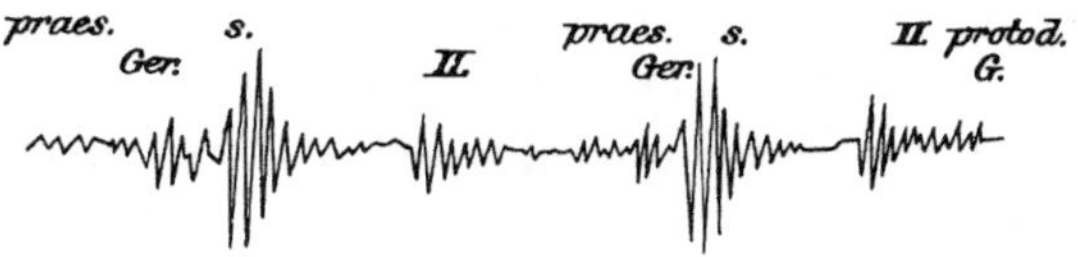

Fig. 138.
Mitralstenose-Schallkurve (diastolisch-systolisches Geräusch; offenes Zuleitungs system).

räusch 0,377″; Intervall 0,028″; II. Ton 0,081″; Periode 0,732″. Die Schwingungsfrequenz war im ersten Teil des diastolischen Geräusches am niedrigsten, stieg langsam an und erreichte gegen Schluß ihren höchsten Wert. Der II. Ton hatte eine noch höhere Schwingungszahl.

Die Fig. 136, 137 und 138 sind das bei offenem Zuleitungssystem geschriebene Pendant hierzu. Die Fig. 136 und 137 weisen ein meso-diastolisches-präsystolisches-systolisches Geräusch auf. In der Fig. 138 ist auch der protodiastolische Abschnitt dargestellt. Im letzten Falle ist das präsystolische vom protodiastolischen Geräusch, das wegen der anfänglich größeren Blutstromgeschwindigkeit Decrescendo-Charakter besitzt, scharf abgesetzt. Die protodiastolische Komponente trägt Diminuendo-Charakter. Sie besitzt die niedrigste Schwingungszahl. Der präsystolische Abschnitt, der immer die höchste Schwingungs-frequenz der diastolischen Geräusche zu haben pflegt, steigt crescendo an. Die Schwingungszahl des systolischen Geräusches wechselt bei verschiedenen Kranken. Sie kann höher oder niedriger als die der diastolischen Geräusche sein.

Was nun die D a u e r der einzelnen Abschnitte angeht, so wurden bei der Kranken für das protodiastolische Geräusch 0,138″, für das 1. Intervall 0,110″, für das präsystolische Geräusch 0,116″, für das systolische 0,170″, für das 2. Intervall 0,119″ und für den II. Ton 0,097″ gefunden. Die Periode dauerte 0,750″.

In einem anderen Falle ergaben die Auszählungen für das meso-diastolische Geräusch, das 0,094″ vom Ende des II. Tones getrennt war, eine Dauer von 0,091″, für das Intervall zwischen diesem und dem Beginn des präsystolischen Geräusches 0,112″, für das präsystolische Geräusch 0,089″, das systolische Geräusch 0,150″, das 2. Intervall 0,132″ und für den II. Ton 0,082″. Die Periode betrug hier ebenfalls 0,750″.

Häufiger als diese sind die Fälle, in denen in der Diastole nur ein präsysto-lisches Geräusch gehört wird.

Die Kurve Fig. 139 ist wiederum ein Beispiel für die Superposition des prä-systolischen Geräusches und der Töne auf die Herz-stoßkurve. Die Fig. 140, die von demselben Kranken (Fall IX) stammt, zeigt,

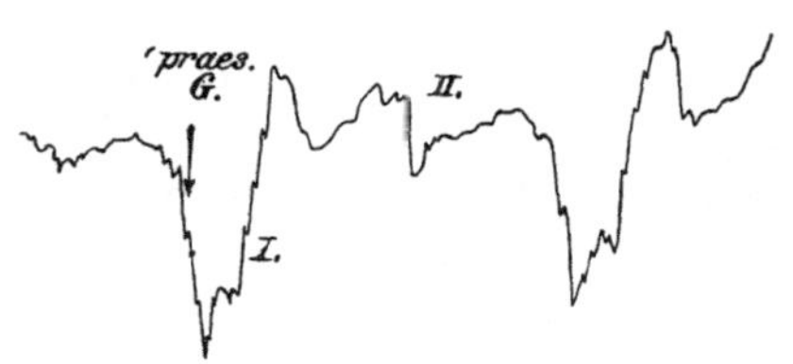

Fig. 139.
Mitralstenose - Herzstoß - Schallkurve (präsysto-lisches Geräusch; geschlossenes Zuleitungssystem).

Fig. 140.
Mitralstenose-Schallkurve (präsystolisches Ge-räusch; offenes Zuleitungssystem).

wie die minimalen Oszillationen des diastolischen Geräusches und der Herztöne bei offenem Zuleitungssystem sich gestalten.

Für das Verständnis der verschiedenen, bei der Mitralstenose zu beobachtenden Schallfiguren ist es wünschenswert, das

Wesen der Vorgänge bei der Öffnung des Zuleitungssystems noch genauer zu demonstrieren. Die Figuren 141, 142 und 143 (Fall X) geben eine Anschauung von den Folgen der sukzessiven Öffnung der Zuleitung. Die Fig. 141 ist das primäre Stadium der Superposition der Schallschwingungen auf die Herzstoßkurve. Hier ist wiederum der Haupttypus des Mitralstenosengeräusches, das präsystolische, in eine laute tonartige Schallerscheinung endende Geräusch, sichtbar. Die Geräuschschwingungen beginnen also kurz vor der Systole, die durch den plötzlichen größten Anstieg der Kurve, wie in der Norm, markiert ist. Der Endton findet seinen Ausdruck in 6—9 Schwingungen von großer, allmählich abnehmender Amplitude. Die Fig. 142 repräsentiert das weitere Stadium. In dieser Kurve ist auch ein sehr wenig intensives protodiastolisches Geräusch sichtbar geworden, das durch Oszillationen von winziger Amplitude vorgestellt wird. Die Fig. 143, die völlig reduzierte Kurve derselben Kranken, zeigt lediglich das präsystolisch-systolische Geräusch und den II. Ton.

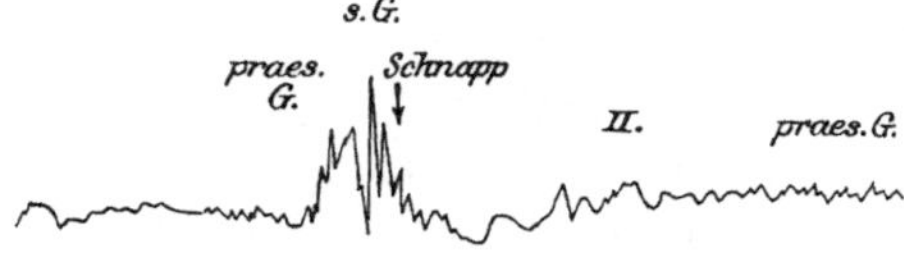

Fig. 141.
Mitralstenose-Herzstoß-Schallkurve (präsystolisch-systolisches Geräusch; geschlossenes Zuleitungssystem).

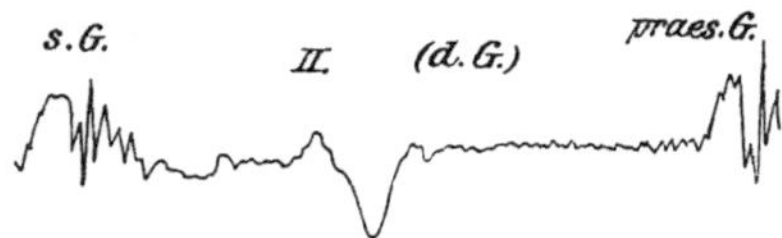

Fig. 142.
Gemischte Herzstoß-Schallkurve der Mitralstenose (diastolisch-systolisches Geräusch; relativ offenes System).

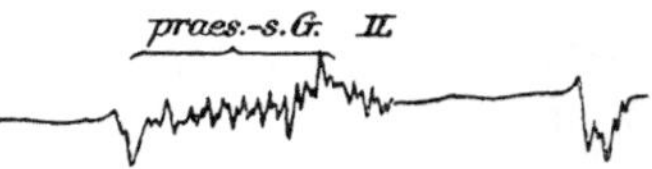

Fig. 144.
Mitralstenose-Schallkurve (präsystolisch-systolisches Geräusch; offenes Zuleitungssystem).

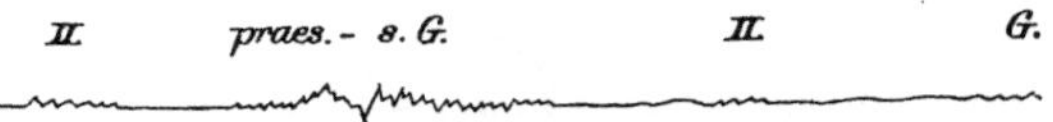

Fig. 143.
Mitralstenose-Schallkurve (präsystolisch-systolisches Geräusch; offenes Zuleitungssystem).

Ein weiteres Beispiel für ein bei relativ offenem Zuleitungssystem geschriebenes Mitralstenosengeräusch ist Fig. 144 (Fall XI).

Werden Herzstoß- und Schallkurve zugleich aufgenommen, so macht bei einem mit dem präsystolischen verbundenen systolischen

Geräusch die Erkennung und Berechnung des letzteren keine Schwierigkeit, weil das systolische Geräusch ja im Moment der systolischen Erhebung der Herzstoßkurve beginnt. Gelegentlich gelingt es aber auch, in Kurven, die bei offenem Zuleitungssystem aufgezeichnet wurden, sich über die beiderlei Schallerscheinungen zu unterrichten, da zu Zeiten der präsystolische Abschnitt wegfällt. In einem solchen Falle (II) fand ich einmal für das gesamte registrierte Geräusch bei einer Herzperiode von 0,469″ eine Dauer von 0,303″. Zu anderer Zeit wurde für das systolische Geräusch allein ein Wert von 0,174″ bei einer etwas größeren Herzperiode (0,500″; Verlängerung der Pause) gefunden. Die Schwingungszahlen waren gleich (62—67 Schwingungen pro Sekunde). Werden die beiden für die Geräuschdauer erhaltenen Werte subtrahiert, so bleibt ein Differenzwert von 0,129″ für das präsystolische Geräusch, d. i. ein dicht beim Mittelwert der Dauer der präsystolischen Geräusche liegender Wert. Außerdem aber entspricht diese Dauer fast vollkommen der der Vorhofswelle im Spitzenstoß dieser Kranken.

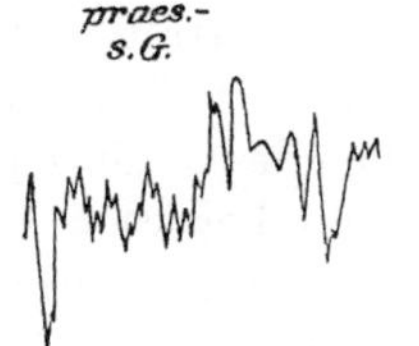

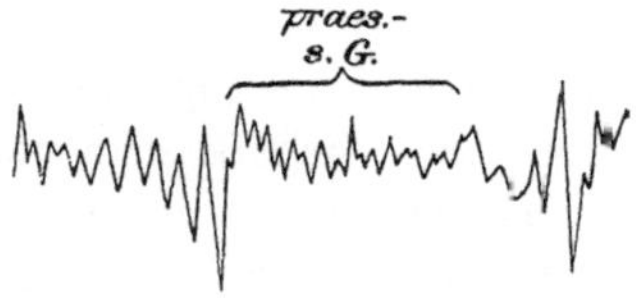

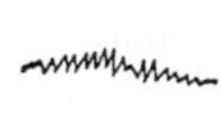

<table>
<tr><td>Fig. 145.
Mitralstenose-Schallkurve,
im 3. linken Interkostal
raum aufgenommen (ge
schlossenes Zuleitungs
system).</td><td>Fig. 146.
Mitralstenose-Schallkurve,
im 3. linken Interkostalraum
aufgenommen (geschlossenes
Zuleitungssystem).</td><td>Fig. 147.
Präsystolisch-systo
lisches Geräusch
(Mitralstenose; offene
Zuleitung).</td></tr>
</table>

Die Schwingungszahlen waren in den Kurven, die bei geschlossenem (Fig. 145 und 146), und in denen, die bei offenem Zuleitungssystem an der Herzspitze geschrieben wurden, ferner in denen, die ebenso im dritten linken Interkostalraum (Fig. 147) aufgezeichnet wurden, gleich.

Die Beziehung der Geräuschkurve der Mitralstenose zum Herzstoß.

Es wurde schon hervorgehoben, daß das wichtigste präsystolische Crescendo-Geräusch der an Mitralstenose leidenden Kranken kurz vor dem systolischen Anstieg der Herzstoßkurve in der graphischen Darstellung sichtbar wird. Es beginnt in den meisten kombinierten

Herzstoß-Schallkurven mit dem Anstieg der der Haupterhebung vorangehenden „Vorhoferhebung", in anderen allerdings nicht, besitzt überhaupt sehr wechselnde Dauer. Ich fand für den präsystolischen Anteil als Mittelwert der Bestimmungen an 11 Kranken eine Dauer von 0,111" bei einer mittleren Periode von 0,779" (= 77 Pulse), also eine Dauer, die derjenigen des I. Herztones gleichkommt. Man findet die mittlere Zusammensetzung der Mitralstenose - Schallkurve in dem Schema Fig. 148 veranschaulicht. Die hier für das präsystolische Geräusch ermittelte Dauer entspricht, wie oben schon erwähnt wurde, etwa der Zeitspanne, um die die „Vorhoferhebung" in der normalen Herzstoßkurve dem ersten anakroten systolischen Schenkel der Spitzenstoßkurve vorangeht, bzw. der Zeit zwischen dem Beginn der Vorhoferhebung und dem der Ventrikelzacke im Elektrokardiogramm. Der Beginn des präsystolischen Geräusches geht also in der Tat mit dem Auftreten der Vorhofstätigkeit einher, womit natürlich die direkte und alleinige Abhängigkeit des Geräusches von der Vorhofkontraktion nicht bewiesen ist, ebensowenig, wie dies ja für die Vorhoferhebung des Spitzenstoßes gelten kann. Für einen engeren Zusammenhang spricht aber noch, daß das präsystolische Geräusch allmählich intensiver und höher wird, also der Druck desjenigen Momentes, welches das Geräusch erzeugt, allmählich zunimmt.

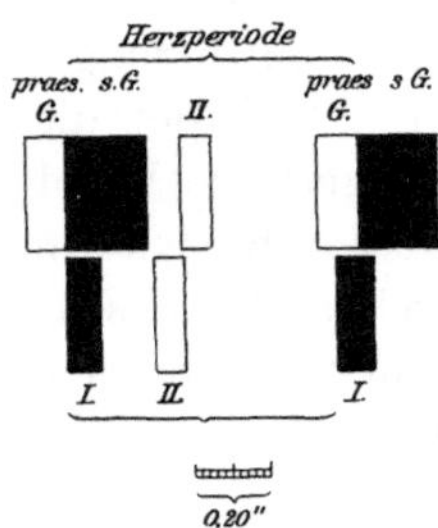

Fig. 148.
Übersicht über die zeitlichen Verhältnisse der Mitralstenose-Schallkurve. Vergleich mit der normalen Herzperiode.

Das Auftreten des präsystolischen Geräusches ist in den Kurven fast stets auch dann deutlich markiert, wenn ein mesodiastolisches Geräusch vorhanden ist. Mitunter allerdings gehen beide Geräusche ineinander über. Für den mesodiastolischen Abschnitt, der ebenso lange wie das präsystolische Geräusch zu dauern pflegte, wurde im allgemeinen die gleiche Schwingungszahl wie für den präsystolischen Teil gefunden. Trotzdem gehören die beiden Geräusche genetisch nicht zusammen; denn mitunter ist, wenn auch ein getrenntes mesodiastolisch-systolisches Geräusch in der Kurve nachzuweisen ist, der präsystolische Abschnitt von genau der gleichen Dauer wie in den Kurven desselben Kranken, die nur das letztere Geräusch enthalten, so daß es sich also bei dem präsystolischen Geräusch um eine selbständige Schallerscheinung handelt. Das mesodiastolische Geräusch besitzt durchweg nur niedrige Schwingungen, die alle von annähernd gleicher Amplitude sind. Es unterscheidet sich also von dem gelegentlich mit dem präsystolischen Geräusch vergesellschafteten protodiastolischen nicht nur durch den dort vorhandenen direkten Anschluß an den II. Ton, sondern auch durch das Fehlen des Diminuendo-Charakters, der durch den diastolischen, aus dem Vorhof in die Kammer stattfindenden Bluteinfluß bedingt ist. Das protodiastolische Geräusch hat nach meiner Erfahrung unter den drei Typen der diastolischen Geräusche die niedrigste Schwingungsfrequenz, das präsystolische die höchste, aber immer noch eine niedrigere als die folgende tonartige Schallerscheinung oder das systolische Geräusch.

Die Oszillationen, welche dem charakteristischen ,,Schnapp'', einem sehr lauten, harten, metallischen Ton, entsprechen und das präsystolisch-systolische Geräusch abschließen, beginnen immer nach der ersten systolischen Höhe der Herzstoßkurve; in den meisten Fällen liegen sie nach dem ersten systolischen Tal, von einem Punkte kurz vor der zweiten systolischen Höhe bis auf ihren Gipfel. Sie treten also später als der normale I. Herzton, der mit dem ersten Anstieg des systolischen Herzstoßabschnittes koinzidiert, auf und können nicht dem I. Herzton des gesunden Menschen, obwohl sie seine Dauer besitzen, entsprechen. Sie besitzen eine Größe, die weit über die Amplitude der Schwingungen des I. Herztones hinausgeht. Diese können einen solchen Betrag annehmen, daß sie unmöglich noch als Ausdruck der auf dem Luftwege übertragenen eigentlichen Schallschwingungen angesehen werden können, sondern müssen als Anteile des Frémissements aufgefaßt werden. Andererseits aber handelt es sich sicherlich hier um erzwungene Schwingungen; denn bei genauerer Beobachtung einer Reihe solcher Figuren ist deutlich zu erkennen, daß innerhalb dieser Schwingungsgruppe nicht nur größere Oszillationen von kleineren abgelöst, sondern auch kleine Schwingungen von größeren gefolgt werden.

Was ist nun die Bedeutung dieser Erscheinung?

Bezüglich der zeitlichen Verhältnisse wurde schon darauf hingewiesen, daß der Beginn des ,,Schnapps'' nicht mit dem des I. Herztones zusammenfällt. Die Differenz ist aber nicht sehr groß. Sie kann gelegentlich sogar außerordentlich kurz sein. In den Kurven, die oben in Fig. 141, 142 und 143 wiedergegeben wurden, lag sein Anfang nur 0,066'' nach dem Beginn der systolischen Arbeit des Herzmuskels, nach der Herzstoßkurve beurteilt. Vergleicht man damit die normalen Werte, so ergibt sich, daß der ,,Schnapp'' gegen Ende des I. Tones, also gegen Beginn der Austreibungszeit bzw. der Öffnung der Aortenklappe einsetzt. Wir werden deshalb vermuten, daß der ,,Schnapp'' mit der Austreibung des Blutes aus der Kammer bzw. mit der Reaktion, die die systolische Füllung der Gefäße durch die energische Tätigkeit der hypertrophierten Kammern mit sich bringt, zu tun hat. Die Verhältnisse, die bei der Mitralstenose vorliegen, sind infolge der einen geringen

Gegendruck bewirkenden weniger großen Füllung der linken Kammer einer besseren rascheren Kontraktion der Muskulatur des linken Ventrikels günstig. Es erklärt sich daraus leicht, daß der I. Herzton crescendoartig bis zum Maximum im Beginn der Austreibungszeit anwächst. Auf der anderen Seite wird durch das Mißverhältnis, das hier zwischen der Intensität des präsystolischen Geräusches und dem es erzeugenden geringen Druck offenbar besteht, die Annahme von Resonanzwirkung in der Kammer nahegelegt und außerdem noch durch den gegen die vordere Brustwand in großem Bereich andrängenden hypertrophierten rechten Ventrikel eine bessere Fortleitung der Schwingungen ermöglicht. Weitere Aufklärung wird in diesen Fragen noch die Betrachtung des Elektrokardiogramms und der Verhältnisse, die die Änderung der Herzperiode nach sich zieht, bringen können.

Die invertierte Herzstoßkurve
bei der Mitralinsuffizienz und der Mitralstenose.

Gelegentlich begegnet man bei Kranken mit Mitralinsuffizienz Kurven, in denen der Beginn des systolischen Geräusches — auch wenn die Aufnahmen von der linken Brustseite des Kranken aus vorgenommen wurden — nicht mit einem aufsteigenden Schenkel der Herzstoßkurve zusammenfällt, sondern wo die Geräuschschwingungen mit dem größten absteigenden Kurventeil beginnen. Bei Kranken, die an einer Mitralstenose leiden, setzen die Schwingungen des praesystolischen Geräusches mit einem diesem katakroten Schenkel vorangehenden kürzeren absteigenden Cardiogrammabschnitt ein. Ein typisches Beispiel dieser Art ist Fig. 149 (Fall V). Hier geht der Hauptausschlag der Herzstoßkurve abwärts statt aufwärts. Die Schallschwingungen beginnen kurz vor diesem Kurventeil im Abstieg der letzten vorhergehenden Welle. Wird diese Figur umgezeichnet, so daß die negativen Ausschläge der Kurve positiv werden (Fig. 148), so erkennt man deutlich die vollkommene Übereinstimmung, in der sich diese Kurve nun mit den früheren befindet: Die Periode setzt mit einer kleinen, reinen Herzstoßwelle ein; ihr folgt mit dem Beginn des Geräusches eine größere positive Erhebung, dieser wiederum der Hauptanstieg der Stoßkurve. Die Schallschwingungen sind bis gegen Ende des größten Ausschlages der Stoßkurve vorhanden. Ein II. Ton wurde bei der Auskultation meist vermißt; er fehlte dementsprechend in der Regel in den Kurven.

Ein etwas anderes Aussehen einer invertierten Kurve bietet Fig. 151, die von derselben Kranken stammt. Hier gilt bezüglich des praesystolisch-systolischen Geräusches das eben Gesagte; nur setzt das Geräusch schärfer ein. Im weiteren Verlauf verliert es sich in weniger frequente Schwingungen, die in der Reproduktion nicht recht sichtbar sind, in der Originalkurve aber deutlich beobachtet werden konnten.

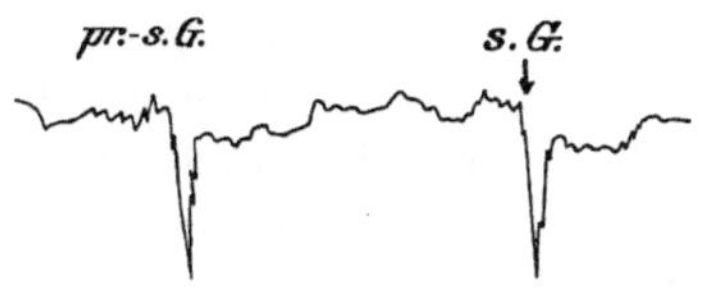

Fig. 149.
Mitralinsuffizienz- und -stenose-Schallkurve, auf eine invertierte Herzstoßkurve superponiert.

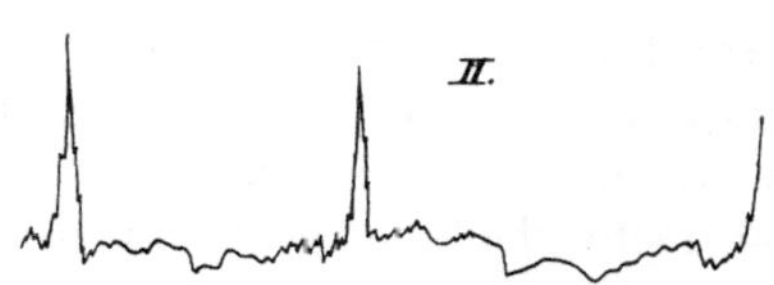

Fig. 150.
Mitralinsuffizienz- und -stenose-Schallkurve der Figur 149. Umkehrung der invertiert aufgenommenen Herzstoß-kurve.

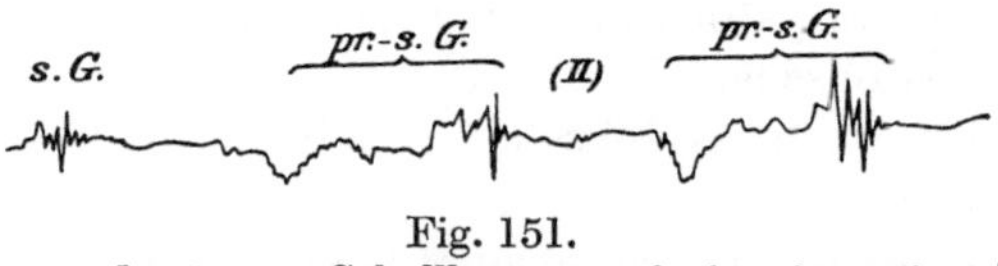

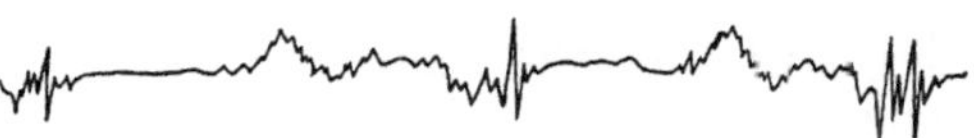

Fig. 151.
Mitralinsuffizienz- und -stenose-Schallkurve, auf eine invertierte Herzstoßkurve aufgesetzt. Praesystolisch-systolisches Geräusch.

Fig. 152.
Mitralinsuffizienz- und -stenose-Schallkurve der Fig. 151. Umkehrung der invertiert aufgenommenen Herzstoßkurve.

Das systolische Geräusch schließt mit wieder frequenteren Oszillationen von großer Amplitude, die der treffliche graphische Ausdruck einer sehr lauten tonähnlichen Schallerscheinung sind, in die man das systolische Geräusch über der Herzspitze enden hörte. Ein II. Ton findet sich an einer Stelle angedeutet; er fehlte sonst in den Kurven.

Negative Kurven entstehen dann, wenn vom Kammerrand oder vom rechten Ventrikel aus aufgenommen wird (v. Frey, Macken-zie). Sie machen der Deutung oft große Schwierigkeiten. An der Hand der gebrachten Beispiele ist aber leicht einzusehen, daß die Ge-räuschschrift zur Erkennung solcher Kurven ein recht brauchbares Mittel ist.

Gerhartz, Herzschall.   9

Die Beziehung der Schallkurve der Mitralstenose zum Elektrokardiogramm.

In welcher Weise Herzschall- und Herzstoßkurve mit dem Elektrokardiogramm koinzidieren, möge die Fig. 153 lehren. Die Kurven dieser Figur rühren von einer jungen Frau her, die an einer typischen kompensierten Mitralstenose litt. Das fühlbare präsystolische Geräusch endete in einem paukenden systolischen Ton; der II. Pulmonalton war nicht deutlich verstärkt, die Frequenz der Herztätigkeit nur wenig gesteigert.

Die Ausmessung der kombinierten Herzschall-Herzstoßkurve ergab folgende Mittelwerte:

Vom Beginn der Vorhoferhebung des Spitzenstoßes bis zum
    Anstieg der ersten systolischen Erhebung . . . . 0,117″
Vom Beginn des präsystolischen Geräusches bis zum Anstieg
    der ersten systolischen Erhebung . . . . 0,102″
Vom Anstieg der ersten systolischen Erhebung bis zur ersten
    systolischen Höhe . . . . 0,066″
Vom Anstieg der ersten systolischen Erhebung bis zum ersten
    systolischen Tal . . . . 0,148″
Vom Anstieg der ersten systolischen Erhebung bis zum Beginn
    des II. Tones . . . . 0,506″
Dauer des systolischen Geräusches. . . . . 0,328″
Dauer des II. Tones . . . . 0,143″
Dauer der Herzperiode . . . . 0,801″

Der Beginn der ersten systolischen Erhebung der Kurve entsprach dem Beginn des systolischen Geräusches. Beide setzten 0,052″ später ein als die Ventrikelzacke des Elektrokardiogramms.

Für die zugehörigen Elektrokardiogramme wurden in diesem Beispiel folgende Mittelzahlen gefunden:

Vom Beginn der Vorhofzacke bis zum Beginn der Ventrikelzacke 0,124″
Dauer der Vorhoferhebung . . . . 0,066″
   (1. Abschnitt vom Beginn bis zur Höhe. . . . . 0,026″)
Dauer der Ventrikelzacke . . . . 0,104″
   (1. Teil vom Beginn der Erhebung bis zur Höhe. . . . . . 0,054″)
Vom Beginn der Ventrikelzacke bis zum Beginn der Final-
    schwankung . . . . 0,224″
   Dauer der Finalschwankung . . . . 0,117″
   (1. Abschnitt vom Beginn der Welle bis zur Höhe . . . . . 0,085″)
Die Höhe der Vorhoferhebung betrug 67 %, die der Finalschwankung 71 % der Höhe der Ventrikelzacke.

Aus der Koinzidenzfigur ergibt sich ohne weiteres, daß die Beziehungen zwischen Herzstoßkurve, II. Ton und Elektrokardiogramm genau wie in der Norm liegen. Die Vorhofwelle der Herzstoßkurve beginnt 0,059″ nach dem Beginn der Vorhoferhebung des Elektrokardiogramms (normal 0,058″; vgl. oben Fig. 97 auf S. 82). Das präsystolische Geräusch setzt etwas später ein. Es folgt nach dem Mittel aller Berechnungen um 0,074″ dem Beginn der Vorhoferhebung des Elektrokardiogramms, beginnt also 0,05″ vor dem Anstieg der Ventrikelzacke des letzteren, ist also in der Tat präsystolisch. In der wiedergegebenen Figur, in der ich die Mittelwerte aller Elektrokardiogrammberechnungen auf eine direkt kopierte Herzstoß-Schallkurve gezeichnet habe, fängt es allerdings etwas früher an. Die 1. systolische Höhe der Herzstoßkurve wird schon 0,014″ nach dem Ende der Ventrikelzacke erreicht, das 1. Tal noch (0,024″) vor dem Beginn der Finalschwankung. Der Schnapp, der, wie schon oben gezeigt wurde, stets nach der 1. Senkung erfolgt und nicht dem I. Herzton entspricht, setzt im Moment des Finalschwankungsbeginnes ein, also in dem Augenblick, in dem normal der I. Herzton endet. Er hört also auch nach Erfahrungen, die hier gemacht werden, der Austreibungszeit an. Die erste Schallerscheinung überdauert die

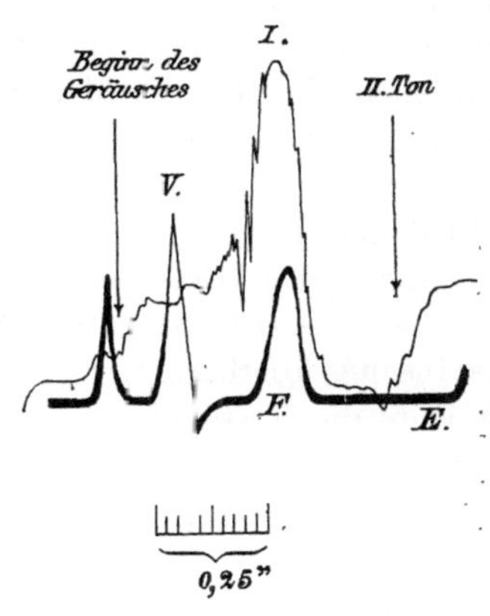

Fig. 153.
Darstellung der zeitlichen Beziehung zwischen Schallkurve, Spitzenstoß und Elektrokardiogramm bei Mitralstenose.

Finalschwankung (vgl. S. 112). Der II. Ton beginnt erst 0,217″ nach dem Ende der Nachschwankung, also viel später nach ihr als unter normalen Verhältnissen.

Von Weiß und Joachim [29] sind ebenfalls Mitteilungen über die Beziehungen des präsystolischen Mitralstenosengeräusches zum Elektrokardiogramm gemacht worden. Sie konnten auch eine Verspätung des I. „Tones", den sie für den normalen I. Mitralton halten, konstatieren. Sie schreiben darüber: „Wir hatten Fälle, in denen die Distanz zwischen dem Anstieg der Initialzacke und dem I. Ton 0,08″ bis 0,1″, und solche, in denen sie mehr als 0,13″ betrug, gegenüber 0,05″—0,07″ beim normalen Menschen. Im allgemeinen schien es uns, als ob die Verzögerung des I. Tones um so größer wäre, je rauher das Mitralstenosengeräusch war."…. Der Beginn des Geräuschcrescendos schien „etwas vor dem Punkte zu liegen, wo beim normalen Menschen der I. Ton beginnt, jedoch lag der Beginn des Geräuschcrescendos immer hinter dem Anstieg der Initialzacke des Elektrokardiogramms und jedenfalls weit hinter der Vorhofszacke".

Über die Veränderungen, welche die Mitralstenose-Schallkurve bei Änderungen der Herzperiode eingeht.

Werden Kurven an demselben Kranken bei verschiedener Pulsfrequenz registriert, so stellt sich zunächst ohne weiteres heraus, daß die Dauer der Herzperiode die Dauer des präsystolischen und systolischen Geräusches nicht bestimmt, da der Periodenwechsel mit Veränderung sowohl der Systole wie der Diastole einhergehen kann. Dagegen werden in der Regel beiderlei Geräusche mit größerer Dauer der Systole verlängert bzw. umgekehrt bei Verkürzung der Systole verkürzt. Dies gilt aber nur für die Kurven eines und desselben Kranken; bei verschiedenen Kranken wird bei derselben absoluten Dauer der Systole oft eine verschieden große Geräuschdauer gefunden. In den Kurven, die dieser Arbeit zugrunde liegen, betrug die Dauer des systolischen Geräusches überhaupt 57 %—95 % der Systole. Am bemerkenswertesten ist wohl die Feststellung, daß auch das diastolische Geräusch in seiner Dauer dem systolischen parallel geht und sich also nach der Systole richtet (vgl. Tabelle 9).

Tabelle 9.

Beziehung des präsystolischen und systolischen Geräusches zur Systolengröße.

	Dauer			
	des präsystolischen Geräusches	des systolischen Geräusches	der Systole	der Diastole
Fall VIII	0,221″	0,377″	0,405″	0,327″
	0,110″	0,167″	0,290″	0,460″
	0,089″	0,150″	0,282″	0,468″
Fall IX	0,128″	0,308″	0,333″	0,292″
	0,060″	0,277″	0,292″	0,308″

Es hängt das damit zusammen, daß Vorhof- und Ventrikelsystole unter denselben universellen Bedingungen ablaufen. Ferner wird auch der Druck, der das präsystolische Geräusch, das ja höhere Anforderungen an die Herzkraft als das systolische stellt, erzeugt, bei kürzerer Systole geringer.

Der „Schnapp" verhält sich bezüglich der Dauer wie das systolische Geräusch, d. h. er ist kurz bei kurzem systolischem Geräusch; er tritt bei langer Periode überhaupt zurück.

Eine Parallelität zwischen der Dauer der Anspannungszeit, aus der Form der Herzstoßkurve abgeleitet, zur Dauer der Geräusche oder der Systole ergab sich nicht, wohl weil dieser Art der Bemessung der Anspannungszeit zu große Mängel anhaften. Am häufigsten ging eine lange „Anspannungszeit" mit einer kurzen Systole einher.

Durchweg war die Schwingungszahl des präsystolisch-systolischen Geräusches um so höher, je kürzer das Geräusch war. In solchen Fällen war die Systole verkürzt. War die Anspannungszeit, in der eben angegebenen Weise beurteilt, vergrößert, so war die Schwingungszahl der Geräusche relativ niedrig (verkürzte Herzperiode). Wir werden wohl nicht fehlgehen, wenn wir annehmen, daß diese Fälle einen gewissen Grad von Insuffizienz des Herzmuskels repräsentieren, bei dem die für die Höhe der Geräusche in erster Reihe maßgebende systolische Kontraktionskraft herabgesetzt war. — Der II. Ton wurde, wenn die Dauer der Diastole herabging, verkürzt. Seine Schwingungszahl stieg dabei. Auch wenn die Verkürzung der Periode lediglich auf das Konto der Systole kam und die Diastoledauer dabei relativ groß war, richtete sich der II. Ton nach der Diastole und besaß dann eine relativ niedrige Schwingungszahl. Der II. Ton war in fast allen Fällen verstärkt, wie es ja diesem Herzklappenfehler entspricht. Im Mittel aller Berechnungen betrug dabei seine Dauer 0,084". Daraus ergibt sich, daß in Übereinstimmung mit dem Ergebnis der Ausmessungen des ebenfalls verstärkten II. Tones der Mitralinsuffizienz auch hier der akzentuierte II. Ton über den normalen Betrag etwas verlängert ist.

C. Erkrankungen der Aortenklappen und der Aorta (Aorteninsuffizienz und Endaortitis).

Die Verhältnisse bei der Insuffizienz der Aorta, bei der die Klappe nicht mehr imstande ist, den Rückfluß des bei der Systole in die Aorta geworfenen Blutes aufzuhalten, sind deshalb besonders instruktiv für das Studium des Herzschalles, weil hierbei meistens neben dem gedehnten diastolischen Geräusch in nächster Nachbarschaft ein systolisches entsteht. Wird im Experiment eine Aorteninsuffizienz erzeugt, so ist das ihr eigentümliche Geräusch am lautesten an der vorderen Fläche des Herzens in der Mitte der Trennungslinie vom linken und rechten Ventrikel bis nach der Pulmonalklappe hin wahrzunehmen (Thayer), also dort, wo man es auch bei unversehrtem Thorax am vorteilhaftesten auskultieren kann. Das Geräusch ist in der Regel recht laut und wird nach den Gefäßen hin am besten fortgeleitet, bietet also recht gute Vorbedingungen für eine erfolgreiche Schallregistrierung.

Die graphische Darstellung der Aortengeräusche.

In der folgenden Darstellung beschränke ich mich lediglich auf
die Besprechung weniger instruktiver Fälle, hauptsächlich auf ein großes
Kurvenmaterial, das von einer 69 Jahre alten Frau (Fall XII) stammt,
die an arteriosklerotischer Endaortitis mit aneurysmatischer Erweiterung des Anfangsteiles der Aorta und Aorteninsuffizienz litt.
Klinisch waren alle klassischen Zeichen der Insuffizienz der Aortenklappe
da. Es wurde ein schabendes Decrescendo-Geräusch, das vom Aneurysma
aus nach allen Ostien fortgeleitet wurde, sowie ein noch stärkeres, sich
eng an das diastolische anschließendes systolisches Geräusch desselben
Charakters gehört. Kurven wurden von einer über dem Aneurysma
in der rechten Mammillarlinie von der 4. bis zur 6. Rippe reichenden

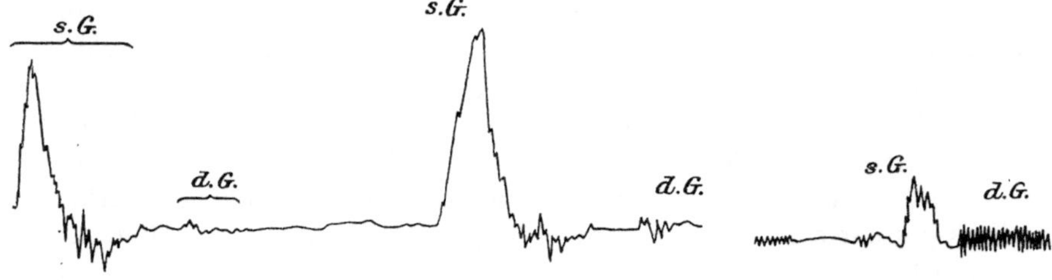

Fig. 154.   Fig. 155.

Kombinierte Aneurysmapuls-Schallkurven (systolisches und diastolisches Geräusch;
geschlossenes Zuleitungssystem).

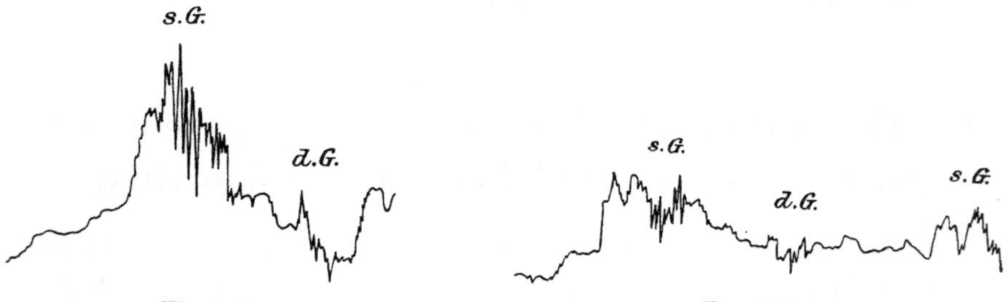

Fig. 156.   Fig. 157.

Kombinierte Aneurysmapuls-Schallkurven (systolisches und diastolisches Geräusch
geschlossenes Zuleitungssystem; Phonendoskop).

schwirrenden Partie, ferner vom hebenden Spitzenstoß, von den üblichen
Auskultationsstellen der Aorta und Pulmonalis aus, von einer links
zwischen 4. und 5. Rippe und zwischen linkem Sternalrand und linker
Mammillarlinie gelegenen Stelle, von der linken Karotis und der rechten
Brachialis (in der Armbeuge) aus aufgenommen, und zwar wurde hierbei,
wie früher, teils ein kleiner Glastrichter, teils ein mit einer 4 mm dicken
Holzzwischenwand versehener Membrantrichter (vgl. oben S. 46) benutzt,
bei einigen Aufnahmen auch ein Phonendoskop in den sehr dickwandigen

Zuleitungsschlauch eingeschaltet. Die Zuleitung war teils geschlossen, teils mehr oder weniger geöffnet. Es ist leicht verständlich, daß also in einem Teil der Kurven die Pulsationen ungehindert zur Aufzeichnung gelangen konnten. Wir werden sehen, daß sich wiederum gerade aus dem Vergleich dieser Registrierungen mit den übrigen interessante Aufschlüsse gewinnen lassen.

Wie erwähnt, wurde eine Anzahl von Kurven über der aneurysmatisch sehr erweiterten, weit nach rechts hinüber reichenden aufsteigenden Aorta geschrieben. Dort war das Maximum der Geräuschintensität; ferner war an dieser Stelle Pulsation und Frémissement zu fühlen.

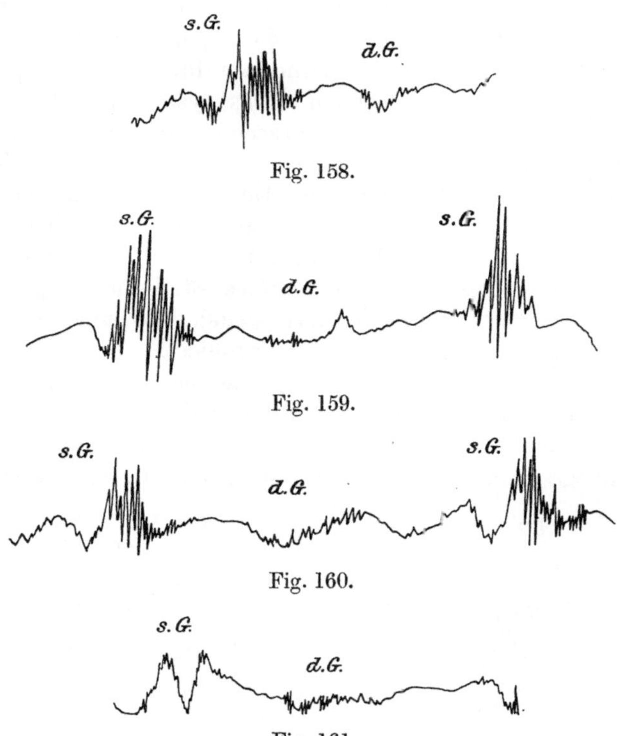

Fig. 158.

Fig. 159.

Fig. 160.

Fig. 161.

Kombinierte Aneurysmapuls-Schallkurven (systolisches und diastolisches Geräusch; relativ offenes Zuleitungssystem).

Von der dort auf die Pulsationskurve superponierten Schallfigur geben die Abbildungen 154 und 155 eine Darstellung. Der Aneurysmapuls wird hier durch eine steil ansteigende Erhebung eingeleitet, nach deren Abfall die Kurve horizontal ohne weitere Differenzierung weiter verläuft. Das Einsetzen der Geräuschoszillationen ist scharf markiert. Das systolische Geräusch beginnt in der Kurve Fig. 154 mit dem Pulsanstieg, in Kurve Fig. 155 schon vor der größten Erhebung mit dem Beginne einer Welle, die dieser vorgelagert ist. In beiden Fällen überdauert das Geräusch mit relativ großen Schwingungen die systolische Welle um ein beträchtliches. Das diastolische, in der Fig. 154 relativ kurze Geräusch tritt bald nachher auf und läuft decrescendo ab. In Kurve 155 ist es besonders gut zur Darstellung gekommen. Die Fig. 156 und 157 sind unter Einschaltung eines Phonendoskopes gewonnen worden.

Die Figuren 158, 159, 160 und 161 sind Schallfiguren derselben Geräusche, aber bei relativ offenem Zuleitungssystem geschrieben.

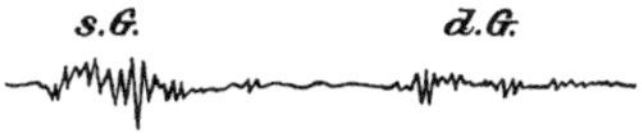

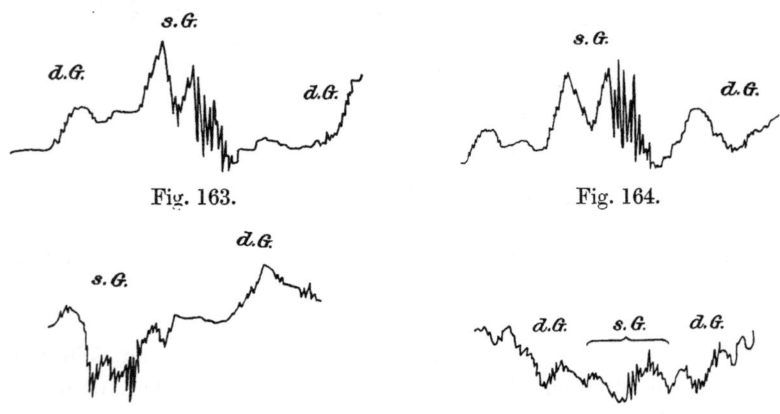

Fig. 162.
Aneurysma-Schallkurve (systolisches und diastolisches Geräusch; offenes Zuleitungssystem).

Die Pulsation tritt hier etwas zurück, jedoch ist die Beziehung des systolischen Geräusches zu ihr noch deutlich zu erkennen. Das systolische Geräusch beginnt crescendo und hat ebenfalls das Maximum seiner Intensität in der Mitte bis gegen Ende hin. Das diastolische Geräusch schließt in der gleichen Weise in der Regel mit in ihrer Größe langsam abfallenden Schwingungen. Ein weiteres Stadium bringt Fig. 162, aus der die Pulserhebungen entfernt sind, die aber im übrigen vollkommen mit den vorigen Kurven harmoniert.

Es ließ sich also hier feststellen, daß das systolische Geräusch mit dem Momente zusammenfällt, wo der in die Aorta gepreßte Blutstrom die vordere Wandung der von der Aorta ascendens gelieferten Aneurysmabegrenzung vorwölbt. Es ist also streng systolisch. Aller-

Fig. 163.   Fig. 164.

Fig. 165.   Fig. 166.
Aneurysmapuls-Schallkurven, von der Aortaauskultationsstelle aus aufgenommen (systolisches und diastolisches Geräusch; geschlossenes Zuleitungssystem).

dings beginnt es nicht so früh wie das systolische Geräusch der Mitralinsuffizienz oder der normale I. Ton. Das ist aber verständlich, da es
erst zustande kommen kann, wenn das systolisch ausgetriebene Blut
die Klappe der Aorta passiert hat und dort energische unregelmäßige
Blutströmungen wachruft.

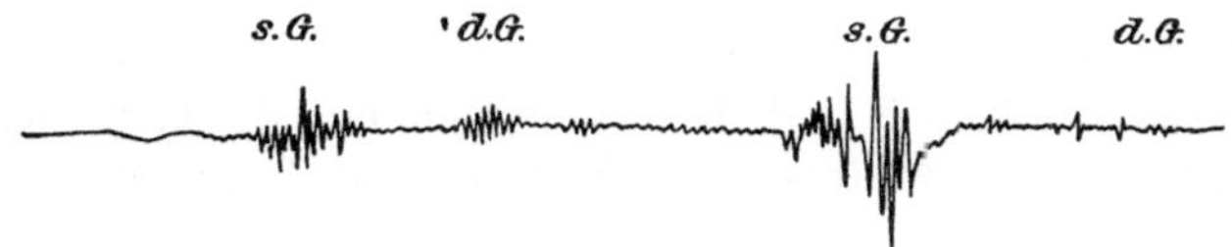

Fig. 167.
Aneurysma-Schallkurve, von der Aortaauskultationsstelle aus aufgenommen
(systolisches und diastolisches Geräusch; offenes Zuleitungssystem).

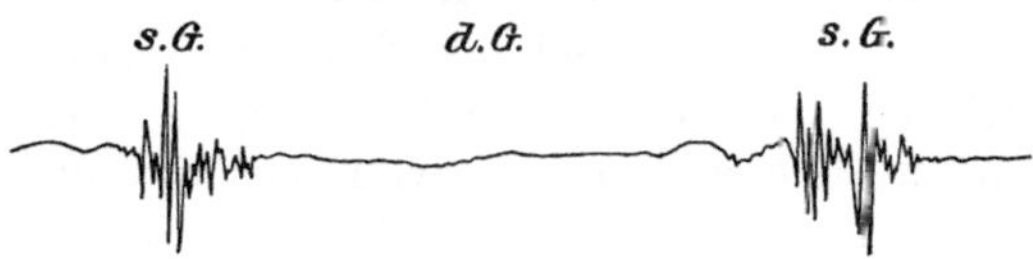

Fig. 168.
Aneurysma-Schallkurve, von der Aortaauskultationsstelle aus aufgenommen
(systolisches Geräusch; offenes Zuleitungssystem).

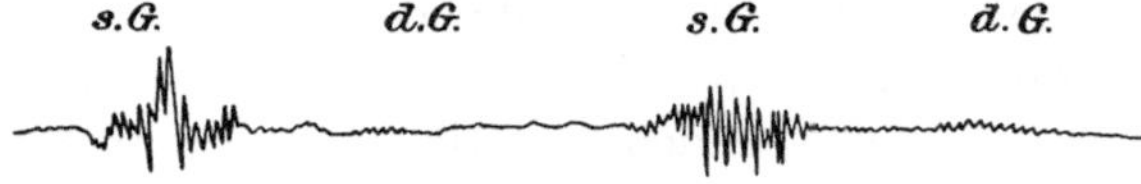

Fig. 169.
Aneurysma-Schallkurve, von der Aortaauskultationsstelle aus aufgenommen
(systolisches und diastolisches Geräusch; offenes Zuleitungssystem).

<table>
<tr><td>

Fig. 170.
Aneurysma-Schallkurve, von der Aorta-
auskultationsstelle aus aufgenommen
(systolisches Geräusch; offenes Zu-
leitungssystem).

</td><td>

Fig. 171.
Aneurysma-Schallkurve, von der Aorta-
auskultationsstelle aus aufgenommen
(systolisches Geräusch; offenes Zu-
leitungssystem).

</td></tr>
</table>

Eine Anzahl von Kurven wurde etwas kranial von der letztbesprochenen Aufnahmestelle, an der üblichen Auskultationsstelle
der Aorta, aufgenommen. Für diese Aufzeichnungen dienen die Figuren 163, 164, 165 und 166 als Beispiel. Auch hier wurde wieder die
Zuleitung variiert. Die Kurven der Figuren 163 und 164 wurden bei
relativ geschlossenem Zuleitungssystem registriert. Sie zeigen im
Prinzip weitgehende Übereinstimmung mit den letztbesprochenen, vom
Aneurysma aus entsprechend aufgenommenen Kurven. In der Fig. 166

treten die Wellen des Pulses schon erheblich zurück, in den Figuren 167, 168, 169, 170 und 171 sind sie fast völlig entfernt. Während nun aber hier das systolische Geräusch in der von oben her bekannten Form auftritt, ist das diastolische Geräusch nur recht schwach ausgeprägt. In der Fig. 168 wird es sogar nur noch durch einige wenige Schwingungen veranschaulicht. Das ist der Nachteil, den die Öffnung des Zuleitungssystems mit sich führt: größere Anforderungen an die Intensität der Geräusche und die Unmöglichkeit, die Geräusche ohne Zuhilfenahme einer zweiten Aufnahme in die Herzperiode zeitlich einzureihen.

An den Schallfiguren, welche von der Pulmonalisauskultationsstelle aus aufgenommen, ferner auf den Karotis- und Arteria brachialis-Puls superponiert wurden, wurde festgestellt, daß an der Pulmonalis das systolische Geräusch ebenfalls im Beginn der Pulsation bzw. mit dem Anstieg einer der größten Welle vorangehenden Erhebung beginnt. In den Karotiskurven lag der Geräuschanfang 0,034″ vor der Pulserhebung (Herzperiode 0,750″). Da für die Verspätung des Karotispulses gegenüber dem Aneurysmapuls zu anderer Zeit (Periode 0,790″) ebenfalls 0,03″—0,04″ gefunden wurden, ferner, wie wir oben sahen, das systolische Geräusch mit der Aneurysmapulserhebung einsetzt, so ergibt sich, daß die in der Karotiskurve beobachteten frequenten Schwingungen tatsächlich der Ausdruck des systolischen Geräusches sein müssen. Sie sind ja von den eigentlichen Pulskurvenerhebungen vollkommen unabhängig; denn die beiderlei Geräuschoszillationen fangen in demselben Zeitmoment an — die Pulsationen liegen aber zeitlich auseinander. — Das diastolische Geräusch wurde, wie es die Regel ist, kurz nach der Inzisur, die die zweite Einsenkung der Kurve, vom Beginn der Haupterhebung an gerechnet, ist, lokalisiert gefunden, eine Lage, die den früheren Befunden entspricht.

Die Kurve der Arteria brachialis war infolge der Ortsveränderung des Gefäßes während der Pulsation invertiert registriert worden. Infolgedessen bezeichnet der Beginn der Senkung in der Kurve Fig. 172 die Ankunft der Pulswelle. Die Schalloszillationen sind in Decrescendoform im Mittel 0,104″ vorher zuerst bemerkbar, bleiben aber nur kurze Zeit sichtbar, weil sie sich in der Kurvenlinie infolge ihrer niedrigen Amplitude verlieren, werden dann aber wieder an den Stellen, an denen die Kurve auf- und absteigt, deutlich sichtbar, so daß die Schwingungszahl ablesbar wird. Die Identität der ersten und späteren Oszillationen ließ sich durch die Korrespondenz der Schwingungszahlen erweisen. Die ersteren hatten 72 Schwingungen pro Sekunde, die letzteren 74, also dieselbe Zahl. Aus diesen Kurven geht hervor, daß sich, da der Puls ein Ausdruck der Strömungsgeschwindigkeit ist, die Stromwelle von dem Aneurysmabeginn bis zur rechten Arteria brachialis in 0,104″ fortpflanzte. Da die örtliche Entfernung 75—80 cm betrug, entspricht das der normalen Fortpflanzungsgeschwindigkeit von 7,2—7,7 m pro Sekunde.

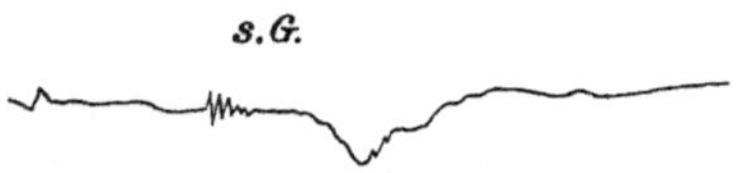

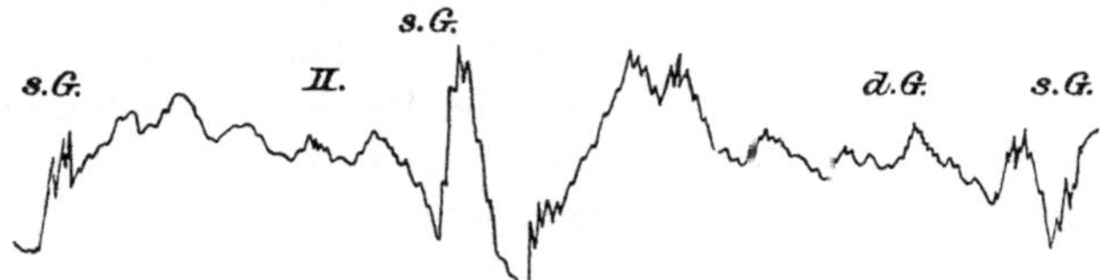

Fig. 172.
Schall-Pulskurve der Arteria brachialis (systolisches Geräusch).

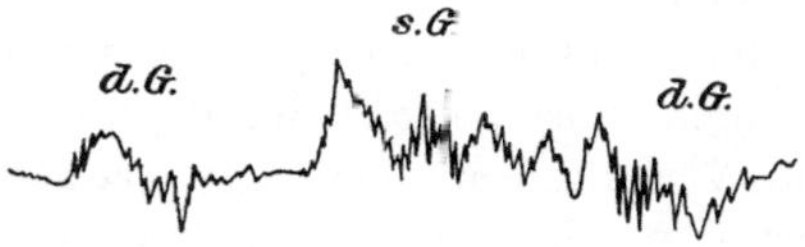

Fig. 173.
Aneurysma. Kombinierte Spitzenstoß-Schallkurve (systolisch-diastolisches Geräusch).

Das systolische Geräusch wurde auch nach der Herzspitze hin fortgeleitet. Ein Beispiel für die dort geschriebene Schallkurve ist Fig. 173. Die Oszillationen des systolischen Geräusches beginnen hier im Momente der systolischen Kurvenerhebung und gehen fast bis zur Inzisur. Das diastolische Geräusch beginnt gleich hinterher und endet erst kurz vor dem Wiederanfang des systolischen Geräusches. Der Charakter dieser Kurve entspricht dem derjenigen, die vom Aneurysma selbst aus aufgenommen wurden.

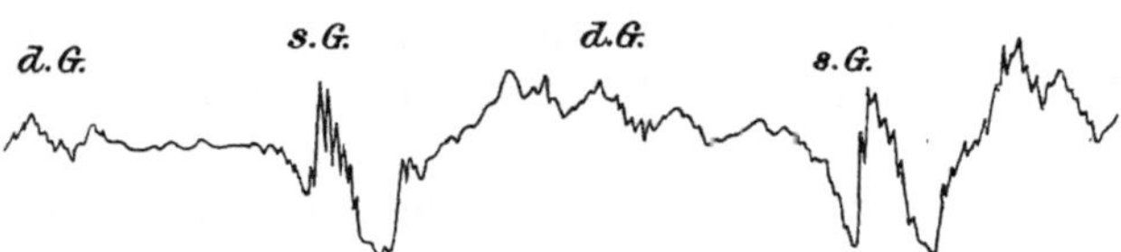

Fig. 174.
Aneurysma. Superposition der Schallschwingungen auf die invertierte Herzstoßkurve (systolisch-diastolisches Geräusch).

Fig. 175.
Aneurysma. Superposition der Schallschwingungen auf die invertierte Herzstoßkurve (systolisch-diastolisches Geräusch).

Die Figuren 174 und 175, die nahe bei der letzteren Kurve registriert wurden, verhalten sich anders. Hier beginnt das systolische Geräusch nicht mit dem systolischen Anstieg der Herzstoßkurve, sondern etliche Zeit vorher. Das Verständnis dieser Kurven wird erleichtert, wenn man berücksichtigt, daß sie an einer in der Mitte zwischen linkem Sternalrand und linker Mammilla gelegenen Stelle geschrieben wurden. Bei der Roentgendurchleuchtung sah man, daß das hypertrophierte Herz nach links hin abgedrängt war. Hinter der genannten Registrierstelle lag also der rechte Ventrikel; d. h. unsere Kurven Fig. 174 und 175 sind Kurven des rechten Ventrikels. Infolgedessen sind sie umgekehrt zu lesen. Die absteigenden Teile sind als aufsteigende anzusehen, wenn man aus den Kurven die übliche Form der Spitzenstoßkurve rekonstruieren will. Geschieht dies, so fällt der Beginn des systolischen Geräusches, analog dem Verhalten in der eben erwähnten Kurve, in den systolischen Anstieg der Kurve, genau 0,038″ vor ihren Gipfel, der nach der üblichen Auffassung aber wohl kaum mit guten Gründen, als der Moment der Aortenklappenöffnung angesehen wird. Das systolische Geräusch zieht sich dann, allmählich an Intensität abnehmend, noch über die zweite systolische Welle hin. Die Zeitspanne zwischen dem Beginn des diastolischen Geräusches und der Inzisur der Herzstoßkurve ist in den Kurven relativ kurz. Dies gilt nun nicht für alle Fälle der in Rede stehenden Erkrankung. In einem weiter unten noch zu erwähnenden ähnlichen Falle (XIII) war die Differenz 0,016″, also ebensogroß wie in der Norm.

In den besprochenen Kurven fiel auf, daß die Einzelauszählungen des Abstandes zwischen dem Beginn der beiden Geräuscharten nur wenig voneinander abwichen — in den Spitzenstoß-Schallkurven begann das diastolische Geräusch nur zwischen 0,327″ und 0,345″ nach dem Beginn des systolischen —, die Dauer des systolischen und insbesondere die des diastolischen Geräusches dagegen etwas größere Abweichungen in den einzelnen Herzperioden aufwies. Es ist augenscheinlich, daß dieser Umstand mit der wechselnden besseren und schlechteren Fortleitung der Geräusche zusammenhängt; denn entsprechend ihrer primären Intensität wurden diese natürlich kürzere oder längere Zeit an der sekundären Auskultationsstelle wahrgenommen. Allerdings wurde dabei stets der Anfang der Schallerscheinung wegen der hier vorhandenen größeren Intensität im Zeitpunkte der Geräuschentstehung richtig registriert.

Ebenso überzeugend wie die Schallfiguren sprechen die Werte, die bei der Ausmessung der Kurven für Dauer und Schwingungszahl erhalten wurden, dafür, daß hier an den verschiedensten Auskultationsstellen tatsächlich Geräusche — seien es an Ort und Stelle entstandene, seien es fortgeleitete — registriert wurden.

Während z. B. über dem Aneurysma für das systolische und diastolische Geräusch 78 Schwingungen pro Sekunde geschrieben wurden, betrug die Schwingungszahl an der Herzspitze 74, über der Pulmonalis ebenfalls 74, über der Karotis 76 und 77, über der Arteria brachialis 74 Schwingungen; d. h. es wurden überall identische Werte erhalten.

Die Dauer der Geräusche schwankte natürlich an den verschiedenen Auskultationsstellen. Am Aneurysma selbst wurden Werte von 0,172″

bis 0,239″ für das systolische Geräusch gefunden; das diastolische Geräusch wurde im Mittel zu 0,245″ berechnet, ging aber bis zu 0,404″
Dauer bei 0,682″ Herzperiodendauer. Das Intervall machte bei einer
mittleren Periode von 0,652″, für die die genannten Zahlen gelten,
0,039″ aus. Über den Ventrikeln wurde ein Mittelwert von 0,224″
für das systolische, von nur 0,09″ für das diastolische Geräusch, von
0,066″ für das Intervall gefunden. Als Maximum wurde für das systolische Geräusch eine Dauer von 0,235″ beobachtet. Am meisten hatte
also das an und für sich schon leisere diastolische Geräusch bei der
Fortleitung gelitten. Die übrigen registrierten systolischen Geräusche
dauerten im Mittel: über der Aorta 0,217″ (Periode 0,732″), über
der Pulmonalis 0,235″ (Periode 0,667″), über der Karotis einmal 0,195″,
wobei gleichzeitig am Aneurysma eine Dauer von 0,199″ gefunden wurde,
ein andermal 0,247″ bei derselben Herzperiode (0,790″). Über der Arteria
brachialis wurde ein systolisches Geräusch von 0,193″ (Periode 0,690″)
und 0,201″ Dauer (Periode 0,790″) registriert.

Auch bei dieser Kranken ließ sich durch die Registrierung mittels
des Membrantrichters (vgl. S. 46, 61 und 99) der endgültige Beweis
dafür, daß wir es in den besprochenen Kurven tatsächlich mit Schallfiguren zu tun haben, führen. Ein Beispiel für solche Kurven, deren
Ausrechnung zu Werten führte, die mit den sonst erhobenen vollständig harmonierten, gibt die Fig. 176.

Um einen Überblick über die Variabilität der Aorteninsuffizienz-
Schallkurven überhaupt zu geben, schalte ich hier noch einige Figuren ein.

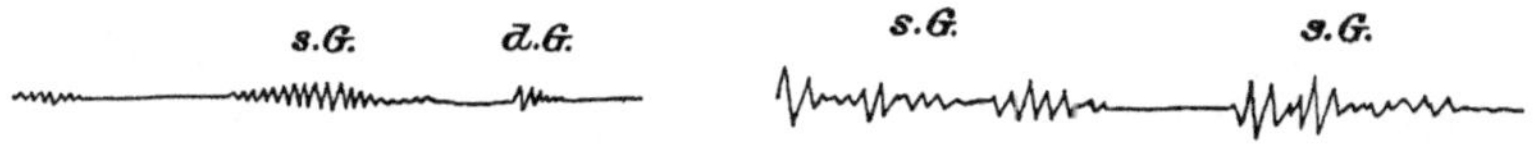

Fig. 176.
Aneurysma-Schallkurve (systolisches
und diastolisches Geräusch; Membrantrichter).

Fig. 177.
Aorteninsuffizienz-Schallkurve
(systolisches Geräusch, offenes Zuleitungssystem).

Die Fig. 177 stammt von einem Kranken mit Aorteninsuffizienz,
bei dem in der Systole ein sehr lautes, rauhes systolisches Geräusch,
in der Diastole nichts gehört wurde.
Die Kurve wurde links neben dem
Sternum in der Höhe des 4. Inter-
kostalraumes geschrieben. Die Kurve
Fig. 178 wurde an demselben Kranken zu anderer Zeit gewonnen.

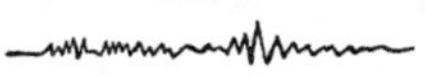

Fig. 178.
Aorteninsuffizienz-Schallkurve (systolisches Geräusch; Membrantrichter).

Sie ist eine reine Schallkurve, da die Schwingungen des Geräusches
hier erst die Holzwand des Membrantrichters passieren mußten.

Von einem an einer Insuffizienz der Aortenklappen leidenden

Menschen rühren auch die Fig. 179 und 180 her. Hier wurde über der Aorta und bis zur Herzspitze hin ein lautes systolisches und weniger laut ein diastolisches Geräusch gehört. Die Schallschwingungen sind in den beiden Figuren auf die Spitzenstoßkurve aufgesetzt.

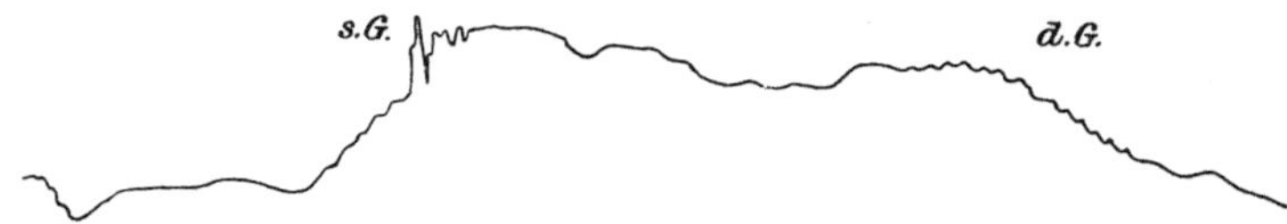

Fig. 179.

Aorteninsuffizienz. Herzspitzenstoß-Schallkurve (systolisches und diastolisches Geräusch).

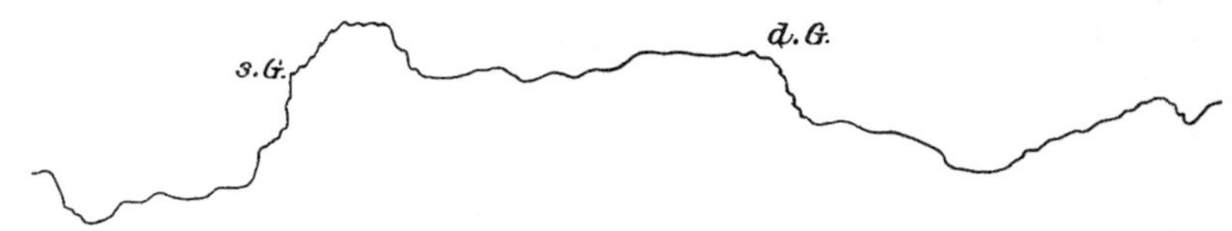

Fig. 180.

Aorteninsuffizienz. Herzspitzenstoß-Schallkurve (systolisches und diastolisches Geräusch).

Kurve 181 ist eine mit offenem Zuleitungssystem geschriebene Kurve einer Kranken, die an einem ganz außerordentlich großen Aneurysma litt, wo aber keine Geräusche, sondern nur ein sehr dumpfer und lauter I. Ton und ein akzentuierter II. Ton, der gelegentlich gespalten war, gehört wurden. Diese Kurve wurde direkt über dem Aneurysma aufgenommen.

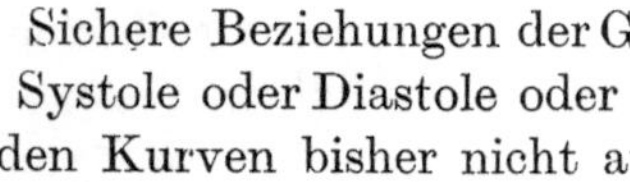

Fig. 181.

Aneurysma (Herztöne; offenes Zuleitungssystem).

Sichere Beziehungen der Geräuschdauer zur Größe der Herzperiode, der Systole oder Diastole oder zur präsphygmischen Periode ließen sich in den Kurven bisher nicht auffinden.

Die Beziehung des systolischen Aortengeräusches zum Elektrokardiogramm.

Als Beispiel für die zeitliche Einreihung der Schallphänomene der Aorteninsuffizienz in die übrigen, den Ablauf der Herzarbeit zum graphischen Ausdruck bringenden Kurven möge die Fig. 182 dienen. Die Herzstoß-Schallkurve dieser Figur wurde über der Herzspitze aufgenommen, wohin das sehr gleichmäßige, musikalische und langdauernde systolische Aortengeräusch in genügender Intensität fortgeleitet wurde. Die Spitzenstoßkurve wurde invertiert aufgenommen, hier aber zum Zwecke besseren Verständnisses in der gewöhnlichen Schreibweise wiedergegeben. Das systolische Geräusch beginnt hiernach mit dem Einsetzen der Kammersystole, überdauert den gewöhnlich als Beginn der Austreibungszeit angesehenen größten Gipfel der Kurve und endet decrescendo an der dritten Welle. Der ganze Abschnitt der Kurve bis zu diesem Punkte gehört also der Systole an. Ein diastolisches Geräusch oder ein II. Ton ist in dieser Kurve nicht sichtbar.

Die Vorhofzacke des Elektrokardiogramms steigt 0,153″ vor dem Anstieg der Kammererhebung an. Sie dauert 0,087″ (erster Abschnitt = 48 % der Gesamtdauer). Ihrem Beginn folgt im Mittel 0,046″ später

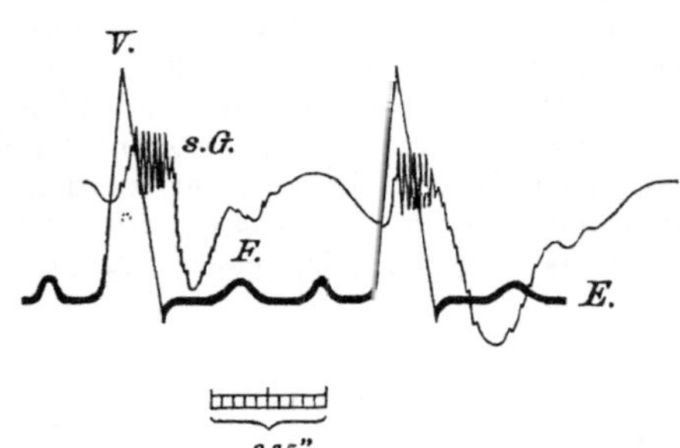

Fig. 182.
Darstellung der zeitlichen Beziehung zwischen Schallkurve, Spitzenstoß und Elektrokardiogramm bei Aorteninsuffizienz.

E = Elektrokardiogramm, V = Ventrikelzacke, F = Finalschwankung.

eine Vorhofwelle in der Spitzenstoßkurve. Die Ventrikelkontraktion und damit der Beginn des systolischen Geräusches folgt der Ventrikelzacke des Elektrokardiogramms mit 0,039″ Distanz. Da die Ventrikelzackenhöhe des Elektrokardiogramms 0,046″ nach dem Anstieg dieser Erhebung erreicht wird, beginnt das systolische Geräusch also am Ende des ersten Abschnittes der Kammerzacke des Elektrokardiogramms. Das systolische Geräusch überdauert die Ventrikelzacke, geht aber selten über das Ende der Finalschwankung hinaus. Die Ventrikelzacke selbst dauert 0,116″ an. Ihr erster Abszissenabschnitt (bis zur Höhe) verhält sich zum letzten wie 40 % : 60 %. Die Herzperiode beträgt 0,578″.

In den Fällen, wo ein diastolisches Geräusch registriert ist, beginnt dies 0,299″ nach dem Beginn der Ventrikelzacke und 0,016″ nach der Inzisur der Herzstoßkurve.

Weiß und Joachim fanden, abweichend von dem Mitgeteilten, in ihren Fällen den Beginn des systolischen Geräusches bei der Aorteninsuffizienz 0,06—0,09″ nach dem Anstieg der Initialzacke. Bei einem Aortenaneurysma lag der Geräuschbeginn 0,112—0,115″ nach der Erhebung der Ventrikelzacke.

Klinische Daten.

Die nachfolgenden kurzen Notizen sollen zur Vervollständigung der im Text gemachten Angaben dienen.

Fall I. Mitralinsuffizienz hohen Grades.

28 Jahre alte, grazile Frau. Volumzunahme des Herzens nach links und besonders nach rechts. Die vordere linke Brustwand wird diffus erschüttert. Das Maximum des Spitzenstoßes liegt weit nach links von der linken Mammillarlinie. Systolisches Geräusch über allen Ostien mit der größten Intensität über dem Spitzenstoß und 2 Töne, von denen der letztere akzentuiert ist. Die Aufnahmen wurden teils bei Kompensation, teils — 3 Monate später — bei Dekompensation (leises systolisches Geräusch, Herabsetzung der Pulsfrequenz, Arhythmie, Venenpuls, Dyspnoë) gemacht. Ätiologie: Endocarditis rheumatica.

Fall II. Mitralinsuffizienz und -stenose.

10 Jahre altes schlankes Mädchen. Starke systolische Hebung der Herzgegend. Sehr frequente Herzaktion (112—136 Pulse pro Minute). Typisches systolisches, mit starkem Ton endendes Geräusch. Ab und zu wird auch ein präsystolisches Geräusch gehört. II. Ton über der Spitze nicht hörbar. Ätiologie: Endocarditis rheumatica vor vier Jahren.

Fall III. Mitralinsuffizienz.

30 Jahre alte Frau. Deutliche systolische Hebung der Herzgegend. Leichtes Schwirren fühlbar. Verbreiterung des Herzens nach rechts und weniger nach links. Spitzenstoß sehr breit und hebend im linken 5. Interkostalraum. Dort typisches systolisches Geräusch und verstärkter II. Ton. Frequente Herztätigkeit (76 bis 108 Pulse pro Minute während der Aufnahmen). Ätiologie: Polyarthritis rheumatica vor 4 Jahren.

Fall IV. Stark dekompensierte Mitralinsuffizienz (und -stenose).

43 Jahre alter Mann. Herz sehr stark nach rechts und links verbreitert. Diffuser Spitzenstoß nur schwach im 6. Interkostalraum außerhalb der Mammillarlinie zu fühlen. Frequente, regelmäßige Herztätigkeit (92—96 Pulse pro Minute). Über der Spitze und nach der Basis hin wird ein sehr lautes, relativ kurzes systolisches Geräusch und ein gespaltener II. Ton — mitunter auch statt dessen ein leises diastolisches Geräusch — gehört. Stauungserscheinungen höchsten Grades. Polyarthritis rheumatica vor 20 Jahren.

Fall V. Mitralinsuffizienz und -stenose. Aortenaneurysma.

40 jährige Frau. Herzstoß in der linken vorderen Axillarlinie im 5. Interkostalraum in breiter Ausdehnung deutlich sichtbar. Präsystolisches und systolisches Schwirren. Herz stark nach links und besonders nach rechts verbreitert. Frequente Herztätigkeit (92—104 kaum fühlbare Pulse pro Minute). Bei der Auskultation wurden über der Herzspitze und weiter nach links hin ein rauhes präsystolisches und systolisches Geräusch mit Schnapp gehört. Ein II. Ton fehlte in der Regel; mitunter war er angedeutet, oder es wurde statt seiner ein kurzes leises diastolisches Geräusch wahrgenommen. Über der Arteria pulmonalis systolisches Geräusch, kein II. Ton; über der Aorta leiser systolischer und deutlicher II. Ton.

Ödeme. Cyanose. Typische Erscheinungen einer Erweiterung der Aorta ascendens.

Fall VI. Mitralinsuffizienz und -stenose.

13 Jahre altes Mädchen. Volumzunahme des Herzens vorwiegend nach links. Spitzenstoß in der Mammillarlinie deutlich zu fühlen. Systolisches, weniger häufig präsystolisches Geräusch und leicht verstärkter II. Ton. Alle Aufnahmen wurden vom 4. linken Interkostalraum aus aufgenommen, wo ein lautes systolisches Geräusch, in der Diastole meistens nichts gehört wurde. Wenig frequente Herztätigkeit (100—116 Pulse pro Minute). Chorea.

Fall VII. Mitralinsuffizienz.

26 Jahre alter Mann. Hypertrophie des linken und besonders des rechten Ventrikels. Diffuser hebender Spitzenstoß sehr weit nach links. An der Spitze systolisches Geräusch und verstärkter II. Ton. Ätiologie: Polyarthritis rheumatica im Alter von 8 Jahren.

Fall VIII. Dekompensierte Mitralinsuffizienz und -stenose.

33 Jahre alte Frau. Herz sehr stark nach rechts und links verbreitert. Sehr breiter, hebender Spitzenstoß im 6. Interkostalraum fast in der vorderen Axillarlinie. Es wurde ein präsystolisch-systolisches Crescendogeräusch mit Schnapp gehört, das sich nach den anderen Ostien hin fortpflanzte. Der II. Ton war verstärkt. Pulsfrequenz 78—82. Es bestanden leichte Stauungserscheinungen.

Fall IX. Mitralstenose.

20 Jahre alter Mann. Herz nach rechts, nur wenig nach links verbreitert. Präsystolisches, in einem starken Schnapp endendes Geräusch; II. Ton akzentuiert, kurz, mitunter gespalten. Puls 88—104 pro Minute. Ab und zu unregelmäßige Perioden. Diabetes mit Acidosis.

Fall X. Mitralstenose.

37 Jahre alte Frau. Herz nach links und rechts verbreitert. Leichte systolische Hebung der Herzgegend. Frémissement. Spitzenstoß weit außerhalb der Mammillarlinie im 5. Interkostalraum. Präsystolisches Geräusch, das sich in die Systole hineinzieht. Verstärkter, gelegentlich gespaltener II. Ton. Pulsfrequenz: 56—76 pro Minute.

Fall XI. Mitralstenose.

13 Jahre altes, graziles Mädchen. Geringe Hypertrophie des linken und rechten Ventrikels. Spitzenstoß wenig nach links von der Mammillarlinie im 6. Interkostalraum. Frémissement rechts von der linken Mammillarlinie. Präsystolisches, mitunter durch einen Ton ersetztes Crescendogeräusch. Sehr verstärkter II. Pulmonalton. Ätiologie: Polyarthritis rheumatica vor 3 Jahren; Rezidiv vor 1 Jahr.

Fall XII. Arteriosklerotische Endaortitis mit aneurysmatischer Erweiterung des Anfangsteiles der Aorta und Insuffizienz der Aortenklappe.

69 Jahre alte Frau. Dilatation und Hypertrophie des linken Ventrikels. Aneurysmavorwölbung rechts zwischen 4. bis 6. Rippe mit Schwirren und charakteristischer Pulsation. Es waren alle klassischen Zeichen der Aorteninsuffizienz zu hören (schabendes diastolisches Geräusch, das fast in derselben Intensität während der ganzen Diastole anhielt und am deutlichsten über dem Aneurysma, nur schwach noch über der Herzspitze und über der Pulmonalis zu hören war, Fehlen des II. Tones

in der Carotis, Pulsus altus et celer, Kapillarpuls). Stärker noch als das diastolische
wurde ein eng an dieses sich anschließendes systolisches Geräusch gehört, das
noch an allen üblichen Auskultationsstellen sowie über der Arteria carotis und
brachialis sehr gut wahrzunehmen war. In der Untersuchungszeit 76—96 Pulse
pro Minute.

Fall XIII. Aorteninsuffizienz und -stenose.

46 Jahre alte Frau. Herz nach links und rechts verbreitert. Spitzenstoß
weit außerhalb der linken Mammillarlinie. Kein Schwirren. Gleichmäßiges lautes
systolisches Crescendogeräusch über der Aorta, das nach der Art. subclavia und
carotis hin fortgeleitet wurde. Zu anderer Zeit wurde auch ein diastolisches Geräusch
gehört. Niedrige Pulswelle. Ätiologie: Endocarditis rheumatica vor 6 Jahren.

Literatur über die Herzgeräusche.

1. L. Bard, Die physikalischen Zeichen der Mitralstenose. Volkmanns Samml.
klin. Vortr., N. F., Nr. 455.
2. Ad. Basler, Über das Erkennen von Bewegungen mittelst des Tastgefühls.
Pflüg. Arch., Bd. 136, S. 368—401: 1910.
3. L. Brauer, Erfahrungen und Überlegungen zur Lungenkollapstherapie.
I. Teil. Brauers Beiträge zur Klinik der Tuberkulose, Bd. 12, S. 126—129;
1909.
4. S. Bryant, Das Empfinden von Tonschwingungen durch den Tastsinn.
Pallästhesie. Arch. f. Ohrenheilk., Bd. 82, S. 209—220; 1910.
5. W. G. Mac Callum und R. D. Mc. Clure, On the mechanical effects of experimental mitral stenosis and insufficiency. John Hopkins Hospital Bulletin,
Vol. 17, Nr. 185 (August 1906).
6. W. Einthoven und M. A. J. Geluk, Die Registrierung der Herztöne. Pflüg.
Arch., Bd. 57 (1894), S. 633—634 [Aorteninsuffizienz].
7. W. Einthoven und K. de Lint, Über das normale menschliche Elektrokardiogramm und über die kapillarelektrometrische Untersuchung einiger
Herzkranken. Pflüg. Arch., Bd. 80 (1900) [Aorteninsuffizienz, S. 156—160].
8. W. Einthoven, Die Registrierung der menschlichen Herztöne vermittelst
des Saitengalvanometers. Pflüg. Arch., Bd. 117, S. 461—472 (1907) [Mitral-
insuffizienz und -stenose, S. 468—471].
9. Derselbe, Ein dritter Herzton. Pflüg. Arch., Bd. 120, S. 37—39; 1907
(Mitralstenose).
10. v. Frey, Die Untersuchung des Pulses. Berlin 1892. S. 108—109.
11. H. Gerhartz, Diskussionsbemerkungen zum Vortrag von Bock. Sitz. d.
Vereins f. inn. Med. u. Kinderheilk. Berlin. Deutsche med. Wochenschr.,
Jahrg. 36, S. 635; 1910.
12. Derselbe, Herzschallstudien. Pflüg. Arch., Bd. 131 (1910) [Mitralinsuffizienz,
S. 512, 517, 524, 538, 565—567; Mitralstenose, S. 521—522, 539, 565; Aorteninsuffizienz, S. 512 und 523].
13. Hirschfelder, The volume curve of the ventricles in experim. mitral-stenosis.
John Hopkins Hosp. Bulletin 1908, 19, Nr. 212.
14. A. de Holowinski, Sur la photographie des bruits du coeur. Arch. de physiol.
norm. et path., Vol. 5, p. 893—897; 1896.
15. R. H. Kahn, Die Lage der Herztöne im Elektrokardiogramme. Pflüg. Arch.
Bd. 133, S. 606; 1910.

16. A. M. Lewin, Zur Klinik der Mitralstenose. St. Petersburger med. Wochenschr., Jahrg. 35, S. 635—637; 1910.
17. *Lian, Les méthodes de laboratoire dans la diagnostic de l'insuffisance mitrale. Archives des maladies de coeur, S. 385; 1902.
18. J. Mackenzie, Die Lehre vom Puls. Aus dem Englischen von Ad. Deutsch. Frankfurt a. M. 1904. S. 38—43.
19. Derselbe, Lehrbuch der Herzkrankheiten. Berlin 1910. S. 78—80.
20. E. Romberg, Lehrbuch der Krankheiten des Herzens und der Blutgefäße. 2. Aufl. Stuttgart 1909. S. 205.
21. E. Roos, Über objektive Aufzeichnung der Schallerscheinungen des Herzens. Deutsch. Arch. f. klin. Med., Bd. 92 (1908) [Mitralinsuffizienz und -stenose, S. 324].
22. Derselbe, Verh. d. 25. Kongr. f. inn. Med. 1908. [Herzgeräusche, S. 646—647 (Mitralinsuffizienz und -stenose)].
23. H. Senator, Über modifizierte systolische (sog. „peri- und prädiastolische") Geräusche am Herzen. v. Leyden — Festschrift I. S.-A.
24. J. Skoda, Abhandlung über Perkussion und Auskultation. 6. Aufl. Wien 1864. S. 212.
25. W. S. Thayer und W. G. Mac Callum, Experimental studies of cardiac murmurs. Amer. Journ. of the medical sciences, Febr. 1907, p. 3 ff. S.-A.
26. O. Weiß und G. Joachim, Registrierung und Reproduktion menschlicher Herztöne und Herzgeräusche. Pflüg. Arch., Bd. 123 (1908) [Mitralinsuffizienz, S. 369—371; Mitralstenose, S. 371—374; Aorteninsuffizienz, S. 374—376; Aortenstenose, S. 376—380].
27. Dieselben, Registrierung und Synthese menschlicher Herztöne und -Geräusche. Verh. d. 25. Kongr. f. inn. Med. 1908 [Mitralinsuffizienz, S. 659—660; Mitralstenose, S. 660; Aorteninsuffizienz, S. 660—661; Aortenstenose, S. 661; Akzidentelle und perikarditische Geräusche, S. 662—663].
28. Dieselben, Registrierungen von Herztönen und Herzgeräuschen beim Menschen. Deutsch. Arch. f. klin. Med., Bd. 98.; 1910 [Mitralinsuffizienz, S. 520—523; Mitralstenose, S. 524—527; Aorteninsuffizienz, S. 527—529; Aortenstenose, S. 529—532; Akzidentelle Geräusche, S. 532—533].
29. Dieselben, Die Beziehungen der Herztöne und Herzgeräusche zum Elektrokardiogramm. Deutsche med. Wochenschr., Jahrg. 36 (1910) [Mitralinsuffizienz, S. 2187; Mitralstenose, S. 2188; Aorteninsuffizienz, S. 2187].
30. O. Weiß, Phonokardiogramme. Jena 1909. [Mitralinsuffizienz, S. 28—30; Aorteninsuffizienz und Aortenstenose, S. 30.]
31. Th. Wohrizek, Elektrokardiogramme bei Dextrokardie und Aortenaneurysma. Prag. med. Wochenschr. Jg. 36, S. 201—203, 1911.

IV. Über den Einfluß ungenügender Dämpfung und die dadurch bewirkte Deformation der Kurven.

Der Grad der für die korrekte Aufzeichnung eines Impulses notwendigen Dämpfung ist abhängig von der Intensität dieser die Membran beeinflussenden Einwirkung. Bei den Herzklappenfehlern ist nun der Herzstoß infolge der dabei vorhandenen Hypertrophie der Ventrikel mitunter so mächtig, daß, wenn der Registrierapparat nicht über einen Überschuß an Dämpfung verfügt, die letztere ungenügend wird. Es lohnt sich deshalb, die Kurven von Kranken von diesem Gesichtspunkte aus zu betrachten und gute Kurven mit solchen, bei deren Aufnahme die Dämpfung absichtlich reduziert wurde, zu vergleichen. Es kann füglich angenommen werden, daß solche Versuche für die Erkennung mancher Fehlaufnahmen lehrreich werden müssen.

Ein Beispiel einer Aufnahme, bei der die Dämpfung künstlich verringert wurde, ist Fig. 183. Diese Kurve wurde im 4. linken Interkostalraum aufgenommen und stammt von einem Kinde mit Stenose und Insuffizienz der Mitralis (Fall VI), bei dem die Regio cordis systolisch stark gehoben wurde. Es wurden zur Zeit der Aufnahmen nur ein systolisches Geräusch und ein leicht verstärkter II. Ton gehört. Während der Aufnahmen betrug die Pulsfrequenz 110—116. Die Systole beginnt in der Kurve mit großen Exkursionen.

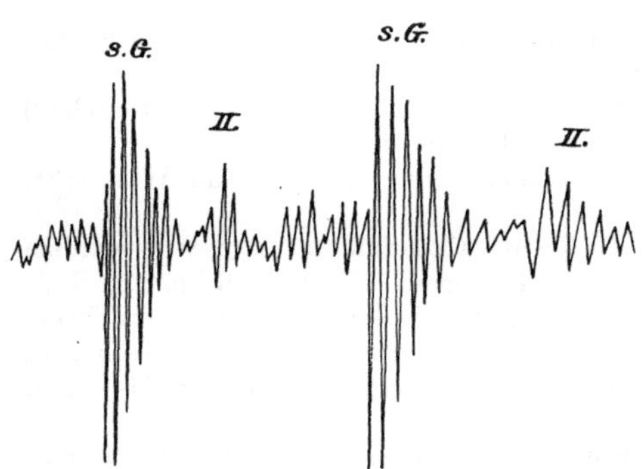

Fig. 183.
Unkorrekte Schwingungen (Mitralinsuffizienz und -stenose; offenes Zuleitungssystem).

Sie besitzt ca. 8 Schwingungen von abnehmender Amplitude und ausgesprochener Periode. Die Auszählung ergibt für die einzelnen Amplitudengrößen, d. h. die Entfernung zwischen den Endpunkten zweier aufeinander folgender Exkursionen einer Schwingung, folgende Werte:

$$40{,}3 \quad 37{,}6 \quad 29{,}5 \quad 20{,}6 \quad 14{,}4 \quad 10{,}0;$$

d. i. ein Dämpfungsverhältnis (Verhältnis der aufeinanderfolgenden Amplitudengrößen) von

$$1{,}07 \quad 1{,}27 \quad 1{,}43 \quad 1{,}43 \quad 1{,}44.$$

Die Figur 184 ist ein Beispiel aus einer anderen Serie; diese Kurve wurde bei stärkerer Dämpfung registriert. Hier ergibt sich folgendes:

$$11{,}8 \quad 11{,}0 \quad 8{,}7 \quad 8{,}0 \quad 7{,}3 \quad 4{,}5 \quad 3{,}2,$$

also für das Dämpfungsverhältnis:

$$1{,}07 \quad 1{,}26 \quad 1{,}09 \quad 1{,}10 \quad 1{,}62 \quad 1{,}41.$$

Ein andermal fand sich:

absolut $16{,}2 \quad 13{,}9 \quad 9{,}8 \quad 8{,}7 \quad 5{,}5 \quad 3{,}4 \quad 2{,}5$

und als Dämpfungsverhältnis :

$$1{,}16 \quad 1{,}42 \quad 1{,}13 \quad 1{,}58 \quad 1{,}62 \quad 1{,}36.$$

Ein weiterer Grad ist in der Figur 185 reproduziert. Hier ergab die Ausrechnung der Amplituden erstens:

13,2   13,3   10,2   7,7   5,5   2,9

mit einem Verhältnis von

0,99   1,30   1,32   1,40   1,90,

zweitens:

7,9   6,1   5,9   4,5   3,5   2,0

mit

1,30   1,03   1,31   1,30   1,75.

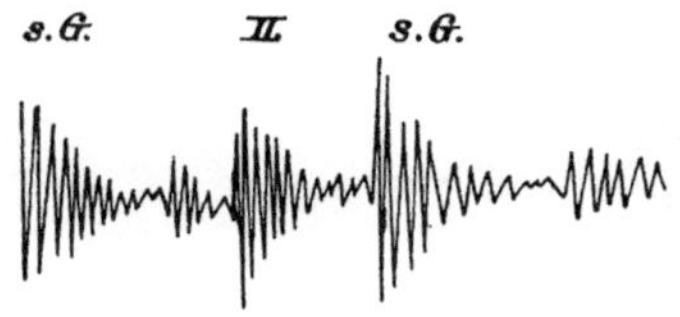

Fig. 184.
Unkorrekte Schwingungen (Mitralinsuffizienz und -stenose; offenes Zuleitungssystem).

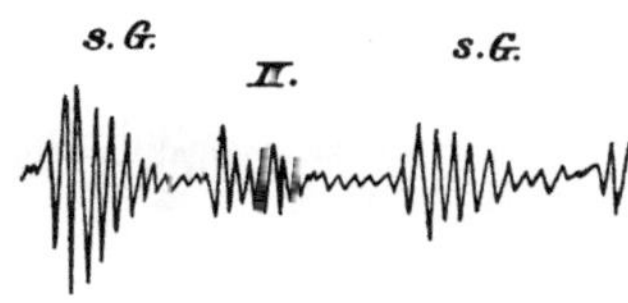

Fig. 185.
Unkorrekte Schwingungen (Mitralinsuffizienz und -stenose; offenes Zuleitungssystem).

Daraus geht hervor, daß in diesen Beispielen die Dämpfung sich allmählich stärker geltend machte und in den beiden letzten Fällen überhaupt einen relativ höheren Grad erreichte als in den ersteren, ferner die Amplitudengrößen dem bekannten Verhalten von solchen, die durch einmaligen Impuls ausgelöst werden, folgen. Nun ist es aber klar, daß hier nicht nur ein einziger Impuls eingewirkt

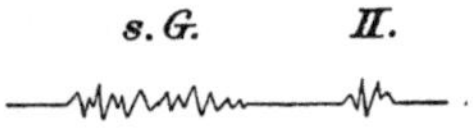

Fig. 186.

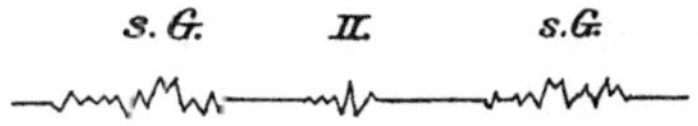

Fig. 187.

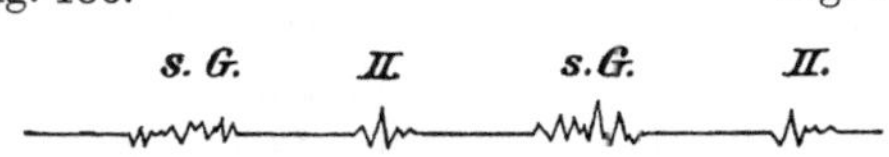

Fig. 188.
Mitralinsuffizienz und -stenose-Schallkurven (systolisches Geräusch; offenes Zuleitungssystem).

hat, sondern daß eine Reihe von Einwirkungen verschiedener Größe hintereinander sich geltend machte. Darüber kann man sich am besten orientieren, wenn man die korrekten Kurven der gleichen Aufnahmestelle und derselben Kranken zum Vergleich heranzieht (Fig. 186, 187 und 188). Hier sieht man keinerlei von einer Reihe abnehmender Amplituden gefolgte Oszillationen, woraus folgt, daß in den Kurven Fig. 183, 184 und 185 ein Impuls zu Beginn der größten

Kurvenausschläge einwirkte, der eine Reihe von Schwingungen der Membran nach sich zog, während deren Ablauf
die Membran auf andere Impulse überhaupt nicht bzw.
nicht korrekt ansprach. In den Fig. 189 und 190 und besonders
in 191 sind korrekt geschriebene neben falschen Schwingungen
zu sehen. So z. B. ist in der Fig. 191 der erste Teil ein korrektes
Bild eines systolischen Geräusches (vgl. Fig. 186), dagegen der letzte
Teil wieder entstellt. In der Fig. 190 ist der erste Abschnitt z. T. entstellt,
die letzte Oszillationengruppe aber korrekt aufgezeichnet. Auch in der
Fig. 183 sind noch einige korrekte Schwingungen zu erkennen.

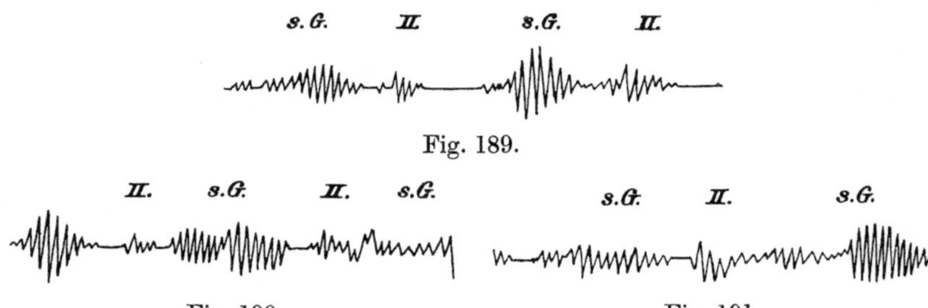

Fig. 189.

Fig. 190.   Fig. 191.
Unkorrekte Mitralinsuffizienz- und -stenose-Schallkurven (systolisches Geräusch:
offenes Zuleitungssystem).

Es kann vorkommen, daß eine Reihe von die Membran treffenden
Schwingungen in der Weise ihren graphischen Ausdruck findet, daß
das Auftreten der Einzeloszillationen in der Kurve wohl
zeitlich korrekt erfolgt, ihre Amplitudenfolge dagegen verzerrt wird. In solchen Fällen kann dann eine korrekte Schwingungszahl trotz entstellter Schallfigur erhalten werden. Am
ehesten wird die Dauer der Schwingungsgruppe entstellt. So besitzen z. B. die in der Fig. 183 einerseits und in den Fig. 186, 187
und 188 andererseits dargestellten Oszillationen wohl gleiche Schwingungszahl, dagegen ist die Dauer der Schwingungsgruppen in der
weniger gedämpften Kurve — auch unter genügender Berücksichtigung
der Verlängerung der Herzperiode — relativ vergrößert:

	Herzperioden- dauer	Dauer des systolischen Geräusches	Dauer des II. Tones
Starke Dämpfung . . .	0,517″	0,184″	0,050″
Geringe Dämpfung . . .	0,574″	0,233″	0,159″(!)

Mitunter wird auch die Schwingungszahl gefälscht. Ein Beispiel
eines solchen höheren Grades der Entstellung ist Fig. 192. Ihre Unkorrektheit ist ohne weiteres offensichtlich, wenn die korrekten Kurven Fig. 193

oder 194 zum Vergleich dagegengehalten werden. Diese Kurven stammen von einem Kranken, der an einer stark dekompensierten Mitralinsuffizienz litt, und bei dem auskultatorisch ein relativ kurzes, aber lautes systolisches Geräusch und meistens ein gespaltener II. Ton gehört

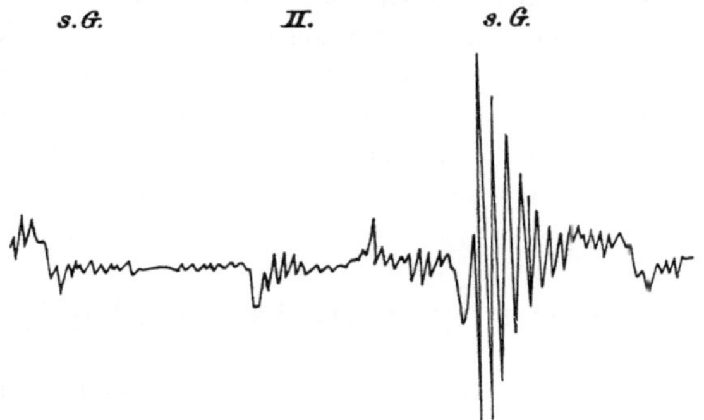

Fig. 192.
Unkorrekte Schallkurve (Mitralinsuffizienz; offenes Zuleitungssystem).

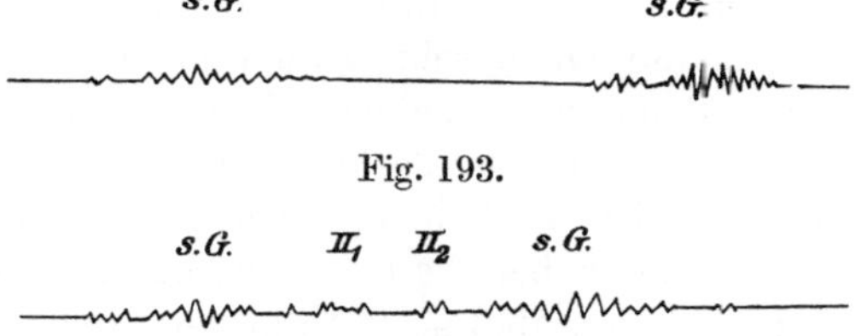

Fig. 193.

Fig. 194.
Mitralinsuffizienz-Schallkurven (systolisches Geräusch; offenes Zuleitungssystem).

wurde. (Fall IV.) Der Puls war während der Aufnahmen frequent. Die Herzgegend wurde diffus bei jedem Herzschlag gehoben. Von derselben Aufnahmeserie besitze ich Kurven, die mit verschiedener Dämpfung erhalten wurden. Ihre Ausmessung ergab folgende Werte:

	Dauer des		Schwingungszahl des		Herz-periode
	systolischen Geräusches	II. Tones	systolischen Geräusches	II. Tones	
Korrekte, gut ge-dämpfte Kurve .	0,140″	0,059″	84	115	0,652″
Unkorrekte, unge-nügend gedämpfte Kurve	0,304″	0,067″	85	91	0,652″

Man sieht, wie im letzteren Falle (vgl. Fig. 192) auch bei gleicher Dauer der Herzperiode infolge der ungenügenden Dämpfung die Geräuschdauer stark steigt und auch die Schwingungszahl zum Teil von der der korrekten Kurve abweicht. Je größer der Impuls, desto stärker und schneller werden die unkorrekten Schwingungen auftreten. Schwingungszahl, Amplitudengröße und Figur der Einzelschwingung, diese drei Kardinaleigenschaften der Schallkurve, stehen also in einem recht losen Zusammenhang miteinander. Unkorrektheit der einen Eigenschaft zieht nicht notwendig eine solche der anderen nach sich. Nur dann, wenn alle drei von dem Registrierapparat korrekt wiedergegeben werden, kommt der Charakter der zu registrierenden akustischen Eigenschaften unverfälscht zum Vorschein.

V. Die Erkennung von Herzschallfiguren.

Zur Sicherung gegen Täuschungen sind verschiedene Hilfsmittel in Anwendung gezogen worden. Sie laufen vorwiegend auf eine Dämpfung der dem Apparat zugeführten Schwingungen hinaus, so die Öffnung des Zuleitungssystems (Einthoven, Frank, Weiß) oder die Zwischenschaltung eines Resonanzraumes (Bock - Thoma). Diese Verfahren haben aber nur einen sehr bedingten Wert. Wenn auch, wie wir oben sahen, in den meisten Fällen sich Identität der bei offenem Zuleitungssystem geschriebenen Oszillationen mit den auf den Herzstoß superponierten herausstellte, so war es doch nicht immer der Fall. Wichtiger ist, daß mitunter bei dieser Methodik die Herzstoßkurve so umgeändert werden kann, daß sie Schallfiguren täuschend imitiert. Hier wird also keine Sicherheit gewährt. Allerdings wird man hierbei um so sicherer gehen, je korrekter der Registrierapparat gebaut ist, und je mehr man nach den charakteristischen Merkmalen ungenügend gedämpfter Schwingungen sucht.

Auch ein weiteres Verfahren, die Abnahme der Schallschwingungen an Stellen der Brustwand, an denen die Pulsationen des Herzens nicht zu fühlen sind, ein Vorgehen, das von Hürthle, Kahn u. A. als sicher angesprochen wurde, erwies sich als unzuverlässig; denn es stellte sich heraus, daß die Empfindlichkeit eines Apparates, der der Herzschallregistrierung dienen soll, so groß ist, daß auch an den vom Herzspitzenstoß entfernten üblichen Auskultationsstellen noch die Stoßbewegungen des Herzens und der Gefäße aufgenommen werden.

Daß die Erzielung gewisser typischer Bilder bei den einzelnen Herzklappenfehlern keine absoluten Garantien für die charakteristischen akustischen Erscheinungen bietet, leuchtet ohne weiteres ein, wenn man in Erwägung zieht, daß die Pulsationen des Herzens in solchen Fällen erhebliche Unterschiede, teils infolge der Veränderungen des Herzens selbst, teils infolge seiner veränderten Lage, aufweisen.

Auch die Methode, die vielfach als die souveräne angesehen wurde und es für die Registrierung akustischer Erscheinungen sonst sicherlich ist, die Reproduktion der Kurven, kann hier nicht den Anspruch erheben, sichere Entscheidung treffen und den lediglich akustischen Charakter der registrierten Schwingungen erweisen zu können. Man stelle sich vor, daß der Stoß des Herzens die Membran in Eigenschwingungen versetzt. Es werden dann in 2 Gruppen eine Reihe von Schwingungen auftreten, die bald abklingen, um so später — z. B. bei den Herzfehlern — je intensiver der auslösende Herzstoß ist. Infolge der engen genetischen Beziehungen werden ihre Amplituden den Impulsen des Herzstoßes parallel gehen. Ihre Reproduktion wird nun ohne Zweifel einen sehr ähnlichen akustischen Effekt erzielen, als seien Kurven des Herzschalles wiedergegeben worden. Sahen wir doch oben, wie ähnlich solche unkorrekten Schwingungen den korrekten sind, mögen sie von Gesunden oder von Kranken stammen. Hierzu kommt, daß eine sichere Unterscheidung von Frémissement- und Schallschwingungen mit diesem Verfahren auch nicht getroffen werden kann. Wir wollen aber das registrieren, was wir hören, wenigstens bis die wichtigsten Fragen geklärt sind.

Die angegebenen und angewandten Methoden entbehren also der Zuverlässigkeit. Sie täuschen nur eine Sicherheit vor, wo diese nicht besteht. Ehe man aber der Genugtuung, einen Fortschritt in der physiologischen und klinischen Methodik errungen zu haben, sich hingeben darf, ist es erstes Erfordernis, über die tatsächliche Berechtigung dazu im klaren zu sein. Dahin gehört vor allem, sich darüber zu vergewissern, ob es Handhaben gibt, deren Anwendung volle Sicherheit für die Erkennung von Herzschallkurven verleiht.

Solche gibt es nun in der Tat. Eine Reihe von ihnen brachten wir schon oben zur Sprache. Vor allen anderen steht hier das Experimentum crucis, die Schallschwingungen, bevor sie die registrierende Membran treffen, dadurch von den Stoßbewegungen vollkommen zu trennen, daß sie eine dicke, starre Membran passieren müssen. Daß dieser Weg möglich ist, dafür wurden ja von mir genügend Beispiele gebracht. Leider kann aber dieses Verfahren nur relativ selten in Anwendung gezogen werden, weil der nach der Passage der starren Membran noch verbleibende Rest der Herzschallintensität in den meisten Fällen die Membran des Aufnahmeapparates nicht mehr genügend zu beeinflussen vermag. Immerhin sind aber dort, wo auf diesem Wege das Ziel erreicht werden konnte, dadurch sichere Anhaltspunkte für die Beurteilung der übrigen Kurven gewonnen worden, daß diese mit dem Membrantrichter registrierten Kurven zum Ausgangspunkt der

kritischen Betrachtung der Aufnahmen genommen wurden. Es mögen
deshalb nun auf Grund dieses, schon oben zum größten Teil mitgeteilten
Materials die Kautelen, unter denen die Prüfung von Herzschallkurven
zu geschehen hat, kurz entwickelt werden.

Es stellte sich bei dem Studium der verschiedenen Kurvenarten
zunächst heraus, daß gerade in der Kombination der Schallkurve
mit der Herzstoßkurve, die man immer zu vermeiden suchte, entgegen
den Vermutungen, für die Kontrolle des Phonokardiogramms treffliche
Anhaltspunkte geboten werden. So z. B. ist man bei der Mitralstenose,
wo das Auftreten der Schallschwingungen sehr oft an keine Spitzenstoßerhebung gebunden ist, sicher, daß der Herzstoß die Schwingungen
nicht ausgelöst hat. Es gewährt einen hohen Grad von Sicherheit,
wenn von verschiedenen Auskultationsstellen, an denen gleiche Schallerscheinungen gehört werden, Kurven erhalten werden, welche Schwingungen sowohl derselben Dauer wie der gleichen Frequenz besitzen, obwohl
die Pulsationskurven erhebliche Unterschiede aufweisen. Es sei dies-
bezüglich an den Fall XII (S. 138) erinnert, bei dem das systolische Geräusch sowohl in der Arteria brachialis wie über dem Aneurysma und an
den sonstigen üblichen Auskultationsstellen stets gleiche Charakteristika
besaß. Dieses Beispiel lehrte noch mehr. Hier ließ sich aus den Kurven
berechnen, daß der Puls die übliche Zeit zur Fortpflanzung gebraucht
hatte, das Geräusch aber entsprechend seiner weit größeren Fortpflanzungsgeschwindigkeit am Aneurysma und in der Arteria brachialis
in demselben Zeitmomente zur Aufnahme gekommen war, also in der
letzteren Kurve eine Strecke weit vor dem Pulsanstieg lokalisiert war.
Ich erwähne ferner als recht beweisend für die Korrektheit der Kurven,
daß in der Karotiskurve die Lage des I. Tones etwas wechselt, sie also
nicht an den Ablauf der Pulserhebung gebunden sein kann. Wir sahen
auch, daß, wenn zu verschiedenen Zeiten bei anderer Pulsfrequenz
bei derselben Person Kurven aufgenommen worden waren, dennoch
der Herzschall die gleiche oder fast genau dieselbe Schwingungszahl besaß.
Stände die Frequenz der Schwingungen hier in direkter ursächlicher Beziehung zur Pulsation, so wäre eine solche Unabhängigkeit nicht erklärlich.
Auch sonst gab es ja zahlreiche Beispiele dafür, daß die jeweils vorhandenen akustischen Verhältnisse immer auch ihren entsprechenden Ausdruck in den Kurven gefunden hatten. Ich erinnere in dieser Hinsicht
an die Terz-Quart-Distanz der normalen Herztöne, an die relativ höhere
Schwingungsfrequenz des Herzschalles des Kindes, an die allmähliche
Zunahme der Amplitude bei Crescendo-Geräuschen. Die sukzessive
Öffnung und Schließung des Zuleitungssystems erwies sich nicht minder
als die genannten Momente als recht brauchbare und zuverlässige
Handhabe zur Unterscheidung akzidenteller von erzwungenen, korrekten
Schwingungen.

Wesentlich ist auch die Prüfung des Registrier-apparates selbst.

Aus dem, was oben (S. 147 ff.) über die Vorgängebei der Dämpfung gesagt wurde, ergab sich, daß die von Frank als Quintessenz jahrelanger mathematischer Spekulationen gewonnene Anschauung, ein Registrierapparat sei nur dann richtig, „wenn die Dauer seiner Eigenschwingung wesentlich kürzer als die Dauer der zu registrierenden Schwingung (l. c. S. 48 Nr. 18) sei, mit der bei der Registrierung von Schallschwingungen gemachten experimentellen Erfahrung nicht in Einklang steht. Die genannte Forderung erschöpft nur die eine Seite des Problems. Sämtliche Eigenschaften der Schallschwingungen verlangen aber eine korrekte Darstellung, und diese ist dadurch, daß der Apparat die korrekte Schwingungszahl aufzuzeichnen vermag, nicht eo ipso garantiert, wie die beigebrachten Beispiele erwiesen.

Vernünftigerweise wird ein Schallregistrierapparat in der Art praktisch geprüft, daß seine Fähigkeit, auf Schallschwingungen zu reagieren, genau untersucht wird. Ein guter Apparat muß die verschiedenen Schallerscheinungen mit den ihnen eigentümlichen Figuren zur Darstellung bringen.

Erstens muß also ein Herzschallregistrierapparat die Schwingungszahl des Herzschalles korrekt wiedergeben.

Die praktische Prüfung auf dieses Erfordernis geschieht bequem so, daß Kurven von einer im Bereich der Schwingungszahlen des Herzschalles auf einem Musikinstrument gespielten Tonleiter aufgenommen und dabei die verlangten Tonhöhen erhalten werden (vergl. meine frühere Arbeit, l. c. S. 146, Nr. 12; S. 513).

Zweitens wird verlangt — und diese Anforderung an den Apparat geht über die erstere hinaus — daß das Größenverhältnis der aufeinander folgenden Amplituden dem der registrierten Schallschwingungen entspricht.

Die praktische Untersuchung kann auf verschiedene Weise erfolgen. Einmal kann die Abänderung der Schwingungsamplituden unter dem Einfluß geringster Unterschiede im Dämpfungsgrad beobachtet werden. Derjenige Grad der Dämpfung gibt die korrektesten Kurven, bei dem das Verhältnis der aufeinander folgenden Amplituden am meisten variiert, ohne daß Schwingungen in der Form gedämpfter Sinusschwingungen sichtbar werden. Weiterhin wird die Amplitudenfolge bei der Aufzeichnung der Tonleiter, deren Töne mit der gleichen Intensität gespielt werden (Orgel) untersucht. Ein korrekter Apparat zeichnet die Schallschwingungen in der theoretisch verlangten Weise auf, d. h. mit abnehmender Amplitude bei steigender Schwingungszahl (vgl. das Schema der Amplitudenvariation bei der Registrierung der auf einer Kirchenorgel gespielten Tonleiter in meiner früheren Arbeit, l. c. S. 146, Nr. 12; S. 513). Schließlich läßt sich die Prüfung auf korrekte Amplitude noch so ausführen, daß derjenige Zustand des Registriersystems gesucht wird — z. B. durch Veränderung der Dämpfungseinrichtung —, bei dem die Amplituden bei der Registrierung von Schall derselben Höhe und Intensität (Stimmgabel mit elektrischem Antrieb) am größten sind, ohne daß Eigenschwingungen beobachtet werden.

Drittens muß ein Registrierapparat die Klangfarbe des Schalles richtig wiedergeben.

Hierauf wird so untersucht, daß

1. derjenige Zustand des Apparates gesucht wird, bei dem von einem konstanten, zusammengesetzten Schall (Stimmgabel) die komplizierteste, aber doch von Eigenschwingungen und von in gedämpften Sinuswellen abfallenden Schwingungen freie Figur erhalten wird,
2. beim Spielen der Tonleiter die einzelnen Töne stets mit charakteristischen Schallfiguren registriert werden. Ein Beispiel dieser Art zeigt die Fig. 195.

Erst wenn alle die genannten Prüfungsmethoden in Anwendung gezogen sind und befriedigende Resultate ergeben haben, gewinnen wir die Sicherheit, die es gestattet, sichauf die Registrierungen zu verlassen und die zeitlich meßbar gewordenen akustischen Empfindungen mit Gewinn für die Physiologie und Pathologie des Kreislaufes zu studieren.

Es tritt hier die Frage auf, ob nicht die großen Schwierigkeiten, die der Technik und Beurteilung der Herzschallregistrierung, wie wir eben sahen, anhaften, den Wert des Verfahrens so weit herabsetzen, daß der wichtige Fortschritt, der in dem Ersatz der subjektiven Beurteilung durch die objektive Aufzeichnung fraglos liegt, mit einer so enormen Einengung der Anwendbarkeit erkauft wird, daß der tatsächliche Nutzen unwesentlich ist. Denn sicherlich sind wir noch weit davon entfernt, bei den meisten Menschen den Herzschall korrekt registrieren zu können. Und ist auch in der Pathologie der Bereich der Anwendung größer, so sind doch auch hier der Handhabung des Verfahrens recht enge Grenzen gezogen. Aber abgesehen davon, daß es sich hier um ein Gebiet handelt, bei dem immer mit der Möglichkeit überraschender technischer Fortschritte gerechnet werden muß und für die Zukunft eine vorteilhaftere Ausnutzung der bestehenden Einrichtungen wohl sicher ist, so muß doch m. E. auch für denjenigen, der den Maßstab der Zweckmäßigkeit an die Wissenschaft anzulegen pflegt, der hohe Wert der Herzschallregistrierung außer Frage stehen. Man bedenke doch, daß das Verfahren in kürzester Zeit an physikalischer Korrektheit die Puls- und Blutdruckregistrierung weit überflügelt hat und daß zahlreiche Typen der alltäglichen Beobachtung mit ihm befriedigende Bearbeitung gefunden haben. Aber wenn nun

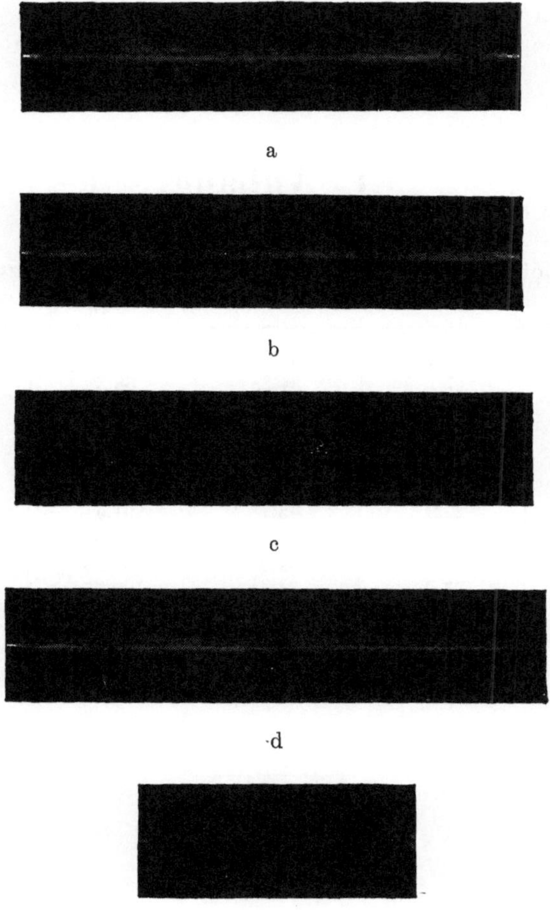

a

b

c

·d

e

Fig. 195.

Kontraoktavtonleiter (Orgel) zum Beweis für die Korrektheit der Kurven.

schon mancher Kliniker das Buch enttäuscht aus der Hand legen wird, möge er mir zugeben, daß es anderen Mutigeren ein Wegweiser für die Einarbeit in das aussichtsvolle Gebiet sein kann, das ihm manche Arbeit, die für mich nicht zu umgehen war, erspart, ihm das Verständnis für einige Figuren anbahnt und ihm Schwierigkeiten zeigt, die erst bei der praktischen Beschäftigung mit der Herzschallschrift zutage treten können. Es ist mir nicht zweifelhaft, daß meine Arbeit viele Dinge enthält, deren korrekte Deutung Einsichtigeren und noch Unbeeinflußten zufallen wird. Da mir diese Materie im Laufe der Zeit ans Herz gewachsen ist, kann ich mich nur darüber freuen, wenn meine Ausführungen zu einer weiteren Klärung und vielleicht richtigeren Interpretation der vielen hier neu aufgetretenen Fragen den Anlaß geben.

VI. Anhang.

Tabelle 10.

Beziehung zwischen Tonhöhe und Schwingungszahl.

$(a_1 = 435;$ internationale Stimmung$)$.

C	16,2	32,3	64,7	129
Cis	17,1	34,25	68,5	137
D	18,15	36,3	72,6	145
Dis	19,2	38,45	76,9	154
E	20,4	40,7	81,5	163
F	21,6	43,2	86,3	173
Fis	22,9	45,7	91,4	183
G	24,2	48,4	96,9	194
Gis	25,7	51,3	102,65	205
A	27,2	54,4	108,75	217,5
Ais	28,8	57,6	115,2	230
H	30,5	61,0	122,1	244